江苏"专转本"

医护专业大类

通关题库

主　编　周　涛　周瑞芳

副主编　张玉玲　张黎明　丁美红
　　　　朱　蓓　陈　鲁　高丛珊

编　者（按姓氏笔画排序）
　　　　丁美红　王　艳　王　燕
　　　　吕胜南　朱　蓓　李　琳
　　　　李璐琪　张玉玲　张　星
　　　　张黎明　陈　诗　陈　涓
　　　　陈　鲁　尚洪宇　周　涛
　　　　周瑞芳　顾志琴　高丛珊

秘　书　殷荣平　吕胜南

南京大学出版社

图书在版编目(CIP)数据

江苏"专转本"医护专业大类通关题库 / 周涛，周瑞芳主编. — 南京：南京大学出版社，2024.1
ISBN 978-7-305-27508-1

Ⅰ. ①江… Ⅱ. ①周… ②周… Ⅲ. ①护理学—成人高等教育—习题集—升学参考资料 Ⅳ. ①R47-44

中国国家版本馆 CIP 数据核字(2024)第 000457 号

出版发行　南京大学出版社
社　　址　南京市汉口路 22 号　　邮　编　210093
书　　名　江苏"专转本"医护专业大类通关题库
　　　　　　JIANGSU "ZHUANZHUANBEN" YIHU ZHUANYE DALEI TONGGUAN TIKU
主　　编　周　涛　周瑞芳
责任编辑　裴维维　　　　　　　编辑热线　025-83592123
照　　排　南京南琳图文制作有限公司
印　　刷　丹阳兴华印务有限公司
开　　本　880 mm×1230 mm　1/16　印张 15.75　字数 490 千
版　　次　2024 年 1 月第 1 版　2024 年 1 月第 1 次印刷
ISBN 978-7-305-27508-1
定　　价　47.00 元

网址：http://www.njupco.com
官方微博：http://weibo.com/njupco
官方微信号：njupress
销售咨询热线：(025) 83594756

参考答案

前　言

为扎实推进全国教育大会精神贯彻落实,江苏省教育厅对普通高校"专转本"选拔考试进行了改革,在原先文化基础科目的考试基础上增加了对专业大类的专业知识与技能的考核,着力构建"文化素养＋职业技能"的评价方式。为满足广大医护类考生备考的需求,我们严格遵循《江苏省普通高校"专转本"选拔考试专业综合考试大纲》,组织长期从事医学相关专业学科教学的一线名师,精心编写了这本题库。

本书共分为同步练习和全真模拟两个模块。其中,同步练习模块对应的是系统精练复习阶段,通过做习题,反复强化重难点和易考点,促进考生学练结合。全真模拟模块对应的是考生考前真题体验复习阶段。考生通过冲刺模拟、实战演练,可以进一步查漏补缺,把握考试难度。

本书的特点如下:

1. 紧扣大纲,内容全面:本书严格按照新考试大纲进行编写,对大纲和可能的命题点进行了透彻的分析研究,覆盖了新大纲规定的全部考试内容,注重知识的系统性、完整性,让考生能够全面复习,不留遗漏。

2. 题型丰富,解析详细:本书遵循近两年来的真题考试题型和不同题型的分值比例,提供了"专转本"考试的各种题型,包括单选题、多选题、名词解释题、简答题、案例分析题等,让学生能够适应不同题型的考试要求。本书对每道题目都提供了详细的解析,帮助学生理解题目的考查点,掌握解题思路和方法,考生可通过扫描版权页上二维码,获取相关内容。

3. 形式新颖,更新及时:读者可以通过扫描版权页上的二维码获得电子版的答案解析。参考答案的解析会根据专业新知识、新技能的发展以及读者的反馈及时更新,从而满足不同读者的要求。

本书在编写过程中得到了江苏省内医学院校相关学科专家和南京大学出版社领导、编辑的大力支持和悉心指点,同时也得到了辛勤工作在一线的高校老师的宝贵的教学意见。在此本书编写组向他们表示深深的谢意,也请广大同仁和考生在使用过程中提出批评指正意见。

最后,希望本书能为广大医护专业的学生提供帮助,祝考生朋友们考试顺利,取得优异的成绩,成就求学梦想!

本书编委

2023 年 12 月

目　录

第一篇　人体解剖学

第一单元　绪　论

一、选择题

A 型题

1. 下列关于人体的分部说法错误的是（　　）。
   - A. 头部可分为颅部和面部
   - B. 躯干部包括背部、腰部和盆骶部
   - C. 上肢可分为上肢带部和自由上肢部
   - D. 人体从外形上可分为 10 个局部
   - E. 背部、胸部、腹部和盆会阴部合称躯干部

2. 下列系统不属于内脏的是（　　）。
   - A. 消化系统
   - B. 呼吸系统
   - C. 泌尿系统
   - D. 生殖系统
   - E. 内分泌系统

3. 关于解剖学姿势，下列描述不正确的是（　　）。
   - A. 身体直立
   - B. 两眼平视前方
   - C. 双足分开与肩同宽
   - D. 足尖向前
   - E. 上肢下垂于躯干两侧

4. 关于人体的面说法错误的是（　　）。
   - A. 矢状面将人体分为对称的左右两部分
   - B. 水平面又称横断面
   - C. 冠状面将人体分为前后两部分
   - D. 纵切面是平行于肢体长轴的面
   - E. 与器官长轴垂直的切面称为横切面

5. 更靠近人体正中矢状面的方位称为（　　）。
   - A. 前
   - B. 内
   - C. 内侧
   - D. 近侧
   - E. 上

6. 贯穿人体左右方向，与水平面平行的轴是（　　）。
   - A. 矢状轴
   - B. 垂直轴
   - C. 冠状轴
   - D. 水平轴
   - E. 运动轴

7. 用以描述前臂内侧的方位术语也可称为（　　）。
   - A. 胫侧
   - B. 近侧
   - C. 桡侧
   - D. 尺侧
   - E. 肱侧

8. 关于上和下说法错误的是（　　）。
   - A. 近颅者为上，近足者为下
   - B. 眼位于鼻的上方
   - C. 上和下也可称为颅侧和尾侧
   - D. 上和下的位置关系会因人体姿势而改变
   - E. 上和下是描述器官或结构距颅顶或是底相对远近关系的术语

9. 描述与皮肤表面相对距离关系的术语是（　　）。
   - A. 内和外
   - B. 前和后
   - C. 浅和深
   - D. 表和里
   - E. 上和下

X 型题

1. 关于上下肢的分部说法,正确的是( )。
   A. 上肢包括上肢带和自由上肢两部
   B. 自由上肢分为臂、前臂和手3个部分
   C. 下肢包括下肢带和自由下肢两部
   D. 自由下肢分为大腿、小腿和足3个部分
   E. 以上均错误

2. 贯穿左右方向与地面平行的轴称为( )。
   A. 冠状轴　　　B. 额状轴
   C. 矢状轴　　　D. 平行轴
   E. 垂直轴

二、名称解释

1. 标准解剖学姿势

2. 冠状面

3. 正中矢状面

三、简答题

1. 简述人体的分部。

2. 简述人体的三个面。

第二单元　运动系统

一、选择题

A 型题

1. 下列哪项不是按骨的形态分类?(　　)
   A. 颅骨　　　　　B. 不规则骨
   C. 长骨　　　　　D. 扁骨
   E. 短骨

2. 下列各骨中哪块不是长骨?(　　)
   A. 趾骨　　　　　B. 指骨
   C. 尺骨　　　　　D. 腓骨
   E. 肋骨

3. 属于上肢带骨的是(　　)。
   A. 胸骨　　　　　B. 肩胛骨
   C. 桡骨　　　　　D. 肱骨
   E. 尺骨

4. 棘突呈叠瓦状排列并斜向后下方的椎骨是(　　)。
   A. 颈椎　　　　　B. 骶骨
   C. 腰椎　　　　　D. 胸椎
   E. 尾骨

5. 下列结构中含有丰富血管和神经的是(　　)。
   A. 骨密质　　　　B. 骨膜
   C. 骨松质　　　　D. 红骨髓
   E. 黄骨髓

6. 骺线位于(　　)。
   A. 长骨骨干
   B. 长骨骺端
   C. 长骨骨干与骺间
   D. 短骨

   E. 扁骨

7. 板障(　　)。
   A. 位于长骨骨干与骺端间
   B. 骨密质与骨松质间
   C. 位于颅盖骨的外板与内板间
   D. 指红骨髓
   E. 指黄骨髓

8. 关于骨膜的说法,正确的是(　　)。
   A. 含有丰富的神经、血管和淋巴管
   B. 外层疏松有成骨细胞
   C. 内层致密有胶原纤维
   D. 包绕骨的全部
   E. 成年时功能非常活跃

9. 关于红骨髓的描述,正确的是(　　)。
   A. 位于成人骨髓腔内
   B. 不存在骨松质内
   C. 胎儿时期造血,成年后不造血
   D. 胸骨、椎骨内终身保持红骨髓
   E. 髋骨内无红骨髓

10. 属于短骨的是(　　)。
    A. 指骨　　　　　B. 趾骨
    C. 肱骨　　　　　D. 掌骨
    E. 腕骨

11. 不属于骨的基本结构的是(　　)。
    A. 骨松质　　　　B. 骨密质
    C. 腱鞘　　　　　D. 骨膜
    E. 骨髓

12. 使长骨增长的结构是(　　)。
    A. 骺软骨　　　　B. 骺
    C. 骺线　　　　　D. 骨干
    E. 髓腔

13. 下列各骨中哪块不是长骨?（　　）

A. 趾骨　　　　　　B. 掌骨

C. 桡骨　　　　　　D. 肩胛骨

E. 股骨

14. 不属于躯干骨的是（　　）。

A. 胸骨　　　　　　B. 锁骨

C. 骶骨　　　　　　D. 尾骨

E. 肋骨

15. 对椎骨的描述,错误的是（　　）。

A. 椎体与椎弓围成椎孔

B. 相邻椎骨的上下切迹共同围成椎间孔

C. 椎间孔有脊神经和血管通过

D. 椎弓板上有 7 个突起

E. 所有椎骨的横突均有横突孔

16. 躯干骨没有参与组成（　　）。

A. 胸廓　　　　　　B. 脊柱

C. 骨盆　　　　　　D. 肋弓

E. 颅腔

17. 在一块典型的椎骨上不会看到的是（　　）。

A. 椎弓　　　　　　B. 棘突

C. 椎体　　　　　　D. 椎间孔

E. 横突

18. 可在体表摸到的椎骨的骨性标志为（　　）。

A. 横突

B. 上关节突

C. 棘突

D. 下关节突

E. 椎弓板

19. 关于椎骨的描述,正确的是（　　）。

A. 颈椎 8 块

B. 椎弓在前,椎体在后

C. 椎弓与椎体围成椎间孔

D. 椎弓与椎体连结的部分增宽成椎弓板

E. 椎体是支持体重的主要部分

20. 关于颈椎的描述,错误的是（　　）。

A. 颈椎共 7 块

B. 颈椎均有横突孔

C. 第 7 颈椎的棘突不分叉

D. 隆椎的棘突易在体表触及

E. 第 1 颈椎没有横突孔

21. 对胸椎的描述,错误的是（　　）。

A. 有肋凹

B. 棘突呈叠瓦状排列

C. 上下关节突的关节面呈冠状位

D. 横突上有横突孔

E. 椎体横断面呈心形

22. 关于腰椎的说法,正确的是（　　）。

A. 椎体较小

B. 两侧髂嵴最高点的连线对第 4 腰椎的棘突

C. 棘突呈板状斜伸向下方

D. 有肋凹

E. 第 5 腰椎有横突孔

23. 关于骶骨的描述,错误的是（　　）。

A. 骶前后孔均与骶管相通

B. 略呈三角形,尖向下

C. 上缘中份向后隆凸,称岬

D. 骶角在体表触及

E. 骶管向上与椎管相通

24. 关于胸骨的说法,正确的是（　　）。

A. 可分为柄、体两部分

B. 属于长骨

C. 两侧与 12 根肋骨直接相连

D. 颈静脉切迹与锁骨内侧端构成关节

E. 胸骨角平对第 2 肋

25. 关于胸骨的描述,错误的是（　　）。

A. 位于胸前壁的正中

B. 分为柄、体、剑突三个部分

C. 胸骨柄上缘左右两侧的凹陷称颈静脉切迹

D. 胸骨角侧方平对第 2 肋

E. 与锁骨相关节

26. 关于锁骨的说法,正确的是( )。
    A. 外侧 2/3 凸向前
    B. 骨折多发于外侧
    C. 内侧端与胸骨角相连
    D. 外侧端与肩胛骨喙突相连
    E. 全长均可于皮下摸到

27. 属于锁骨的结构是( )。
    A. 锁切迹   B. 肩峰
    C. 肩峰端   D. 颈静脉切迹
    E. 第2肋切迹

28. 属于肩胛骨的结构是( )。
    A. 结节间沟   B. 结节间嵴
    C. 关节盂   D. 内侧髁
    E. 肩峰端

29. 关于肩胛骨的说法,正确的是( )。
    A. 上缘的内侧有喙突
    B. 前面有肩胛冈
    C. 外侧角有关节盂
    D. 关节盂前方有肩峰
    E. 介于第1~8肋之间

30. 属于肩胛骨的结构是( )。
    A. 三角肌粗隆   B. 喙突
    C. 冠突   D. 齿突
    E. 茎突

31. 属于肱骨的结构是( )。
    A. 冠突   B. 桡切迹
    C. 桡神经沟   D. 滑车切迹
    E. 鹰嘴

32. 位于尺骨的结构是( )。
    A. 桡神经沟   B. 鹰嘴窝
    C. 冠突窝   D. 三角肌粗隆
    E. 桡切迹

33. 桡骨上的结构是( )。
    A. 桡神经沟   B. 桡切迹
    C. 滑车切迹   D. 冠突
    E. 环状关节面

34. 尺骨粗隆为( )。
    A. 肱二头肌的止点
    B. 喙肱肌的止点
    C. 肱桡肌的起点
    D. 肱三头肌的止点
    E. 肱肌的止点

35. 桡骨粗隆为( )。
    A. 旋前圆肌的止点
    B. 拇长屈肌的起点
    C. 肱二头肌的止点
    D. 肱肌的止点
    E. 指长屈肌的起点

36. 属于下肢带骨的是( )。
    A. 骶骨   B. 尾骨
    C. 股骨   D. 髋骨
    E. 胫骨

37. 属于脑颅骨的是( )。
    A. 颞骨   B. 颧骨
    C. 鼻骨   D. 上颌骨
    E. 犁骨

38. 下列不属于脑颅骨的是( )。
    A. 蝶骨   B. 颧骨
    C. 颞骨   D. 筛骨
    E. 顶骨

39. 属于面颅骨的是( )。
    A. 上鼻甲   B. 下鼻甲
    C. 额骨   D. 蝶骨
    E. 筛骨

40. 眉弓的深方有( )。
    A. 上颌窦   B. 蝶窦
    C. 额窦   D. 筛窦
    E. 上矢状窦

41. 有鼻旁窦的骨是( )。
    A. 颞骨   B. 鼻骨
    C. 上颌骨   D. 枕骨
    E. 腭骨

42. 开口于中鼻道的是(　　)。
   A. 额窦、筛窦后小房
   B. 筛窦中、后小房
   C. 筛窦前、中小房
   D. 额窦和蝶窦
   E. 上颌窦和蝶窦

43. 胫骨具有的结构是(　　)。
   A. 小转子　　　B. 髁间窝
   C. 髁间隆起　　D. 粗线
   E. 收肌结节

44. 颧弓由下列哪两个骨的部分相连形成?
(　　)
   A. 颧骨颞突与上颌骨颧突
   B. 颞骨颧突与颧骨眶下突
   C. 颧骨颞突与颞骨颧突
   D. 上颌骨颧突与颞骨颧突
   E. 以上都不正确

45. 下列哪些颅骨为含气骨?(　　)
   A. 额骨、蝶骨、颧骨、颞骨和上颌骨
   B. 筛骨、上颌骨、下颌骨、额骨和蝶骨
   C. 颞骨、下颌骨、颧骨和上颌骨
   D. 上颌骨、蝶骨、额骨、筛骨和颞骨
   E. 犁骨、蝶骨、额骨和枕骨

46. 某患者,女,19岁,疑似白血病,需进行骨髓穿刺来检查骨髓象,穿刺部位应选择(　　)。
   A. 髂骨　　　B. 股骨
   C. 锁骨　　　D. 肋骨
   E. 腰椎

47. 躯干骨的组成是(　　)。
   A. 椎骨、尾骨、胸骨、胸骨柄、颅骨
   B. 椎骨、肋骨、胸骨柄、骶骨、胸骨
   C. 椎骨、尾骨、胸骨、12对肋、骶骨
   D. 胸骨、肋骨、肩胛骨、颅骨

48. 下列可作为计数椎骨的结构是(　　)。
   A. 隆椎棘突　　B. 肋弓
   C. 胸骨角　　　D. 肩胛骨
   E. 髂前上棘

49. 具有关节盘的关节是(　　)。
   A. 颞下颌关节　　B. 胸肋关节
   C. 关节突关节　　D. 踝关节
   E. 髋关节

50. 不属于关节的辅助结构为(　　)。
   A. 关节软骨　　　B. 关节盘
   C. 囊外韧带　　　D. 关节唇
   E. 囊内韧带

51. 对关节的屈伸运动的描述,错误的是
(　　)。
   A. 其运动轴为额状轴
   B. 两骨的夹角变小为屈
   C. 运动在矢状面上进行
   D. 两骨的夹角变大为伸
   E. 膝关节只能做屈伸运动

52. 下列结构中不属于关节辅助结构的是
(　　)。
   A. 关节唇　　　B. 深筋膜
   C. 囊内韧带　　D. 关节盘
   E. 囊外韧带

53. 具有半月板的关节是(　　)。
   A. 肩关节　　　B. 髋关节
   C. 颞下颌关节　D. 肘关节
   E. 膝关节

54. 对关节的描述,错误的是(　　)。
   A. 关节面上有关节软骨
   B. 关节囊外层称纤维膜
   C. 关节囊的内层称滑膜
   D. 关节囊内、外两层之间的腔隙称关节腔
   E. 关节腔内有少量滑液,腔内呈负压

55. 关于成人椎间盘的描述,错误的是
(　　)。
   A. 连于相邻的椎体间
   B. 共有23个
   C. 具有弹性垫的作用
   D. 其前方与椎间孔相邻
   E. 可增加脊柱的运动

56. 下列脊柱的生理弯曲正常的是( )。
    A. 颈曲凸向后　　B. 腰曲凸向后
    C. 胸曲凸向后　　D. 骶曲凸向前
    E. 以上都错误

57. 不参与围成胸廓下口的是( )。
    A. 第12胸椎　　B. 第11胸椎
    C. 第12对肋　　D. 第11对肋
    E. 剑突

58. 椎体间的连结为( )。
    A. 棘上韧带　　B. 椎间盘
    C. 横突间韧带　　D. 关节突关节
    E. 黄韧带

59. 椎体间的连结为( )。
    A. 棘上韧带　　B. 前纵韧带
    C. 关节突关节　　D. 横突间韧带
    E. 黄韧带

60. 椎弓间的连结为( )。
    A. 髂腰韧带　　B. 棘间韧带
    C. 前纵韧带　　D. 后纵韧带
    E. 椎间盘

61. 关于肋的连结,说法错误的是( )。
    A. 第1~7对肋与胸骨相连
    B. 8~10对肋软骨依次连于上位肋软骨
    C. 第1~10对肋共同形成肋弓
    D. 两侧肋弓指间的夹角称为胸骨下角
    E. 第11~12对肋前端游离,称浮肋

62. 参与围成胸廓上口的是( )。
    A. 胸骨柄的下缘
    B. 锁骨的下缘
    C. 肩胛骨的上缘
    D. 第7颈椎的上缘
    E. 第1对肋的上缘

63. 与胸廓无关的结构是( )。
    A. 胸骨角　　B. 肋弓
    C. 12对肋骨　　D. 锁骨
    E. 胸椎

64. 对胸锁关节的描述,正确的是( )。

    A. 是上肢骨与躯干骨连结的唯一关节
    B. 由锁骨的胸骨端和胸骨的锁切迹构成
    C. 属单轴关节
    D. 关节内无关节盘
    E. 锁骨只能做上、下运动

65. 女性骨盆的耻骨下角度数一般为
    ( )。
    A. 70°~75°　　B. 90°~100°
    C. 80°~85°　　D. 100°~110°
    E. 90°左右

66. 不参与骨盆界线围成的结构是( )。
    A. 骶骨岬　　B. 弓状线
    C. 耻骨梳　　D. 耻骨联合上缘
    E. 坐骨棘

67. 关于髋关节的描述,不对正确的是( )。
    A. 关节囊内有股骨头韧带
    B. 关节囊厚而坚韧
    C. 由髋臼和股骨头组成
    D. 髋臼周缘有髋臼唇
    E. 运动幅度较大,稳固性差于肩关节

68. 对膝关节的描述,错误的是( )。
    A. 人体最复杂的关节
    B. 由股骨下端与胫、腓骨上端构成
    C. 囊内有前后交叉韧带
    D. 胫侧副韧带与关节囊和内侧半月板紧
       密结合
    E. 半屈膝关节时,可作少许旋内和旋外
       运动

69. 限制脊柱过度后伸的韧带是( )。
    A. 项韧带　　B. 棘上韧带
    C. 棘间韧带　　D. 前纵韧带
    E. 后纵韧带

70. 对肩关节的描述,正确的是( )。
    A. 典型的球窝关节
    B. 关节盂容纳肱骨头的大部分
    C. 关节盂较深
    D. 肱骨头易向后下方脱位
    E. 关节囊厚且坚韧

71. 不参与腕关节组成的骨是(　　)。
   A. 手舟骨　　　B. 尺骨
   C. 月骨　　　　D. 三角骨
   E. 桡骨

72. 属于膝关节囊内韧带的是(　　)。
   A. 内侧副韧带　　B. 外侧副韧带
   C. 髌韧带　　　　D. 前交叉韧带
   E. 环状韧带

73. 对膝关节的描述,错误的是(　　)。
   A. 内侧半月板形似"O"形,外侧半月板
     形似"C"形
   B. 由股骨下端、胫骨上端及髌骨组成
   C. 囊内有交叉韧带
   D. 半屈时允许作少许旋内旋外运动
   E. 是全身最大最复杂的关节

74. 关于距小腿关节说法正确的是(　　)。
   A. 由胫骨下端与距骨滑车构成
   B. 由腓骨下端与距骨滑车构成
   C. 关节囊内有关节盘
   D. 内侧韧带坚韧,呈扇形,称三角韧带
   E. 只能做屈伸运动

75. 关于颞下颌关节说法正确的是(　　)。
   A. 关节囊较松弛,囊内有关节盘
   B. 又称下颌关节
   C. 由颞骨的下颌窝、关节结节和下颌骨
     的下颌头连结而成
   D. 在极度张口时,可能发生脱位
   E. 以上都正确

76. 髋关节可作何种运动?(　　)
   A. 屈、伸　　　B. 收、展
   C. 旋转　　　　D. 环转
   E. 以上都正确

77. 构成肋弓的肋软骨是(　　)。
   A. 第5~8肋　　B. 第6~9肋
   C. 第7~10肋　　D. 第8~10肋
   E. 第7~12肋

78. 脊柱可作的运动有(　　)。
   A. 屈　　　　　B. 伸

C. 侧屈　　　　D. 旋转
   E. 以上都可以

79. 幼儿肘关节容易脱位的原因是(　　)。
   A. 桡骨环状韧带太小
   B. 幼儿肘关节囊更松弛
   C. 幼儿肘关节运动灵活
   D. 幼儿桡骨头发育差
   E. 以上都不是

80. 关于椎间盘的叙述,错误的是(　　)。
   A. 外周为纤维环
   B. 内部为髓核
   C. 脊柱腰段椎间盘最厚
   D. 牢固连结两个椎骨,不能活动
   E. 外伤时髓核可外突

81. 关于骨盆的叙述,错误的是(　　)。
   A. 由骶骨、尾骨和左、右髋骨围成
   B. 借界线分为大骨盆和小骨盆
   C. 女性骨盆腔短而宽
   D. 男性骨盆腔窄长,呈漏斗形
   E. 耻骨下角女性为70°~75°

82. 膝关节是人体最大最复杂的关节,下列
哪项不属于膝关节的结构?(　　)
   A. 前、后交叉韧带
   B. 内、外侧半月板
   C. 股骨下端
   D. 胫骨上端
   E. 腓骨头

83. 关于骨骼肌的形态和构造,错误的是
(　　)。
   A. 分肌腹和肌腱两部分
   B. 肌腹和肌腱均有收缩功能
   C. 肌借肌腱附着于骨
   D. 四肢肌多为长肌
   E. 扁肌的肌腱呈膜片状,又称为腱膜

84. 肌按形态可分为(　　)。
   A. 长肌　　　　B. 短肌
   C. 阔肌　　　　D. 轮匝肌
   E. 以上四类

85. 下列不属于肌的辅助装置的是( )。
    A. 浅筋膜　　　　B. 深筋膜
    C. 腱鞘　　　　　D. 肌腱
    E. 滑膜囊

86. 关于腱鞘的描述,错误的是( )。
    A. 由腱纤维鞘和滑膜鞘组成
    B. 属于肌的辅助结构
    C. 多位于手足等活动性较大的部位
    D. 包于所有长的肌腱表面
    E. 有约束肌腱的作用

87. 咀嚼肌不包括( )。
    A. 翼内肌　　　　B. 翼外肌
    C. 颊肌　　　　　D. 咬肌
    E. 颞肌

88. 关于胸锁乳突肌的描述,正确的是
( )。
    A. 为颈前肌群
    B. 止于下颌骨
    C. 两侧收缩使头前屈
    D. 一侧收缩头倾向同侧、脸转向对侧
    E. 上述全错

89. 斜方肌麻痹时,患者不能完成的动作是
( )。
    A. 充分外展肩关节
    B. 充分屈肩关节
    C. 作推墙动作
    D. 作耸肩活动
    E. 作引体向上活动

90. 属于背肌的是( )。
    A. 大圆肌　　　　B. 斜方肌
    C. 腹外斜肌　　　D. 三角肌
    E. 前锯肌

91. 瘫痪时出现"翼状肩"畸形肌的是
( )。
    A. 胸大肌　　　　B. 背阔肌
    C. 胸小肌　　　　D. 前锯肌
    E. 斜方肌

92. 背阔肌收缩时可使( )。
    A. 肩胛骨后移、旋内
    B. 肩关节伸、旋外
    C. 肩关节后伸、内收和旋内
    D. 肩关节内收、旋外
    E. 脊柱向同侧屈

93. 提肋助吸气的肌是( )。
    A. 三角肌　　　　B. 肋间内肌
    C. 肋间外肌　　　D. 前锯肌
    E. 胸小肌

94. 关于膈的描述,错误的是( )。
    A. 起自胸廓下口内面及上 2～3 腰椎椎
       体的前面
    B. 止于中心腱
    C. 属于躯干肌
    D. 膈收缩可助呼气
    E. 中心腱处有腔静脉孔

95. 关于海氏三角说法正确的是( )。
    A. 又名腹股沟三角
    B. 是腹壁下部的薄弱区
    C. 由腹直肌外侧缘、腹股沟韧带和腹壁
       下动脉围成
    D. 此处突出的是直疝
    E. 上述全对

96. 属于胸上肢肌的是( )。
    A. 三角肌　　　　B. 冈下肌
    C. 肩胛下肌　　　D. 胸小肌
    E. 小圆肌

97. 三角肌不能使肩关节产生的运动是
( )。
    A. 外展　　　　　B. 屈或伸
    C. 旋内　　　　　D. 旋外
    E. 内收

98. 属于躯干部体表肌性标志的是( )。
    A. 斜方肌　　　　B. 胸锁乳突肌
    C. 三角肌　　　　D. 肱二头肌
    E. 腰大肌

99. 屈肘关节的肌是( )。

　　A. 三角肌　　　　B. 肱三头肌

　　C. 肱二头肌　　　D. 前锯肌

　　E. 背阔肌

100. 伸肘关节的肌是( )。

　　A. 三角肌　　　　B. 肱三头肌

　　C. 肱二头肌　　　D. 斜方肌

　　E. 背阔肌

101. 可使肩胛骨内收的肌是( )。

　　A. 斜方肌　　　　B. 肱三头肌

　　C. 肱二头肌　　　D. 菱形肌

　　E. 背阔肌

102. 外展肩关节,并参与旋内、屈或伸肩关节的是( )。

　　A. 背阔肌　　　　B. 斜方肌

　　C. 三角肌　　　　D. 小圆肌

　　E. 冈上肌

103. 仅可使肩关节外展的是( )。

　　A. 胸大肌　　　　B. 背阔肌

　　C. 冈上肌　　　　D. 三角肌

　　E. 大圆肌

104. 上肢固定、可牵引躯干向上的是( )。

　　A. 胸大肌　　　　B. 斜方肌

　　C. 三角肌　　　　D. 小圆肌

　　E. 冈上肌

105. 通过腕管的结构是( )。

　　A. 掌长肌　　　　B. 肱桡肌

　　C. 桡侧腕屈肌　　D. 正中神经

　　E. 尺侧腕屈肌

106. 构成腋窝前壁的肌是( )。

　　A. 胸大肌　　　　B. 背阔肌

　　C. 前锯肌　　　　D. 斜方肌

　　E. 冈上肌

107. 麻痹时引起髋关节外展困难的肌是( )。

　　A. 臀大肌　　　　B. 臀中肌

　　C. 闭孔内肌　　　D. 闭孔外肌

　　E. 股外侧肌

108. 下肢固定时,可做仰卧起坐活动的肌是( )。

　　A. 股四头肌　　　B. 阔筋膜张肌

　　C. 髂腰肌　　　　D. 缝匠肌

　　E. 腰方肌

109. 使髋关节后伸的肌是( )。

　　A. 梨状肌　　　　B. 臀大肌

　　C. 臀中肌　　　　D. 臀小肌

　　E. 股方肌

110. 关于股四头肌的描述,错误的是( )。

　　A. 属于全身最大的骨骼肌

　　B. 其肌腱构成髌韧带

　　C. 屈髋并屈膝关节

　　D. 主要由股深动脉供血

　　E. 受股神经支配

111. 对股四头肌的描述,错误的是( )。

　　A. 为大腿肌前群

　　B. 起于股骨的前面、后面和髂前下棘

　　C. 肌腱包绕髌骨

　　D. 经髌韧带止于胫骨粗隆

　　E. 有伸膝、伸髋的功能

112. 属于背深层肌的是( )。

　　A. 斜方肌　　　　B. 竖脊肌

　　C. 斜角肌　　　　D. 前锯肌

　　E. 背阔肌

113. 属于背浅层肌的是( )。

　　A. 斜方肌　　　　B. 前斜角肌

　　C. 前锯肌　　　　D. 竖脊肌

　　E. 后斜角肌

114. 下列不属于腹肌的是( )。

　　A. 腹外斜肌　　　B. 腹横肌

　　C. 腹内斜肌　　　D. 腹直肌

　　E. 腰大肌

115. 关于肱二头肌的描述,错误的是( )。
    A. 长短头均起自肩胛骨
    B. 属于臂肌前群
    C. 长头腱通过肩关节囊
    D. 可协助伸肩关节
    E. 能屈肘关节

116. 不能使前臂旋转的肌是( )。
    A. 肱二头肌　　B. 旋前圆肌
    C. 旋前方肌　　D. 旋后肌
    E. 肱肌

117. 属于上肢肌的是( )。
    A. 前锯肌　　B. 斜方肌
    C. 肱二头肌　　D. 胸大肌
    E. 胸小肌

118. 不属于上肢肌的是( )。
    A. 肱二头肌　　B. 肱三头肌
    C. 三角肌　　D. 胸大肌
    E. 肱桡肌

119. 当握拳用力屈肘时,在肘部前方可见到膨隆肌腹的是( )。
    A. 肱二头肌　　B. 肱三头肌
    C. 肱肌　　D. 肱桡肌
    E. 旋前圆肌

120. 对缝匠肌的描述,错误的是( )。
    A. 为大腿肌前群
    B. 伸髋、伸膝
    C. 止于胫骨上端内侧面
    D. 屈髋、屈膝
    E. 可使已屈的小腿旋内

121. 不具有足内翻或足外翻作用的肌是( )。
    A. 胫骨前肌　　B. 胫骨后肌
    C. 腓骨长肌　　D. 腓骨短肌
    E. 小腿三头肌

122. 使足内翻的肌有( )。
    A. 腓骨长肌　　B. 腓骨短肌
    C. 小腿三头肌　　D. 胫骨前肌

    E. 趾长伸肌

123. 属于髋肌前群的是( )。
    A. 股四头肌　　B. 髂腰肌
    C. 梨状肌　　D. 臀大肌
    E. 臀中肌

124. 使足外翻的肌是( )。
    A. 胫骨后肌　　B. 小腿三头肌
    C. 腓骨短肌　　D. 趾长屈肌
    E. 趾长伸肌

125. 不具有伸髋作用的肌是( )。
    A. 臀大肌　　B. 梨状肌
    C. 半腱肌　　D. 半膜肌
    E. 股二头肌

126. 关于小腿三头肌说法正确的是( )。
    A. 由腓骨长肌和比目鱼肌构成
    B. 比目鱼肌起自胫骨的内、外侧髁后面
    C. 以跟腱止于跟骨结节
    D. 可使足跖屈并内翻
    E. 可伸踝

X 型题

1. 下列各骨中属于长骨的是( )。
    A. 股骨　　B. 髌骨
    C. 胫骨　　D. 腓骨
    E. 距骨

2. 关于红骨髓,说法正确的是( )。
    A. 位于成人骨髓腔内
    B. 存在于新生儿股骨的髓腔内
    C. 椎骨、髂骨、胸骨终生保留有
    D. 与黄骨髓之间可以转化
    E. 能够造血

3. 属于躯干骨的是( )。
    A. 椎骨　　B. 胸骨
    C. 肋骨　　D. 锁骨
    E. 髋骨

4. 近侧列腕骨是（　　）。
   A. 小多角骨　　　　B. 手舟骨
   C. 三角骨　　　　　D. 月骨
   E. 豌豆骨

5. 关于腕骨,说法正确的是（　　）。
   A. 共8块
   B. 近侧列最内侧的是豌豆骨
   C. 远侧列最外侧的是大多角骨
   D. 近侧列4块形成椭圆形关节面
   E. 8块腕骨构成掌面的腕骨沟

6. 关于髋骨,说法正确的是（　　）。
   A. 由髂骨、耻骨和坐骨组成
   B. 三骨汇合于髋臼
   C. 出生时髋臼已完全骨性融合
   D. 左右髋骨参与组成骨盆
   E. 坐骨结节为坐位下的承重点

7. 关于胫骨,说法正确的是（　　）。
   A. 上端膨大成内外侧髁
   B. 内外侧髁是两个半球形结构
   C. 胫骨粗隆在体表可摸到
   D. 下端的内下突起称内踝
   E. 下端的外侧面有腓切迹

8. 下列不属于自由下肢骨的是（　　）。
   A. 骶骨　　　　　　B. 胫骨
   C. 耻骨　　　　　　D. 跟骨
   E. 髌骨

9. 在胫骨体表容易触及的结构是（　　）。
   A. 髁间隆起　　　　B. 胫骨粗隆
   C. 内踝　　　　　　D. 外踝
   E. 腓切迹

10. 下列属于不成对的脑颅骨是（　　）。
    A. 蝶骨　　　　　　B. 枕骨
    C. 颞骨　　　　　　D. 顶骨
    E. 筛骨

11. 限制脊柱过度前屈的韧带是（　　）。
    A. 黄韧带　　　　　B. 棘上韧带
    C. 棘间韧带　　　　D. 前纵韧带
    E. 后纵韧带

12. 关于肩关节,说法正确的是（　　）。
    A. 肩关节是球窝关节
    B. 关节头是肱骨小头
    C. 关节窝是肩胛骨的关节盂
    D. 盂唇加深关节窝
    E. 肩关节有囊内韧带

13. 对胸廓的描述,正确的是（　　）。
    A. 胸廓上口由第1胸椎、第1肋和胸骨上缘连结而成
    B. 胸廓下口由第12胸椎、肋弓和剑突围成
    C. 正常成人的胸廓横径与前后径长度相等
    D. 胸廓只起保护胸腔脏器作用,无运动功能
    E. 相邻两肋间称肋间隙

14. 对女性骨盆的描述,正确的是（　　）。
    A. 上口较大,近似圆形
    B. 下口较宽大
    C. 耻骨下角为$90°\sim100°$
    D. 外形较窄长
    E. 骨盆腔呈圆桶状

15. 关节的辅助结构包括（　　）。
    A. 关节腔　　　　　B. 囊外韧带
    C. 关节唇　　　　　D. 关节盘
    E. 骺软骨

16. 关于脊柱说法正确的是（　　）。
    A. 从第1颈椎到第2骶椎的椎体,从上至下逐渐加宽
    B. 大部分胸椎棘突细长,斜向后下方,呈叠瓦状
    C. 从侧面观,颈曲、腰曲凸向前,胸曲、骶曲凸向后
    D. 脊柱所承担重力从骶髂关节经髋骨传至下肢
    E. 脊柱可做屈、伸、侧屈、旋转和环转运动

17. 关于腕关节,说法正确的是(   )。
    A. 桡骨的腕关节面和尺骨头下方的关节盘构成关节窝
    B. 又称桡腕关节
    C. 关节头由手舟骨、月骨、三角骨的近侧面构成
    D. 是典型的椭圆关节
    E. 可做屈、伸、收、展及环转运动

18. 肘后三角包括如下哪三个结构?(   )
    A. 肱骨内上髁   B. 肱骨外上髁
    C. 尺骨鹰嘴   D. 冠突
    E. 桡骨粗隆

19. 关节的基本结构包括(   )。
    A. 关节面   B. 关节腔
    C. 关节囊   D. 关节盘
    E. 关节液

20. 关于脊柱说法正确的是(   )。
    A. 成年人的脊柱由 24 块椎骨、1 块骶骨和 1 块尾骨连结而成
    B. 具有保护脊髓和内脏、支持体重及运动功能
    C. 椎骨之间借椎间盘、韧带和关节等相连结
    D. 从侧面观可见脊柱有四个生理弯曲
    E. 脊柱能做屈伸运动

21. 对膝关节的描述,正确的是(   )。
    A. 人体最复杂的关节
    B. 由股骨下端与胫、腓骨上端构成
    C. 囊内有前后交叉韧带
    D. 胫侧副韧带与关节囊和内侧半月板紧密结合
    E. 半屈膝关节时,可作少许旋内和旋外运动

22. 关于胸廓形态和功能说法正确的是
(   )。
    A. 成人胸廓呈前后略扁、上窄下宽的圆锥形
    B. 胸廓上口较小,是颈部与胸腔的通道。

C. 胸廓下口宽而不整齐
D. 两侧肋弓之间的夹角称胸骨下角
E. 呼气时,在肌的作用下,肋上提,胸腔容积扩大

23. 关于骨盆,说法正确的是(   )。
    A. 由骶骨、尾骨和左、右髋骨连结而成
    B. 具有保护骨盆腔内的器官和传递重力等作用
    C. 髋骨的耳状面与骶骨的耳状面构成骶髂关节
    D. 左、右耻骨联合面借耻骨间盘相连,称耻骨联合
    E. 骨盆可通过界线分为大骨盆和小骨盆

24. 关于斜方肌,说法正确的是(   )。
    A. 为背浅肌
    B. 属阔肌
    C. 枕外隆凸为其起点之一
    D. 能使肩胛骨靠拢脊柱
    E. 该肌瘫痪时耸肩困难

25. 肌的辅助结构或其形成物包括(   )。
    A. 浅筋膜   B. 肌间隔
    C. 滑膜囊   D. 腱鞘
    E. 屈(伸)肌支持带

26. 下列属于表情肌的是(   )。
    A. 枕额肌   B. 颞肌
    C. 眼轮匝肌   D. 颊肌
    E. 翼外肌

27. 关于肱二头肌的描述,正确的是(   )。
    A. 长头起自肩胛骨关节盂的上方
    B. 短头起自肩胛骨喙突
    C. 止于尺骨粗隆
    D. 止于尺骨鹰嘴
    E. 能伸肘关节

28. 咀嚼肌包括(   )。
    A. 颊肌   B. 咬肌
    C. 颞肌   D. 翼内肌
    E. 翼外肌

29. 大腿肌内侧群包括（　　）。
    A. 股四头肌　　　B. 髂腰肌
    C. 大收肌　　　　D. 长收肌
    E. 短收肌

30. "翼点"是由哪些骨围成的？（　　）
    A. 额骨　　　　　B. 顶骨
    C. 颞骨　　　　　D. 筛骨
    E. 蝶骨

31. 属于大腿肌的是（　　）。
    A. 股二头肌　　　B. 臀大肌
    C. 半膜肌　　　　D. 长收肌
    E. 股四头肌

32. 属于下肢骨骨性标志的是（　　）。
    A. 髂前上棘　　　B. 胫骨粗隆
    C. 坐骨结节　　　D. 外踝
    E. 肩峰

33. 屈膝关节的肌肉是（　　）。
    A. 股四头肌　　　B. 股二头肌
    C. 半腱肌　　　　D. 缝匠肌
    E. 半膜肌

二、名称解释

1. 翼点

2. 胸骨角

3. 鼻旁窦

4. 椎间孔

5. 桡神经沟

6. 关节腔

7. 椎间盘

8. 耻骨下角

9. 耻骨联合

10. 胸骨下角

11. 胸廓

12. 骨盆

13. 肋弓

14. 屈和伸

15. 深筋膜

16. 腹股沟韧带

17. 跟腱

18. 髂腰肌

19. 足弓

三、简答题

1. 简述附肢骨的组成。

2. 试述肩关节的组成特点和运动。

3. 试述肘关节的组成、特点、运动、肌肉及神经支配。

4. 试述髋关节的组成特点和运动。

5. 试述膝关节的组成、特点、运动、相关大腿肌和神经支配。

6. 简述椎间盘的位置、构造、数量，最厚的部位，功能及常见的椎间盘突出部位。

7. 简述肘后三角及其临床意义。

8. 试述脊柱的位置、构成和功能，以及防止脊柱过度前屈的韧带。

9. 说明男女骨盆的主要区别。

10. 简述股四头的起止点功能及神经支配，并判断股四头肌损伤时能否正常步行上楼?

11. 简述三角肌的起止点、作用和支配它的神经。

12. 简述桡腕关节的组成和运动。

第三单元 内脏学总论及消化系统

一、选择题

A 型题

1. 手术中确认空肠起始部的标志是( )。
   - A. 十二指肠升部
   - B. 十二指肠水平部
   - C. 肝十二指肠韧带
   - D. Treitz 韧带
   - E. 以上均不正确

2. 临床上称作上消化道的是( )。
   - A. 咽及其以上
   - B. 十二指肠及其以上
   - C. 食管及其以上
   - D. 胃及其以上
   - E. 空肠及其以上

3. 下列不属于口腔内的结构是( )。
   - A. 牙
   - B. 舌
   - C. 腭扁桃体
   - D. 舌扁桃体
   - E. 舌乳头

4. 以下关于牙的叙述,正确的是( )。
   - A. 包括牙冠、牙颈、牙根和牙龈
   - B. 由釉质和牙质构成
   - C. 牙内的腔隙称牙腔,内容牙髓
   - D. 牙周组织包括牙质、牙槽骨和牙周膜
   - E. 磨牙萌出晚,故又称迟牙或智牙

5. 以下关于牙的叙述,正确的是( )。
   - A. 恒牙分侧切牙、尖牙、前磨牙和磨牙 4 类
   - B. 分为牙冠、牙颈和牙根 3 部
   - C. 乳牙无磨牙
   - D. 大部分由牙骨质构成
   - E. 一般以罗马数字表示恒牙

6. 关于颏舌肌的描述,正确的是( )。
   - A. 起于下颌支内面,呈扇形进入舌内
   - B. 是舌内肌
   - C. 两侧同时收缩,使舌缩短
   - D. 一侧瘫痪,伸舌时则舌尖偏向患侧
   - E. 颏舌肌是平滑肌

7. 鼻咽癌的好发位置是( )。
   - A. 腭扁桃体
   - B. 舌扁桃体
   - C. 咽扁桃体
   - D. 咽鼓管扁桃体
   - E. 咽隐窝

8. 关于咽,下列说法正确的是( )。
   - A. 咽是上窄下宽的肌性管道
   - B. 咽是向下至第 6 颈椎下缘续气管
   - C. 分为鼻咽、口咽、喉咽三部
   - D. 咽鼓管咽口位于口咽部
   - E. 以上均不正确

9. 关于咽,下列说法正确的是( )。
   - A. 口咽和喉咽是消化道和呼吸道的共同通道
   - B. 上端附着颅底,下通食管和气管
   - C. 鼻咽后壁有咽鼓管咽口
   - D. 口咽侧壁有咽隐窝
   - E. 喉咽下端续气管

10. 咽鼓管咽口位于( )。
    - A. 上鼻甲后方约 1 cm 处
    - B. 中鼻甲之后约 1 cm 处
    - C. 下鼻甲后端之后约 1 cm 处
    - D. 口咽的两侧壁上
    - E. 中耳鼓室前壁

11. 梨状隐窝位于(　　)。
    A. 口咽部两侧　　B. 喉口两侧
    C. 鼻咽部两侧　　D. 鼻咽部后壁
    E. 口腔内

12. 关于食管的描述,正确的是(　　)。
    A. 上端在第6颈椎下缘处与咽相续
    B. 位于气管的前方
    C. 下端在第12胸椎处接胃
    D. 第2狭窄处距中切牙40 cm
    E. 第3狭窄为食管与胃连续处

13. 食管异物与食管癌易发生于(　　)。
    A. 食管穿膈处
    B. 食管第4~5胸椎间水平
    C. 右主支气管跨越处
    D. 距中切牙40 cm处
    E. 食管的第一狭窄处

14. 关于胃的描述,正确的是(　　)。
    A. 大部分位于腹上区
    B. 胃分为贲门部、胃底、胃体、胃大弯部、胃小弯部
    C. 在幽门处纵形肌增厚,形成幽门括约肌
    D. 幽门约在第1腰椎的右侧
    E. 胃前壁完全被膈与肋弓掩盖

15. 与胃底相邻的器官是(　　)。
    A. 横结肠　　　B. 肝和右肾
    C. 十二指肠　　D. 膈和脾
    E. 左肾和左肾上腺

16. 消化管最膨大的部分是(　　)。
    A. 口腔　　　　B. 咽
    C. 胃　　　　　D. 盲肠
    E. 乙状结肠

17. 十二指肠大乳头位于十二指肠的部位是(　　)。
    A. 升部　　　　B. 水平部
    C. 降部　　　　D. 上部
    E. 球部

18. 胆总管和胰管共同开口部位是(　　)。
    A. 十二指肠球部
    B. 十二指肠降部
    C. 十二指肠水平部
    D. 十二指肠升部
    E. 十二指肠上部

19. 关于十二指肠的描述,正确的是(　　)。
    A. 属于下消化道的一部分
    B. 在小肠中长度最长、管径最细
    C. 可分为降部、水平部和升部
    D. 有胰管和胆总管的开口
    E. 降部的外侧壁有十二指肠大乳头

20. 关于空肠和回肠的描述,正确的是(　　)。
    A. 空肠占小肠的3/5,回肠占2/5
    B. 空肠黏膜环状皱襞密而高,回肠疏而低
    C. 空肠黏膜层中有集合淋巴滤泡
    D. 回肠血供比空肠丰富,颜色较红
    E. 空肠管径较细,管襞较薄

21. 不具有结肠带、结肠袋和肠脂垂的是(　　)。
    A. 盲肠　　　　B. 升结肠
    C. 横结肠　　　D. 直肠
    E. 乙状结肠

22. 关于回盲瓣的描述,正确的是(　　)。
    A. 由回肠突入盲肠形成
    B. 由盲肠突入回肠形成
    C. 形如环行
    D. 上方有阑尾开口
    E. 定时排放食物残渣

23. 阑尾根部的体表投影位于(　　)。
    A. 右髂前上棘与脐连线的内1/3
    B. 左髂前上棘与脐连线的外、中1/3交点处
    C. 右髂前上棘与脐连线的中、内1/3交点处
    D. 右髂前上棘与脐连线的外、中1/3交点处
    E. 以上均不正确

24. 阑尾开口于（　　）。
   A. 空肠　　　　　B. 回肠
   C. 盲肠　　　　　D. 结肠
   E. 直肠

25. 手术时寻找阑尾的可靠方法是（　　）。
   A. 阑尾较细　　　B. 肠脂垂
   C. 结肠袋　　　　D. 3 条结肠带汇集处
   E. 回肠末端

26. 关于直肠的描述，正确的是（　　）。
   A. 于第 1 骶椎处与乙状结肠相续
   B. 后邻骶骨、尾骨
   C. 有凸向前的骶曲
   D. 有凹向前的会阴曲
   E. 腔内有一对横襞

27. 不属于肛管的结构是（　　）。
   A. 肛柱
   B. 肛瓣位于肛柱下端之间
   C. 肛窦
   D. 横襞
   E. 肛梳

28. 肛瓣的边缘和肛柱的下端共同形成（　　）。
   A. 肛瓣线　　　　B. 肛白线
   C. 齿状线　　　　D. 肛窦
   E. 肛梳

29. 内痔和外痔的分界线是（　　）。
   A. 肛柱　　　　　B. 肛瓣
   C. 齿状线　　　　D. 白线
   E. 肛梳

30. 腮腺的开口于（　　）。
   A. 上颌第 2 磨牙对应的颊黏膜
   B. 下颌第 2 磨牙对应的颊黏膜
   C. 舌下阜
   D. 舌下襞
   E. 舌根

31. 人体最大的消化腺是（　　）。
   A. 肝　　　　　　B. 胆囊
   C. 胰　　　　　　D. 腮腺

E. 脾

32. 肝门位于（　　）。
   A. 肝脏面横沟内
   B. 肝脏面左侧纵沟前部
   C. 肝脏面左侧纵沟后部
   D. 肝脏面右侧纵沟前部
   E. 肝脏面右侧纵沟后部

33. 肝圆韧带位于（　　）。
   A. 肝右纵沟前部
   B. 肝右纵沟后部
   C. 横沟
   D. 肝左纵沟前部
   E. 肝左纵沟后部

34. 关于正常成年人的肝的形态的描述，正确的是（　　）。
   A. 肝的膈面由冠状韧带分为左、右两叶
   B. 肝的脏面肝门前方是尾状叶
   C. 肝的膈面后部没有腹膜被覆的部分称裸区
   D. 肝的脏面右纵沟的前部容纳下腔静脉
   E. 以上均不正确

35. 肝的脏面可以分为（　　）。
   A. 2 叶　　　　　B. 3 叶
   C. 4 叶　　　　　D. 5 叶
   E. 以上均不正确

36. 肝下面右纵沟前部容纳的结构是（　　）。
   A. 下腔静脉　　　B. 胆囊
   C. 肝圆韧带　　　D. 静脉韧带
   E. 肝十二指肠韧带

37. 肝的体表投影，下列描述不正确的是（　　）。
   A. 在左锁骨中线内侧达第 5 肋间
   B. 右锁骨中线上达第 5 肋
   C. 肝上界与膈穹窿一致
   D. 在剑突下 3～5 cm
   E. 2 岁幼儿的肝下缘露出于右肋弓下属病理性肿大

38. 肝的上界在右锁骨中线相交于（　　）。
    A. 第 4 肋
    B. 第 4 肋间隙
    C. 第 5 肋
    D. 第 6 肋
    E. 第 5 肋间

39. 胆囊底的体表投影位于（　　）。
    A. 右锁骨中线与第 7 肋交界处
    B. 右侧肋弓中点
    C. 右腹直肌外侧缘与右肋弓相交处
    D. 肝的胆囊窝处
    E. 肝前缘胆囊切迹处

40. 关于胆囊的描述，正确的是（　　）。
    A. 分泌胆汁
    B. 肝脏面、胆囊管与胆总管围成的三角为胆囊三角
    C. 胆囊底的体表投影在右腹直肌外缘与肋弓交界处
    D. 位于肝左纵沟前部的胆囊窝内
    E. 胆囊管与胆总管汇合成肝总管

41. 关于胆囊三角的描述，正确的是（　　）。
    A. 由胆囊管、肝总管和肝的脏面围成
    B. 由左、右肝管和肝的脏面围成
    C. 由肝右管、胆囊管和肝尾状叶围成
    D. 由胆总管、肝固有动脉和肝脏面围成
    E. 由胆总管、门静脉和方叶围成

42. 对胰的下列说法，错误的是（　　）。
    A. 胰是人体内大消化腺之一
    B. 可分头、颈、体、尾四部
    C. 可分泌胰液及胰岛素
    D. 胰液经胰管排入十二指肠降部
    E. 副胰管开口于十二指肠降部

X 型题

1. 参与咽峡组成的是（　　）。
    A. 腭垂　　　　　B. 舌根
    C. 腭咽弓　　　　D. 腭舌弓
    E. 扁桃体

2. 有关胃的描述，正确的是（　　）。
    A. 胃大部分位于左季肋区，小部分位于腹上区
    B. 贲门位于第 1 腰椎体右侧
    C. 幽门部可分左侧的幽门管和右侧的幽门窦
    D. 胃底由胃短动脉供血
    E. 近胃小弯侧的胃壁由胃左、右动脉供血

3. 有关阑尾的描述，正确的是（　　）。
    A. 根部连于盲肠的下壁
    B. 手术中寻找阑尾可沿结肠带追踪
    C. 根部的体表投影为脐与髂前上棘连线的中、外 1/3 交点
    D. 阑尾的位置可随盲肠的位置而变化
    E. 阑尾动脉来源于回结肠动脉

4. 有关齿状线的描述，正确的是（　　）。
    A. 为肛柱上端与肛瓣边缘连成的锯齿状的环行线
    B. 齿状线以上的肛管表面覆盖的是黏膜
    C. 齿状线以上由直肠下动脉供血
    D. 齿状线以下的静脉血经肛静脉回流
    E. 齿状线以下由内脏神经分布

5. 从肝门出入的结构包括（　　）。
    A. 肝门静脉　　　B. 肝固有动脉
    C. 肝静脉　　　　D. 肝管
    E. 胆总管

6. 有关大唾液腺的描述，正确的是（　　）。
    A. 腮腺管开口于平对下颌第 2 磨牙牙冠的颊黏膜上
    B. 下颌下腺导管开口于舌下阜
    C. 舌下腺位于舌下襞深面
    D. 支配腮腺的副交感神经来源于舌咽神经
    E. 支配下颌下腺的副交感神经来源于舌神经

二、名称解释

1. 肝门

2. 胆囊三角

3. 回盲瓣

4. 咽峡

5. 屈氏韧带

6. 麦氏点

7. 齿状线

三、简答题

1. 请简述胆汁的产生及排出途径。

2. 请简述空肠与回肠的解剖特点的不同。

第四单元　呼吸系统

一、选择题

A 型题

1. 上呼吸道包括(　　)。
   - A. 鼻
   - B. 鼻和咽
   - C. 鼻、咽和喉
   - D. 鼻、咽、喉和气管
   - E. 气管和支气管

2. 关于鼻的描述,正确的是(　　)。
   - A. 包括鼻腔和外鼻两部分
   - B. 鼻翼是外鼻结构中的一部分
   - C. 鼻中隔表面的黏膜为鼻黏膜的嗅区
   - D. 中鼻道有鼻泪管的开口
   - E. 下鼻甲的前部为易出血区

3. 有关鼻腔的描述,正确的是(　　)。
   - A. 上、中、下鼻道均有鼻旁窦的开口
   - B. 鼻腔又分为嗅部和呼吸部两部分
   - C. 外侧壁上有 3 个鼻甲
   - D. 内侧壁上有 3 个鼻道
   - E. 鼻旁窦均开口于各鼻道

4. 以下关于鼻腔的描述,错误的是(　　)。
   - A. 由鼻中隔分为左右两半
   - B. 可分为鼻前庭和固有鼻腔两部
   - C. 鼻前庭和固有鼻腔黏膜均为呼吸区
   - D. 鼻黏膜可分为嗅区和呼吸区两部
   - E. 经鼻后孔通鼻咽

5. 当鼻旁窦内积液时,最不易引流的是(　　)。
   - A. 蝶窦
   - B. 额窦
   - C. 上颌窦
   - D. 筛窦前、中群
   - E. 筛窦后群

6. 鼻出血的好发部位是(　　)。
   - A. 鼻腔顶部
   - B. 鼻腔外侧壁上部
   - C. 鼻腔外侧壁下部
   - D. 鼻中隔上部
   - E. 鼻中隔前下部

7. 开口于上鼻道的是(　　)。
   - A. 上颌窦
   - B. 额窦
   - C. 筛窦前、中小房
   - D. 蝶窦
   - E. 筛窦后小房

8. 开口于中鼻道的是(　　)。
   - A. 额窦、筛窦后小房
   - B. 筛窦中、后小房
   - C. 筛窦前、中小房
   - D. 额窦和蝶窦
   - E. 上颌窦和蝶窦

9. 有关喉软骨的描述,错误的是(　　)。
   - A. 有甲状软骨、环状软骨、杓状软骨和会厌软骨
   - B. 环状软骨前部为环状软骨板,后部为环状软骨弓
   - C. 甲状软骨为最大
   - D. 杓状软骨底有声带突和肌突
   - E. 喉结为成年男子甲状软骨前角上部最突出的部分

10. 成年人喉的位置平对(　　)。
    - A. 第 2～4 颈椎体
    - B. 第 3～5 颈椎体
    - C. 第 3～6 颈椎体
    - D. 第 5～6 颈椎体
    - E. 第 5～7 颈椎体

11. 成对的喉软骨是（　　）。

　　A. 甲状软骨　　　B. 环状软骨

　　C. 会厌软骨　　　D. 杓状软骨

　　E. 杓状软骨和会厌软骨

12. 有声带突的喉软骨是（　　）。

　　A. 甲状软骨　　　B. 环状软骨

　　C. 杓状软骨　　　D. 会厌软骨

　　E. 会厌软骨和甲状软骨

13. 紧张声带的肌是（　　）。

　　A. 甲杓肌　　　　B. 环甲肌

　　C. 杓横肌　　　　D. 杓斜肌

　　E. 环杓侧肌

14. 弹性圆锥形成的结构是（　　）。

　　A. 前庭韧带　　　B. 声韧带

　　C. 方形膜　　　　D. 甲状舌骨膜

　　E. 环状软骨气管韧带

15. 喉软骨的连接不包括（　　）。

　　A. 环甲关节　　　B. 环杓关节

　　C. 弹性圆锥　　　D. 方形膜

　　E. 杓会厌襞

16. 喉腔中最狭窄的部位是（　　）。

　　A. 前庭裂　　　　B. 喉前庭

　　C. 喉室　　　　　D. 声门裂

　　E. 声门下腔

17. 属于喉中间腔的结构是（　　）。

　　A. 前庭裂　　　　B. 喉前庭

　　C. 喉室　　　　　D. 声门裂

　　E. 声门下腔

18. 喉腔内易发生水肿的部位是（　　）。

　　A. 喉口　　　　　B. 喉前庭

　　C. 喉室　　　　　D. 声门下腔

　　E. 喉中间腔

19. 关于前庭襞和声襞的描述，正确的是
（　　）。

　　A. 喉腔中部内面的两对黏膜皱襞

　　B. 呈冠状位

　　C. 上方一对是声襞

　　D. 下方一对称为前庭襞

　　E. 声襞和前庭襞之间的梭形隐窝称为喉
　　　中间腔

20. 经环甲正中韧带穿刺可进入（　　）。

　　A. 喉口　　　　　B. 喉前庭

　　C. 喉中间腔　　　D. 喉室

　　E. 声门下腔

21. 气管切开常选在（　　）。

　　A. 第2～4气管软骨

　　B. 第3～5气管软骨

　　C. 第4～5气管软骨

　　D. 第5～6气管软骨

　　E. 第6～7气管软骨

22. 支气管镜检查的重要标志是（　　）。

　　A. 气管杈　　　　B. 气管隆嵴

　　C. 嵴下角　　　　D. 气管膜壁

　　E. 气管环

23. 关于气管的描述，正确的是（　　）。

　　A. 上端平第4颈椎体下缘

　　B. 下端在胸骨角平面分为左、右主支
　　　气管

　　C. 气管切开常在第1～3气管软骨环
　　　进行

　　D. 完整的气管软骨环构成气管支架

　　E. 位于食管前方，上接甲状软骨

24. 左、右主支气管的特点是（　　）。

　　A. 左侧粗、长、水平

　　B. 右侧粗、长、垂直

　　C. 左侧细、短、水平

　　D. 右侧粗、短、垂直

　　E. 以上均不正确

25. 关于右主支气管的叙述，错误的是
（　　）。

　　A. 较左主支气管陡直

　　B. 较左主支气管长

　　C. 管径比左主支气管粗

　　D. 构造与气管类似

　　E. 气管异物多坠入右主支气管

26. 肺尖的体表投影位于（　　）。

    A. 锁骨平面

    B. 锁骨内 1/3 段上方 2.5 cm

    C. 锁骨中 1/3 段上方 2.5 cm

    D. 锁骨外 1/3 段上方 2.5 cm

    E. 胸膜顶下方约 1 cm 处

27. 关于左肺和右肺的描述，错误的是（　　）。

    A. 左、右肺尖均经胸廓上口突至颈根部

    B. 左肺稍狭长，右肺略宽短

    C. 右肺分上、下两叶，左肺分上、中、下三叶

    D. 左、右肺根内结构均包含肺静脉、肺动脉、支气管等

    E. 左肺前缘有心切迹，其下有肺小舌

28. 有关胸膜的描述，错误的是（　　）。

    A. 可分脏胸膜和壁胸膜两部分

    B. 脏胸膜也称肺胸膜

    C. 肋胸膜为壁胸膜的一部分

    D. 脏胸膜和壁胸膜不连续

    E. 脏胸膜可深入肺裂

29. 有关胸膜腔的描述，错误的是（　　）。

    A. 由脏胸膜和壁胸膜围成

    B. 左右各一，并不连通

    C. 腔内为负压

    D. 最低处为肋膈隐窝

    E. 在深吸气时，肺缘能深入各胸膜隐窝内

30. 不属于壁胸膜的是（　　）。

    A. 肋胸膜　　　　B. 肺胸膜

    C. 膈胸膜　　　　D. 纵隔胸膜

    E. 胸膜顶

31. 胸膜腔穿刺抽取积液时，应选择的进针位置是（　　）。

    A. 在腋中线以前，应沿下一肋骨的上缘

    B. 在腋中线以后，应沿下一肋骨的上缘

    C. 在腋中线以后，应沿肋间隙的中间

    D. 在腋中线以前，应沿上一肋骨的下缘

    E. 在腋中线以后，应沿上一肋骨的下缘

32. 关于胸膜腔的描述，正确的是（　　）。

    A. 由肋胸膜和膈胸膜围成

    B. 腔内为正压

    C. 左右胸膜腔相连通

    D. 肋膈隐窝是胸膜隐窝中最大的一个

    E. 胸膜腔积液首先积聚在肋纵隔隐窝

33. 肺下界的体表投影在腋中线相交于（　　）。

    A. 第 5 肋　　　　B. 第 6 肋

    C. 第 8 肋　　　　D. 第 7 肋

    E. 第 10 肋

34. 位于中纵隔内的是（　　）。

    A. 胸主动脉　　　　B. 胸导管

    C. 心　　　　　　　D. 奇静脉

    E. 食管

35. 关于纵隔的描述，正确的是（　　）。

    A. 通常以胸骨角平面分为上、下两部

    B. 下纵隔又分为前、后两部

    C. 下纵隔的前部有心脏

    D. 下纵隔后部有气管

    E. 上纵隔内有胸主动脉

X 型题

1. 有关喉的描述正确的是（　　）。

    A. 环状软骨是喉软骨中唯一完整的软骨环

    B. 弹性圆锥上缘为声韧带

    C. 声门裂是喉腔最狭窄之处

    D. 环甲肌由喉上神经支配

    E. 声门裂以上喉腔黏膜由喉返神经管理

2. 有关喉的描述正确的是（　　）。

    A. 环状软骨弓平对第 6 颈椎

    B. 环杓关节运动调节声门大小

    C. 环甲正中韧带是急性喉阻塞时的穿刺部位

    D. 声门裂以下喉腔黏膜由喉返神经支配

    E. 声门裂以上喉腔黏膜由喉上神经管理

3. 下呼吸道包括（　　）。
    A. 喉　　　　　　B. 气管
    C. 主支气管　　　D. 肺内支气管
    E. 肺泡

4. 关于鼻旁窦开口的描述，正确的是（　　）。
    A. 额窦开口于中鼻道
    B. 上颌窦开口于上鼻道
    C. 蝶窦开口于蝶筛隐窝
    D. 筛窦中群开口于中鼻道
    E. 筛窦前群开口于上鼻道

5. 开口于中鼻道的鼻旁窦是（　　）。
    A. 上颌窦　　　　B. 蝶窦
    C. 额窦　　　　　D. 筛窦前、中群
    E. 筛窦后群

6. 关于弹性圆锥的描述，以下正确的是（　　）。
    A. 又称环甲膜
    B. 上缘游离称声韧带
    C. 下缘附着于环状软骨弓上缘
    D. 前部较厚，称为环甲正中韧带
    E. 急性喉阻塞可穿刺环甲正中韧带

7. 属于弹性圆锥的结构是（　　）。
    A. 环甲正中韧带
    B. 室韧带
    C. 甲状舌骨膜
    D. 声韧带
    E. 声襞

8. 不成对的喉软骨有（　　）。
    A. 甲状软骨　　　B. 杓状软骨
    C. 环状软骨　　　D. 会厌软骨
    E. 气管软骨

9. 关于气管的描述，正确的是（　　）。
    A. 为下呼吸道的一部分
    B. 在第六颈椎高度与喉相连
    C. 气管软骨呈"C"形
    D. 分左、右主支气管的分叉处称"气管权"

E. 在第二到四气管软骨环的前方有甲状腺峡

10. 关于肺的描述，正确的是（　　）。
    A. 肺尖高出锁骨内侧 1/3 段上方 2～3 cm
    B. 内侧面中央部凹陷称肺门
    C. 肺底又称膈面
    D. 下界在腋中线与第 10 肋相交
    E. 右肺分为 10 个支气管肺段

11. 进出肺门的结构为（　　）。
    A. 气管　　　　　B. 主支气管
    C. 肺血管　　　　D. 淋巴管
    E. 神经

12. 壁胸膜包括（　　）。
    A. 肋胸膜　　　　B. 膈胸膜
    C. 胸膜顶　　　　D. 纵隔胸膜
    E. 肺表面的浆膜

13. 以下关于纵隔的描述，正确的是（　　）。
    A. 为两侧纵隔胸膜之间所有结构的总称
    B. 以胸骨角平面分为上、下纵隔两部
    C. 后纵隔是上纵隔的一部分
    D. 食管在前纵隔内
    E. 胸导管在中纵隔内

二、名称解释

1. 肺门

2. 胸膜腔

3. Little 区

4. 鼻旁窦

5. 纵隔

第五单元　泌尿系统

一、选择题

A 型题

1. 第 12 肋斜越位于（　　）。
    A. 左肾后面上部
    B. 右肾后面中部
    C. 右肾后面下部
    D. 左肾后面中部
    E. 以上均不正确

2. 肾门位于（　　）。
    A. 肾的上端　　　B. 肾的下端
    C. 肾的外侧缘　　D. 肾的前面
    E. 肾的内侧缘

3. 出入肾门的结构不包括（　　）。
    A. 肾动脉　　　　B. 肾静脉
    C. 肾盂　　　　　D. 输尿管
    E. 神经

4. 肾门向肾内凹陷延伸的腔隙，称为（　　）。
    A. 肾门　　　　　B. 肾蒂
    C. 肾窦　　　　　D. 肾盂
    E. 肾柱

5. 肾门的高度为（　　）。
    A. 平 T12　　　　B. 平 L1
    C. 平 L2　　　　 D. 平 L3
    E. 平 T11

6. 肾被膜的最内层是（　　）。
    A. 腹膜　　　　　B. 肾筋膜
    C. 脂肪囊　　　　D. 纤维囊
    E. 以上均不正确

7. 肾囊封闭术，药液注入的肾的被膜层次是（　　）。
    A. 纤维囊　　　　B. 脂肪囊
    C. 肾筋膜　　　　D. 腹膜
    E. 以上均不正确

8. 左肾上端平对（　　）。
    A. 第 11 胸椎体下缘
    B. 第 12 胸椎体上缘
    C. 第 1 腰椎体平面
    D. 第 2～3 腰椎椎间盘
    E. 第 3 腰椎体上缘

9. 对输尿管的描述，错误的是（　　）。
    A. 成对的肌性管道
    B. 腹膜内位器官
    C. 约平第 2 腰椎起于肾盂
    D. 下端开口于膀胱
    E. 分为三部

10. 关于输尿管走行的描述，错误的是（　　）。
    A. 腹段经腰大肌前面下行，并与睾丸血管或卵巢血管交叉
    B. 左侧腹段越过左髂总动脉末端前方
    C. 右侧腹段越过右髂外动脉起始部的前方
    D. 女性输尿管盆段经子宫颈外侧约 2.5 cm 处，从子宫动脉前方绕过
    E. 壁内段是走行于膀胱壁内的一段

11. 输尿管壁内段长（　　）。
    A. 3 cm
    B. 4 cm
    C. 5 cm
    D. 1.5 cm
    E. 3～5 cm

12. 与男性输尿管盆部相交叉结构的是（　　）。

A. 膀胱底　　　　B. 前列腺

C. 尿道球腺　　　D. 膀胱三角

E. 输精管

13. 膀胱结核的好发部位是（　　）。

A. 膀胱尖　　　　B. 膀胱底

C. 膀胱体　　　　D. 膀胱颈

E. 膀胱三角

14. 储存尿液的器官是（　　）。

A. 膀胱　　　　　B. 输尿管

C. 肾　　　　　　D. 肾窦

E. 肾囊

15. 膀胱肿瘤的好发部位是（　　）。

A. 膀胱垂　　　　B. 膀胱体

C. 膀胱尖　　　　D. 膀胱颈

E. 膀胱三角

16. 女性膀胱后方的毗邻是（　　）。

A. 直肠　　　　　B. 阴道

C. 回肠　　　　　D. 结肠

E. 乙状结肠

17. 女性膀胱前方的毗邻是（　　）。

A. 子宫　　　　　B. 会阴

C. 回肠　　　　　D. 耻骨联合

E. 结肠

18. 膀胱三角的位置在（　　）。

A. 膀胱底　　　　B. 膀胱尖

C. 输尿管间襞　　D. 膀胱颈

E. 膀胱体

19. 以下关于膀胱的描述，正确的是（　　）。

A. 属于腹膜内位器官

B. 空虚的膀胱全部位于盆腔内

C. 在女性，后邻直肠

D. 在男性，膀胱体与前列腺相邻

E. 膀胱尖向后上方

20. 膀胱充盈时（　　）。

A. 膀胱腹膜返折线可上移至耻骨联合上

B. 膀胱底可上移至耻骨联合上

C. 膀胱三角可上移至耻骨联合上

D. 膀胱腹膜返折线仍在原位

E. 膀胱尖下移

21. 男性膀胱颈下邻（　　）。

A. 前列腺

B. 尿生殖膈

C. 盆膈

D. 精囊腺

E. 直肠

22. 女性膀胱颈下邻（　　）。

A. 子宫

B. 尿生殖膈

C. 盆膈

D. 尿道

E. 直肠

23. 膀胱空虚时，膀胱尖位于（　　）。

A. 坐骨结节水平

B. 坐骨棘水平

C. 耻骨联合以下

D. 耻骨联合以上

E. 耻骨联合水平

24. 膀胱尖朝向（　　）。

A. 前下方　　　　B. 后下方

C. 前上方　　　　D. 后上方

E. 后方

25. 膀胱可分为（　　）。

A. 尖、体、颈三部

B. 体、颈、底三部

C. 尖、底、颈三部

D. 尖、体、底三部

E. 尖、体、底、颈四部

26. 女性尿道的特点是（　　）。

A. 细而长

B. 短而直

C. 细而弯曲

D. 长而弯曲

E. 细而直

X 型题

1. 对肾外形的描述，正确的是（　　）。
   A. 其实质由皮质和髓质构成
   B. 是腹膜外位器官
   C. 左肾高于右肾
   D. 位于腹腔后上部
   E. 为成对的器官，分列于脊柱的两旁

2. 关于肾的毗邻，正确的是（　　）。
   A. 肾上腺位于两肾的上方
   B. 左肾前上部与胃底后面相邻
   C. 右肾前上部与肝相邻
   D. 两肾后面的上 1/3 与膈相邻
   E. 两肾后面下部与腰大肌、腰方肌及腹横肌相邻

3. 肾的被膜包括（　　）。
   A. 肾前方腹膜　　B. 脂肪囊
   C. 肾筋膜　　　　D. 纤维囊
   E. 肾后方腹膜

4. 关于肾的被膜，正确的是（　　）。
   A. 由内向外依次是：肾筋膜、脂肪囊和纤维囊
   B. 肾筋膜的两层之间有输尿管通过
   C. 两侧的肾筋膜前层相互移行
   D. 肾破裂或部分切除时需缝合纤维囊
   E. 纤维囊在病理情况下剥离困难

5. 以下关于膀胱的描述，正确的是（　　）。
   A. 为实质性器官
   B. 储存尿液的肌性器官
   C. 大小和位置随尿液的充盈程度而异
   D. 正常成人容量为 350～500 mL
   E. 老年人因膀胱肌张力低而容量增大

6. 空虚膀胱的形态可分为（　　）。
   A. 膀胱尖　　　　B. 膀胱底
   C. 膀胱体　　　　D. 膀胱颈
   E. 膀胱垂

7. 对膀胱的位置与形态的描述，正确的是（　　）。

A. 空虚时，属于腹膜外位器官
B. 空虚的膀胱全部位于小骨盆腔内
C. 在女性后邻子宫
D. 在男性后邻直肠
E. 尖向后上方

8. 关于女性尿道的描述，正确的是（　　）。
   A. 较男性尿道短、宽且直
   B. 兼具排尿和排卵功能
   C. 开口于阴道前庭
   D. 前壁与阴道后壁相邻
   E. 较易产生尿路逆行感染

二、名称解释

1. 膀胱三角

2. 肾门

3. 肾窦

4. 肾区

5. 肾柱

三、简答题

请简述输尿管的三个狭窄。

第六单元　男性生殖系统

一、选择题

1. 男性生殖腺是（　　）。
   A. 睾丸　　　　　　B. 附睾
   C. 精囊腺　　　　　D. 前列腺
   E. 尿道球腺

2. 精子产生的部位在（　　）。
   A. 精曲小管　　　　B. 精直小管
   C. 睾丸小隔　　　　D. 睾丸网
   E. 睾丸间质细胞

3. 睾丸白膜形成的结构是（　　）。
   A. 睾丸　　　　　　B. 睾丸纵隔
   C. 尿道球　　　　　D. 尿道球腺
   E. 附睾

4. 施行腹股沟斜疝修补术时，输精管易被损伤的部位是（　　）。
   A. 输精管壶腹
   B. 输精管腹股沟管部
   C. 输精管盆部
   D. 输精管精索部
   E. 输精管睾丸部

5. 输精管结扎的部位，通常位于（　　）。
   A. 睾丸部　　　　　B. 精索部
   C. 腹股沟管部　　　D. 盆部
   E. 输精管壶腹

6. 除输精管精索部外，输精管行于精索中的部分还包括（　　）。
   A. 睾丸部　　　　　B. 附睾部
   C. 盆部　　　　　　D. 腹股沟部

   E. 输精管壶腹

7. 射精管的开口部位是（　　）。
   A. 尿道前列腺部　　B. 尿道球
   C. 尿道海绵体部　　D. 尿道膜部
   E. 尿道内口

8. 前列腺位于（　　）。
   A. 直肠后方
   B. 膀胱底后方
   C. 膀胱颈下方
   D. 尿生殖膈下方
   E. 盆膈上方

9. 对前列腺的描述，正确的是（　　）。
   A. 是成对的中空性器官
   B. 前列腺肿瘤易发生在前叶
   C. 尖朝上，底朝下
   D. 体后面有纵行的前列腺沟
   E. 位于尿生殖膈下方

10. 前列腺后方的结构是（　　）。
    A. 膀胱　　　　　　B. 直肠
    C. 精囊　　　　　　D. 输精管壶腹
    E. 尿道球腺

11. 引起排尿困难的原因是前列腺（　　）。
    A. 常为前叶肥大
    B. 常为后叶肥大
    C. 常为侧叶肥大
    D. 常为中叶和后叶肥大
    E. 常为侧叶和中叶肥大

12. 尿道球腺开口于（　　）。
    A. 膀胱　　　　　　B. 尿道前列腺部
    C. 尿道球部　　　　D. 尿道膜部
    E. 舟状窝

13. 关于男性尿道的描述,错误的是( )。
    A. 起于膀胱的输尿管口
    B. 有 3 个狭窄
    C. 有 3 个扩大
    D. 有 2 个弯曲
    E. 兼有排尿和排精功能

14. 男性前尿道是指( )。
    A. 尿道前列腺部
    B. 尿道膜部
    C. 尿道海绵体部
    D. 尿道球部
    E. 尿道膜部和尿道球部

15. 关于男性尿道的描述,正确的是( )。
    A. 兼有排尿和排精功能
    B. 分为前列腺部、膜部、球部和海绵体部
       4 个部分
    C. 前列腺部位于前列腺中叶后方
    D. 球部为男性尿道最狭窄处
    E. 前列腺部为其最短的一段

16. 男性尿道最狭窄部位在( )。
    A. 尿道内口   B. 尿道球部
    C. 尿道外口   D. 尿道膜部
    E. 前列腺部

17. 男性尿道形态可发生变化的是( )。
    A. 尿道球   B. 尿道膜部
    C. 尿道前列腺部   D. 耻骨前弯
    E. 耻骨下弯

18. 穿过尿生殖膈的是( )。
    A. 尿道海绵体部
    B. 尿道膜部
    C. 尿道球部
    D. 尿道前列腺部
    E. 尿道膜部和前列腺部

19. 穿经尿生殖膈的结构是( )。
    A. 尿道前列腺部
    B. 尿道球
    C. 尿道海绵体部
    D. 尿道膜部
    E. 尿道内口

X 型题

1. 男性内生殖器包括( )。
   A. 睾丸   B. 附睾
   C. 输精管和射精管
   D. 前列腺
   E. 阴茎

2. 男性生殖器的附属腺体是( )。
   A. 睾丸   B. 前列腺
   C. 附睾   D. 精囊
   E. 尿道球腺

3. 以下关于睾丸的描述,正确的是( )。
   A. 是男性生殖腺
   B. 位于阴囊内
   C. 下端与附睾相连
   D. 后缘有血管、神经和淋巴管出入
   E. 为微扁的卵圆形实质性器官

4. 输精管可分为( )。
   A. 睾丸部   B. 前列腺部
   C. 精索部   D. 腹股沟管部
   E. 盆部

5. 关于精索的描述,正确的是( )。
   A. 是一对柔软的圆索状结构
   B. 由腹股沟管腹环延至睾丸上端
   C. 有腹膜包被
   D. 主要有输精管、睾丸动脉和蔓状静
      脉丛
   E. 表面包有 3 层被膜

6. 精索内含有( )。
   A. 输精管   B. 射精管
   C. 睾丸动脉   D. 蔓状静脉丛
   E. 神经和淋巴

7. 关于男性尿道的描述,正确的是( )。
   A. 膜部最短
   B. 耻骨前弯恒定不变
   C. 耻骨下弯可因提拉阴茎而变直
   D. 前列腺部有射精管开口
   E. 尿道球部有尿道球腺开口

8. 关于男性尿道的描述，正确的是(　　)。

 A. 尿道球部有尿道球腺的开口

 B. 膜部穿经尿生殖膈

 C. 前列腺部有射精管的开口

 D. 尿道舟状窝是尿道最宽的部分

 E. 尿道外口为最狭窄的部位

9. 临床上称的男性后尿道包括尿道的(　　)。

 A. 前列腺部

 B. 海绵体部

 C. 膜部

 D. 尿道球部

 E. 尿道舟状窝

10. 男性尿道的三个膨大位于(　　)。

 A. 尿道内口

 B. 尿道球部

 C. 尿道前列腺部

 D. 尿道舟状窝

 E. 尿道膜部

11. 男性尿道的三个狭窄位于(　　)。

 A. 尿道内口

 B. 尿道外口

 C. 尿道前列腺部

 D. 尿道舟状窝

 E. 尿道膜部

二、名称解释

1. 精索

2. 睾丸鞘膜腔

三、简答题

简述男性尿道的长度、分部、狭窄和弯曲。

第七单元　女性生殖系统

一、选择题

A 型题

1. 女性的生殖腺是（　　）。
    A. 子宫　　　　　B. 输卵管
    C. 卵巢　　　　　D. 前列腺
    E. 前庭大腺

2. 产生卵子和分泌女性激素的器官是
（　　）。
    A. 子宫　　　　　B. 输卵管
    C. 卵巢　　　　　D. 阴道
    E. 前庭大腺

3. 以下关于卵巢的描述，正确的是（　　）。
    A. 位于髂内动、静脉之间所夹的卵巢
       窝内
    B. 借子宫阔韧带悬挂于骨盆侧壁上
    C. 前缘有卵巢门
    D. 被子宫阔韧带的前层所包裹
    E. 与输卵管直接连通

4. 对卵巢的描述，错误的是（　　）。
    A. 卵巢位于卵巢窝内
    B. 属于腹膜内位器官
    C. 后缘有系膜连于子宫阔韧带内
    D. 上端连卵巢悬韧带
    E. 下端连卵巢固有韧带

5. 对卵巢固有韧带的描述，正确的是
（　　）。
    A. 由腹膜皱襞构成
    B. 对子宫的位置起固定作用
    C. 包绕输卵管
    D. 自卵巢下端连于输卵管与子宫结合处

的后下方
    E. 又称卵巢悬韧带

6. 卵巢与子宫角相连的韧带是（　　）。
    A. 卵巢系膜　　　B. 卵巢固有韧带
    C. 卵巢悬韧带　　D. 子宫阔韧带
    E. 子宫圆韧带

7. 输卵管漏斗向近端延续的结构是（　　）。
    A. 输卵管子宫部
    B. 输卵管壶腹
    C. 输卵管峡
    D. 子宫
    E. 卵巢

8. 输卵管结扎的部位是（　　）。
    A. 输卵管漏斗部　B. 输卵管壶腹部
    C. 输卵管峡部　　D. 输卵管子宫部
    E. 以上均不正确

9. 受精的部位是（　　）。
    A. 输卵管漏斗部　B. 输卵管壶腹部
    C. 输卵管峡部　　D. 输卵管子宫部
    E. 以上均不正确

10. 对输卵管的描述，错误的是（　　）。
    A. 位于子宫阔韧带上缘
    B. 输卵管腹腔口开口于腹膜腔
    C. 输卵管峡短直而狭窄，壁厚、血管少
    D. 壶腹部粗且弯曲，血管丰富
    E. 子宫部是受精部位

11. 对输卵管的描述，正确的是（　　）。
    A. 子宫部最细，是结扎部位
    B. 输卵管峡部是穿子宫壁的部位
    C. 输卵管漏斗最长
    D. 漏斗部开口于子宫腔
    E. 壶腹部是受精部位

12. 输卵管的分部不包括（　　）。
    A. 子宫部　　　　B. 输卵管伞
    C. 峡部　　　　　D. 壶腹部
    E. 漏斗部

13. 手术时识别输卵管的标志是（　　）。
    A. 输卵管子宫部　B. 输卵管峡
    C. 输卵管壶腹　　D. 子宫阔韧带
    E. 输卵管伞

14. 输卵管最靠内侧的是（　　）。
    A. 峡部　　　　　B. 漏斗部
    C. 壶腹部　　　　D. 子宫部
    E. 伞部

15. 子宫颈可分为（　　）。
    A. 阴道部和阴道上部
    B. 阴道部和阴道下部
    C. 阴道部
    D. 阴道上部
    E. 阴道上部和阴道下部

16. 对子宫形态的描述，正确的是（　　）。
    A. 子宫分头、体、颈三部分
    B. 子宫与阴道相通，不与输卵管相通
    C. 子宫颈全部被阴道包绕
    D. 子宫颈管下口称子宫口
    E. 非妊娠期子宫峡长约5 cm

17. 有关子宫的描述，正确的是（　　）。
    A. 子宫前屈位是指子宫的长轴与阴道的长轴形成一个向前开放的钝角
    B. 可分为子宫底、体、颈、峡四部分
    C. 子宫的前倾位是指子宫体与子宫颈之间的向前开放的钝角
    D. 内腔可分为子宫腔和子宫颈管两部分
    E. 子宫口为子宫颈管的上口

18. 关于子宫的描述，正确的是（　　）。
    A. 属腹膜内位器官
    B. 子宫下端称子宫底
    C. 成年未孕子宫的正常姿态为前倾前屈位
    D. 位于耻骨联合与膀胱之间

E. 子宫的内腔称子宫腔

19. 子宫后方相邻的结构是（　　）。
    A. 膀胱　　　　　B. 直肠
    C. 阴道　　　　　D. 输卵管
    E. 卵巢

20. 对成人未孕子宫位置的描述，错误的是（　　）。
    A. 位于盆腔中央
    B. 膀胱与直肠之间
    C. 两侧有输卵管和卵巢
    D. 呈前倾前屈位
    E. 子宫底在小骨盆上口平面以上

21. 子宫峡位于（　　）。
    A. 子宫与输卵管之间
    B. 子宫体与子宫颈之间
    C. 子宫颈阴道上部与子宫颈阴道部之间
    D. 子宫颈与阴道之间
    E. 子宫体与子宫颈阴道部之间

22. 产科常经子宫的何部行剖腹取胎术（　　）。
    A. 子宫体
    B. 子宫颈阴道上部
    C. 子宫峡
    D. 子宫底
    E. 子宫底与子宫体交界处

23. 子宫腔呈（　　）。
    A. 椭圆形　　　　B. 三角形
    C. 菱形　　　　　D. 梭形
    E. 圆形

24. 子宫颈管的形态呈（　　）。
    A. 椭圆形　　　　B. 三角形
    C. 菱形　　　　　D. 梭形
    E. 圆形

25. 维持子宫正常位置的结构有（　　）。
    A. 子宫圆韧带　　B. 子宫阔韧带
    C. 子宫主韧带　　D. 子宫骶韧带
    E. 以上全是

26. 子宫的韧带不包括（   ）。
    A. 卵巢悬韧带　　　B. 子宫主韧带
    C. 子宫圆韧带　　　D. 子宫骶韧带
    E. 子宫阔韧带

27. 走行通过腹股沟管的结构是（   ）。
    A. 子宫骶韧带　　　B. 子宫圆韧带
    C. 子宫主韧带　　　D. 卵巢固有韧带
    E. 子宫阔韧带

28. 限制子宫向两侧移位的韧带是（   ）。
    A. 卵巢悬韧带　　　B. 子宫阔韧带
    C. 子宫骶韧带　　　D. 子宫圆韧带
    E. 子宫主韧带

29. 防止子宫下垂的韧带是（   ）。
    A. 卵巢悬韧带　　　B. 子宫阔韧带
    C. 子宫骶韧带　　　D. 子宫圆韧带
    E. 子宫主韧带

30. 位于输卵管与子宫相接处的是（   ）。
    A. 子宫角　　　　　B. 子宫峡
    C. 子宫颈　　　　　D. 子宫腔
    E. 子宫口

31. 与阴道后穹相邻的结构是（   ）。
    A. 直肠子宫陷凹
    B. 膀胱子宫陷凹
    C. 直肠膀胱陷凹
    D. 盲肠后隐窝
    E. 膀胱上窝

32. 对阴道的描述,错误的是（   ）。
    A. 上端包绕子宫颈阴道部
    B. 下端开口于阴道前庭
    C. 阴道后穹比前穹深
    D. 阴道后穹与膀胱子宫陷凹相邻
    E. 阴道穿过尿生殖膈

X 型题

1. 女性内生殖器的输送管道包括（   ）。
    A. 卵巢　　　　　　B. 输卵管
    C. 子宫　　　　　　D. 阴道
    E. 尿道

2. 以下关于卵巢的描述,正确的是（   ）。
    A. 位于小骨盆腔内
    B. 上端与盆壁之间有卵巢悬韧带
    C. 下端与子宫之间有卵巢固有韧带
    D. 成年人卵巢呈卵圆形,表面光滑
    E. 为腹膜内位器官

3. 对输卵管的描述,正确的是（   ）。
    A. 输卵管壶腹最长,占输卵管全长 2/3
    B. 女性结扎部位在输卵管子宫部
    C. 输卵管漏斗末端开口于腹膜腔
    D. 位于子宫阔韧带上缘内
    E. 输卵管子宫口通子宫腔

4. 对输卵管的描述,正确的是（   ）。
    A. 是输送卵子的管道
    B. 分为子宫部、峡部、壶腹部和漏斗部
    C. 输卵管结扎术常在峡部进行
    D. 卵子一般在壶腹部内受精
    E. 输卵管外侧端开口于卵巢

5. 子宫的分部包括（   ）。
    A. 子宫角　　　　　B. 子宫底
    C. 子宫体　　　　　D. 子宫颈
    E. 子宫峡

6. 对子宫的描述,正确的是（   ）。
    A. 成人子宫呈前倾前屈位
    B. 子宫前面有膀胱子宫陷凹
    C. 子宫后面有直肠子宫陷凹
    D. 子宫颈下端在坐骨棘平面以上
    E. 子宫颈全部包绕在阴道上端内

7. 关于子宫颈的描述,正确的是（   ）。
    A. 子宫下部的狭窄部
    B. 可分阴道上部和阴道下部
    C. 未产妇子宫口为圆形
    D. 肿瘤好发的部位
    E. 内腔为梭形

8. 子宫内的腔隙是包括（   ）。
    A. 子宫角　　　　　B. 子宫峡
    C. 子宫腔　　　　　D. 子宫颈管
    E. 子宫颈阴道部

9. 有关子宫的描述,正确的是( )。
   A. 子宫颈可分子宫颈阴道部和子宫颈阴道上部
   B. 正常姿势为前倾前屈位
   C. 子宫阔韧带维持子宫前倾前屈
   D. 子宫动脉在子宫颈外侧约 2 cm 处从输尿管前上方跨过
   E. 子宫的韧带并非固定子宫的唯一结构

10. 对阴道的描述,正确的是( )。
   A. 是连接子宫和外生殖器的管道
   B. 下端以阴道口开口于阴道前庭
   C. 前邻膀胱和尿道
   D. 后邻直肠
   E. 穿过尿生殖膈

二、名称解释

1. 受精

2. 阴道穹

3. 卵巢悬韧带

4. 输卵管伞

三、简答题

1. 简述子宫的固定装置及其功能。

2. 简述输卵管的分部。

第八单元 腹 膜

一、选择题

A 型题

1. 有关腹膜的描述,正确的是(   )。
   A. 只衬于腹、盆腔脏器的表面
   B. 分为前、后两层
   C. 前层又分为脏层和壁层
   D. 为浆膜
   E. 没有分泌和吸收功能

2. 有关腹膜腔的描述,错误的是(   )。
   A. 由腹膜的脏层和壁层围成
   B. 与胸膜腔一样,男、女腹膜腔均为密闭负压
   C. 为一潜在性腔隙
   D. 属腹膜内的浆膜腔
   E. 内有少量浆液

3. 属腹膜内位器官的是(   )。
   A. 肝   B. 空肠
   C. 子宫   D. 胰
   E. 升结肠

4. 属腹膜内位器官的是(   )。
   A. 肝   B. 升结肠
   C. 膀胱   D. 胃
   E. 胆囊

5. 属腹膜间位器官的是(   )。
   A. 肾   B. 输尿管
   C. 升结肠   D. 脾
   E. 横结肠

6. 属腹膜间位器官的是(   )。
   A. 子宫   B. 横结肠

   C. 回肠   D. 肾
   E. 胰

7. 属腹膜外位器官的是(   )。
   A. 横结肠   B. 胃
   C. 空肠   D. 子宫
   E. 输尿管

8. 属腹膜外位器官的是(   )。
   A. 横结肠   B. 胰
   C. 子宫   D. 空肠
   E. 乙状结肠

9. 下列描述,错误的是(   )。
   A. 腹膜腔和腹腔是两个不同的概念
   B. 腹膜腔位于腹腔内
   C. 腹腔内脏器均位于腹膜腔内
   D. 女性腹膜腔可间接和外界相通
   E. 男性腹膜腔不和外界相通

10. 没有系膜的肠管是(   )。
    A. 升结肠   B. 横结肠
    C. 乙状结肠   D. 空肠
    E. 阑尾

11. 平卧位时,女性腹膜腔最低点是(   )。
    A. 肝肾隐窝
    B. 直肠子宫陷凹
    C. 膀胱子宫陷凹
    D. 网膜囊
    E. 肋膈隐窝

12. 直立时女性腹膜腔最低部位是(   )。
    A. 膀胱子宫陷凹
    B. 坐骨直肠窝
    C. 直肠膀胱陷凹
    D. 直肠子宫陷凹
    E. 肝肾隐窝

X 型题

1. 关于腹膜的描述,正确的是( )。
   A. 为薄而光滑的浆膜
   B. 分壁层和脏层
   C. 腹盆腔内各脏器的表面几乎均被腹膜覆盖
   D. 具有分泌和吸收功能
   E. 可形成系膜. 网膜及韧带等结构

2. 属腹膜内位器官的是( )。
   A. 回肠
   B. 卵巢
   C. 空肠
   D. 膀胱
   E. 肾

3. 属腹膜间位器官的是( )。
   A. 肝
   B. 空肠
   C. 胆囊
   D. 子宫
   E. 胃

4. 属腹膜外位器官的是( )。
   A. 降结肠
   B. 胃
   C. 膀胱
   D. 输尿管
   E. 胰

5. 关于小网膜的描述,正确的是( )。
   A. 为双层腹膜形成的结构
   B. 连于肝与胃大弯及十二指肠上部之间
   C. 左侧部为肝胃韧带
   D. 右侧部为肝十二指肠韧带
   E. 右侧缘游离缘后方有网膜孔

6. 关于大网膜的描述,正确的是( )。
   A. 形似围裙
   B. 覆于空、回肠及横结肠的前方
   C. 内有巨噬细胞
   D. 有重要防御功能
   E. 小儿大网膜较短

7. 具有系膜的肠管是( )。
   A. 横结肠
   B. 降结肠
   C. 升结肠
   D. 乙状结肠
   E. 空肠

8. 肝十二韧带内重要结构排列是( )。
   A. 胆总管
   B. 肝门静脉
   C. 肝固有动脉
   D. 肝总管
   E. 肝静脉

二、名称解释

1. 腹膜腔

2. 小网膜

3. 网膜囊

4. 大网膜

5. 直肠子宫陷凹

6. 隐窝

第九单元　脉管系统

一、选择题

A 型题

1. 直接注入下腔静脉的血管是（　　）。
    A. 肝静脉　　　　B. 直肠下静脉
    C. 大隐静脉　　　D. 脾静脉
    E. 奇静脉

2. 汇入肝门静脉的血管是（　　）。
    A. 肝静脉　　　　B. 直肠下静脉
    C. 大隐静脉　　　D. 脾静脉
    E. 奇静脉

3. 下列不属于主动脉分部的是（　　）。
    A. 升主动脉
    B. 头臂干
    C. 主动脉弓
    D. 胸主动脉
    E. 腹主动脉

4. 下列属于锁骨下动脉分支的是（　　）。
    A. 甲状腺上动脉
    B. 脑膜中动脉
    C. 胸廓内动脉
    D. 上颌动脉
    E. 食管动脉

5. 下列属于肠系膜上动脉的分支的是
（　　）。
    A. 右结肠动脉
    B. 左结肠动脉
    C. 乙状结肠动脉
    D. 直肠上动脉
    E. 直肠下动脉

6. 脉管系统的组成是（　　）。
    A. 心、动脉、静脉和毛细血管
    B. 心、动脉、静脉
    C. 心血管系和淋巴管
    D. 心血管系和淋巴系
    E. 心血管系和淋巴结

7. 肺循环起自（　　）。
    A. 右心室　　　　B. 左心室
    C. 左心房　　　　D. 右心房
    E. 肺动脉

8. 体循环止于（　　）。
    A. 右心室　　　　B. 左心室
    C. 左心房　　　　D. 右心房
    E. 上、下腔静脉

9. 肺循环的特点不包括（　　）。
    A. 又称小循环
    B. 行程较体循环短
    C. 压力较体循环小
    D. 将动脉血转化为静脉血
    E. 将静脉血转化为动脉血

10. 体循环的特点不包括（　　）。
    A. 又称大循环
    B. 行程较肺循环长
    C. 压力较肺循环大
    D. 将动脉血输送到全身各处
    E. 将静脉血输送到全身各处

11. 下列为终动脉的是（　　）。
    A. 尺动脉
    B. 掌心动脉
    C. 腰动脉
    D. 足背动脉
    E. 视网膜中央动脉

12. 关于心血管系统的描述,正确的是（　　）。

A. 动脉是导血回心的管道

B. 静脉在走行中逐渐分支,管径渐细

C. 毛细血管是血液与组织液进行物质交换的场所

D. 心有四个腔,由瓣膜分隔,互不相通

E. 动脉内均流动着氧饱和的动脉血

13. 关于心脏的位置的描述,正确的是（　　）。

A. 1/3 位于中线右侧,2/3 位于中线左侧

B. 1/3 位于中线左侧,2/3 位于中线右侧

C. 位于胸腔前纵隔内

D. 位于胸腔上纵隔内

E. 位于胸腔后纵隔内

14. 心的右缘由（　　）构成。

A. 右心房和右心室

B. 右心室与上腔静脉

C. 右心房

D. 上腔静脉、右心房和右心室

E. 右心室与下腔静脉

15. 心尖主要由（　　）构成。

A. 左心室　　　　B. 左心房

C. 右心室　　　　D. 右心房

E. 左心房和左心室

16. 心脏的正常起搏点是（　　）。

A. 窦房结　　　　B. 房室结

C. 房室束　　　　D. 左、右束支

E. 蒲肯野纤维

17. 二尖瓣位于（　　）。

A. 右房室口　　　B. 左房室口

C. 主动脉口　　　D. 肺动脉口

E. 冠状窦口

18. 参与心底构成的有（　　）。

A. 左心房与左心室

B. 右心房与右心室

C. 左心房与部分右心房

D. 右心房与部分左心房

E. 左心房、右心房与部分右心室

19. 心的膈面（　　）。

A. 大部分由左心室,小部分由右心室构成

B. 大部分由左心室,小部分由左心房构成

C. 大部分由左心室,小部分由右心房构成

D. 大部分由右心室,小部分由右心房构成

E. 大部分由右心室,小部分由左心室构成

20. 关于右心房的描述,正确的是（　　）。

A. 右心耳中无梳状肌

B. 以室上嵴为界分为前、后两部

C. 腔静脉窦内有梳状肌

D. 固有心房内有肉柱

E. 冠状窦开口于右心房

21. 关于右心室的描述,正确的是（　　）。

A. 是心脏最靠前的一个心腔

B. 可分为窦部和主动脉前庭

C. 参与心右缘的构成

D. 内面有交错排列的梳状肌

E. 有冠状窦的开口

22. 左心室的出口是（　　）。

A. 左房室口　　　B. 冠状窦口

C. 肺动脉口　　　D. 右房室口

E. 主动脉口

23. 关于左心室的描述,正确的是（　　）。

A. 有三尖瓣

B. 以室上嵴为界分为流入道和流出道

C. 出口为肺动脉口

D. 流出道又称主动脉前庭

E. 入口为主动脉口

24. 右心室的出口是（　　）。

A. 左房室口　　　B. 冠状窦口

C. 肺动脉口　　　D. 右房室口

E. 主动脉口

25. 右心房的出口是(　　)。
    A. 左房室口　　　B. 冠状窦口
    C. 肺动脉口　　　D. 右房室口
    E. 主动脉口

26. 左心房的出口是(　　)。
    A. 左房室口　　　B. 冠状窦口
    C. 肺动脉口　　　D. 右房室口
    E. 主动脉口

27. 关于室间隔的描述,正确的是(　　)。
    A. 上部为肌部,下部为膜部
    B. 膜部由两层心外膜构成
    C. 室间隔缺损的常见部位是膜部
    D. 膜部占室间隔的大部分
    E. 完全由左冠状动脉供应

28. 在心室舒张时,(　　)。
    A. 主动脉瓣关闭,二尖瓣关闭
    B. 主动脉瓣关闭,肺动脉瓣开放
    C. 主动脉瓣开放,二尖瓣关闭
    D. 肺动脉瓣关闭,三尖瓣开放
    E. 肺动脉瓣开放,三尖瓣开放

29. 在心室收缩时,(　　)。
    A. 主动脉瓣关闭,二尖瓣开放
    B. 主动脉瓣关闭,肺动脉瓣开放
    C. 主动脉瓣开放,二尖瓣开放
    D. 肺动脉瓣开放,三尖瓣关闭
    E. 肺动脉瓣开放,三尖瓣开放

30. 关于纤维心包的描述,正确的是(　　)。
    A. 分为脏层和壁层
    B. 前方与膈肌相贴
    C. 与出入心底的大血管的外膜相续
    D. 与心外膜之间的腔隙为心包腔
    E. 后壁与左心房后壁、肺静脉、下腔静脉
       共同围成心包斜窦

31. 心的卵圆窝位于(　　)。
    A. 房间隔左心房侧
    B. 室间隔左心室侧
    C. 房间隔右心房侧
    D. 室间隔右心室侧

    E. 右心房前壁

32. 心的传导系统(　　)。
    A. 由特殊分化的心肌细胞构成
    B. 窦房结位于上腔静脉与右心房交界处
       的心内膜下
    C. 房室结是心脏的正常起搏点
    D. 左束支行于隔缘肉柱内
    E. 以上皆对

33. 当左室前壁出现心肌梗死时累及的血管是(　　)。
    A. 左室后支　　　B. 前室间支
    C. 右缘支　　　　D. 后室间支
    E. 右冠状动脉主干

34. 关于浆膜心包的描述,正确的是(　　)。
    A. 与膈的中心腱相愈合
    B. 其壁层与纤维心包围成心包腔
    C. 其壁层和脏层围成心包腔
    D. 其脏层包在心肌的表面,称心内膜
    E. 其脏、壁层间紧密愈着

35. 关于心的动脉的描述,正确的是(　　)。
    A. 左、右冠状动脉均来源于升主动脉
    B. 左冠状动脉分旋支和后室间支
    C. 右冠状动脉分前室间支和左室后支
    D. 室间隔前2/3由右冠状动脉分支营养
    E. 心的胸肋面全由右冠状动脉营养

36. 对动脉的描述,正确的是(　　)。
    A. 是从心房运送血液到全身的血管
    B. 动脉内均为动脉血
    C. 下肢的动脉内有瓣膜
    D. 多数动脉干位于身体的屈侧、深部和
       隐蔽的部位
    E. 不受神经体液调节而收缩或舒张

37. 关于肺动脉干的描述,正确的是(　　)。
    A. 内含动脉血
    B. 位于主动脉起始部后方
    C. 起始于左心房
    D. 分为左、右肺动脉
    E. 有动脉韧带与胸主动脉相连

38. 关于升主动脉的描述,正确的是(   )。
   A. 起自右心室
   B. 位于肺动脉起始部的左侧
   C. 发出左、右冠状动脉
   D. 移行为降主动脉
   E. 穿过膈的主动脉裂孔

39. 主动脉弓从右向左发出的分支依次是(   )。
   A. 左锁骨下动脉、左颈总动脉、头臂干
   B. 左颈总动脉、左锁骨下动脉、头臂干
   C. 右锁骨下动脉、右颈总动脉、头臂干
   D. 头臂干、左颈总动脉、左锁骨下动脉
   E. 右颈总动脉、右锁骨下动脉、头臂干

40. 关于颈总动脉的描述,正确的是(   )。
   A. 两侧均起于主动脉弓
   B. 起始处的膨大部分称颈动脉窦
   C. 无静脉伴行
   D. 上行过程中发出许多分支
   E. 在甲状软骨上缘分水平分为颈内、外动脉

41. 关于颈动脉窦的描述,正确的是(   )。
   A. 位于颈总动脉的起始部
   B. 是一个扁椭圆形小体
   C. 窦壁内有压力感受器
   D. 能感受血液中二氧化碳和氧分压的变化
   E. 以上都不是

42. 关于颈动脉小球的描述,正确的是(   )。
   A. 是颈总动脉起始处的膨大部分
   B. 是化学感受器
   C. 反射性地调节心跳
   D. 反射性地调节末梢血管的变化
   E. 以上都不是

43. 关于颈内动脉的描述,正确的是(   )。
   A. 左侧起自锁骨下动脉
   B. 右侧起自头臂干
   C. 经枕骨大孔入颅

   D. 发出脑膜中动脉
   E. 分支布于脑和视器

44. 下列为颈外动脉直接分支的是(   )。
   A. 肩胛下动脉
   B. 面动脉
   C. 脑膜中动脉
   D. 胸廓内动脉
   E. 甲状颈干

45. 对面动脉的描述,正确的是(   )。
   A. 起于颈内动脉
   B. 绕下颌骨下缘至面部
   C. 上行中发出脑膜中动脉
   D. 在耳屏前方可触及搏动
   E. 是颈外动脉的两个终支之一

46. 颞区硬脑膜外血肿的出血多来自(   )。
   A. 大脑前动脉
   B. 大脑中动脉
   C. 大脑大静脉
   D. 下矢状窦
   E. 脑膜中动脉

47. 下列动脉直接发自锁骨下动脉的是(   )。
   A. 甲状颈干、胸外侧动脉、胸廓内动脉
   B. 椎动脉、胸廓内动脉、甲状腺下动脉
   C. 椎动脉、胸廓内动脉、甲状颈干
   D. 甲状颈干、肩胛下动脉、椎动脉
   E. 上颌动脉、胸廓内动脉、甲状颈干

48. 甲状腺下动脉起自(   )。
   A. 颈总动脉   B. 胸廓内动脉
   C. 椎动脉   D. 肋颈干
   E. 以上都不对

49. 关于椎动脉的描述,正确的是(   )。
   A. 起于颈外动脉
   B. 穿第7~1颈椎横突孔
   C. 直接参加大脑动脉环的组成
   D. 经卵圆孔入颅
   E. 经枕骨大孔入颅

50. 对上肢动脉的描述,正确的是( )。
    A. 右腋动脉是右锁骨下动脉的直接延续
    B. 左腋动脉起自头臂干
    C. 腋动脉在大圆肌下缘分为肱动脉和肱深动脉
    D. 肱动脉在肘关节上方分为桡动脉和尺动脉
    E. 肱动脉沿肱二头肌外侧缘下行

51. 关于肱动脉的描述,正确的是( )。
    A. 在第1肋外缘续于腋动脉
    B. 在臂部无分支
    C. 经桡神经沟
    D. 在肘窝下部分为尺动脉和桡动脉
    E. 以上都不是

52. 对尺动脉的描述,正确的是( )。
    A. 发出拇主要动脉
    B. 发出掌浅支
    C. 在尺侧腕屈肌与指浅屈肌之间下行
    D. 其主干参与掌深弓的组成
    E. 尺动脉下段为临床上诊脉的常用部位

53. 对桡动脉的描述,正确的是( )。
    A. 是肱深动脉的分支
    B. 经桡侧腕屈肌腱的尺侧下行
    C. 发出骨间总动脉
    D. 其末端与尺动脉的掌深支吻合而成掌浅弓
    E. 在腕上部可摸其搏动

54. 对掌浅弓的描述,正确的是( )。
    A. 位于掌腱膜的浅面
    B. 位于掌部屈肌腱的深面
    C. 由尺动脉末端与桡动脉掌浅支吻合而成
    D. 由桡动脉末端与尺动脉掌深支吻合而成
    E. 弓凸缘发出三条掌心动脉

55. 属于胸主动脉分支的是( )。
    A. 椎动脉   B. 腹壁上动脉
    C. 胸廓内动脉   D. 胸外侧动脉
    E. 肋下动脉

56. 对腹主动脉的描述,正确的是( )。

    A. 上起自第4胸椎,下止于第4腰椎高度
    B. 分支中脏支远较壁支粗大
    C. 肾上腺上动脉为其成对脏支
    D. 脾动脉为其不成对脏支
    E. 以上都不对

57. 属于腹主动脉分支的是( )。
    A. 膈上动脉   B. 腹壁下动脉
    C. 腹壁上动脉   D. 肾上腺中动脉
    E. 闭孔动脉

58. 直接发自腹腔干的动脉是( )。
    A. 胃右动脉   B. 胃左动脉
    C. 肾动脉   D. 肠系膜上动脉
    E. 睾丸动脉

59. 肝的营养动脉是( )。
    A. 胰十二指肠上动脉
    B. 胃网膜右动脉
    C. 肝门静脉
    D. 胆囊动脉
    E. 肝固有动脉

60. 属于肝总动脉分支的是( )。
    A. 胃网膜左动脉
    B. 胃十二指肠动脉
    C. 胃左动脉
    D. 肠系膜上动脉
    E. 脾动脉

61. 脾动脉分布的范围是( )。
    A. 胃、肝和脾
    B. 肝和脾
    C. 胆囊和脾
    D. 胃、脾、胰和大网膜
    E. 胃、十二指肠和脾

62. 与胃的血供无关的动脉是( )。
    A. 肝固有动脉
    B. 胰十二指肠上动脉
    C. 脾动脉
    D. 胃左动脉
    E. 胃短动脉

63. 阑尾动脉起自(　　　)。
    A. 回肠动脉
    B. 空肠动脉
    C. 左结肠动脉
    D. 胃十二指肠动脉
    E. 回结肠动脉

64. 肠系膜下动脉的供血区包括(　　　)。
    A. 十二指肠和胰
    B. 空肠和回肠
    C. 升结肠和横结肠
    D. 阑尾
    E. 降结肠

65. 对股动脉的描述,正确的是(　　　)。
    A. 是髂内动脉的延续
    B. 在腹股沟韧带中内 1/3 交点下方可触
       及其搏动
    C. 重要分支有股深动脉及臀下动脉
    D. 在股二头肌和半腱肌、半膜肌之间
       下行
    E. 以上都不是

66. 对胫后动脉的描述,正确的是(　　　)。
    A. 与腓动脉均为腘动脉的分支
    B. 在小腿深层屈肌的深面下行
    C. 经外踝的后方转至足底
    D. 分为足底内侧动脉和足底外侧动脉
    E. 以上都不是

67. 关于颈外静脉的描述,正确的是(　　　)。
    A. 由颞浅静脉和上颌静脉汇合而成
    B. 与颈外动脉伴行
    C. 与颈内动脉伴行
    D. 在胸锁乳突肌表面下行
    E. 正常人站立位时,常见其显露

68. 关于颈内静脉的描述,正确的是(　　　)。
    A. 在颈动脉鞘内行于颈总(内)动脉内侧
    B. 在胸锁乳突肌表面下行
    C. 颈外静脉向下注入该静脉
    D. 收纳颈总动脉的整个供血区的静脉血
    E. 与锁骨下静脉汇合形成头臂静脉

69. 关于静脉角的描述,正确的是(　　　)。
    A. 由颈内静脉和颈外静脉汇合而成
    B. 由锁骨下静脉和颈外静脉汇合而成
    C. 由锁骨下静脉和颈内静脉汇合而成
    D. 由锁骨下静脉和头臂静脉汇合而成
    E. 由颈内静脉和头臂静脉汇合而成

70. 关于上腔静脉的描述,正确的是(　　　)。
    A. 由锁骨下静脉和和头臂静脉汇合而成
    B. 沿升主动脉的左侧垂直下降
    C. 注入左心房
    D. 入心前接受半奇静脉
    E. 以上都不是

71. 关于奇静脉的描述,正确的是(　　　)。
    A. 起于右腰升静脉
    B. 沿脊柱前方偏左上行
    C. 注入下腔静脉
    D. 注入头臂静脉
    E. 收纳胸腹部所有的静脉血

72. 关于头静脉的描述,正确的是(　　　)。
    A. 起于手背静脉网尺侧
    B. 在前臂行于深筋膜深面
    C. 在上臂行于肱二头肌内侧沟内
    D. 注入头臂静脉
    E. 在肘部与贵要静脉吻合形成肘正中
       静脉

73. 关于下腔静脉的描述,正确的是(　　　)。
    A. 由髂内静脉和髂外静脉汇合而成
    B. 在腹部行于腹主动脉的左侧
    C. 经肝的腔静脉沟上行
    D. 与腹主动脉一起穿膈的主动脉裂孔
    E. 最后回流到左心房

74. 关于大隐静脉的描述,正确的是(　　　)。
    A. 起于足背静脉弓的外侧缘
    B. 经内踝后方上行
    C. 在大腿行于阔筋膜深面
    D. 最后注入股静脉
    E. 腹壁下静脉为其属支

75. 关于肝门静脉的描述,正确的是(   )。
    A. 由肠系膜上静脉和肠系膜下静脉汇合
       而成
    B. 在肝十二指肠韧带内上行
    C. 位于肝固有动脉的右侧
    D. 注入肝静脉
    E. 收纳腹腔内所有不成对脏器的静脉血

76. 由肝门静脉收纳静脉血的脏器为
(   )。
    A. 肝   B. 胆囊
    C. 肾   D. 肾上腺
    E. 子宫

77. 关于右淋巴导管的描述,正确的是
(   )。
    A. 由右颈干和右锁骨下干汇合而成
    B. 穿主动脉裂孔入胸腔
    C. 行于脊柱的前方
    D. 最后注入右静脉角
    E. 收纳右侧半身的淋巴

78. 关于毛细淋巴导管的描述,正确的是
(   )。
    A. 分布于全身所有的组织和器官
    B. 以膨大的盲端起于组织间隙
    C. 比毛细血管通透性差
    D. 与毛细血管相通
    E. 为物质交换的场所

79. 属于淋巴干的是(   )。
    A. 头臂干   B. 颈干
    C. 甲状颈干   D. 腹腔干
    E. 胸干

80. 胸导管收集淋巴的范围应除外(   )。
    A. 右上半身   B. 左上半身
    C. 右下半身   D. 左下半身
    E. 左头颈部

81. 胸导管穿经(   )。
    A. 食管裂孔   B. 腰肋三角
    C. 主动脉裂孔   D. 膈肌
    E. 腔静脉孔

82. 某婴幼儿扁桃体炎患者,口服抗生素药,
药物作用于炎症部位,首先须经过的动脉为
(   )。
    A. 肺动脉   B. 主动脉弓
    C. 颈总动脉   D. 颈外动脉
    E. 升主动脉

83. 不属于淋巴系统的结构是(   )。
    A. 淋巴管道   B. 淋巴器官
    C. 淋巴结   D. 淋巴组织
    E. 组织液

84. 关于脾的描述,正确的是(   )。
    A. 位于右季肋区
    B. 其长轴与第 11 肋一致
    C. 正常情况下在肋弓下可触及
    D. 触诊脾的标志为脾切迹
    E. 脾具有造血和协助消化的功能

85. 左半头颈部的淋巴汇入(   )。
    A. 胸导管
    B. 左锁骨下干
    C. 左支气管纵隔干
    D. 右淋巴导管
    E. 左颈干

X 型题

1. 心底的大血管中,内含动脉血的为
(   )。
    A. 上腔静脉   B. 下腔静脉
    C. 肺静脉   D. 肺动脉
    E. 主动脉

2. 心底的大血管中,出心脏的包括(   )。
    A. 升主动脉   B. 肺动脉干
    C. 上腔静脉   D. 下腔静脉
    E. 肺静脉

3. 二尖瓣复合体由(   )组成。
    A. 二尖瓣环   B. 二尖瓣
    C. 腱索   D. 乳头肌
    E. 肉柱

4. 左冠状动脉前室间支供血范围是( )。
   A. 左心室前壁
   B. 左心室后壁
   C. 小部分右心室前壁
   D. 右束支
   E. 室间隔前 2/3

5. 右冠状动脉供血范围是( )。
   A. 右心房
   B. 右心室
   C. 室间隔后 1/3
   D. 左心室后壁一部分
   E. 窦房结和房室结

6. 心的位置和毗邻( )。
   A. 斜位于胸腔的中纵隔内
   B. 约 2/3 位于正中面右侧
   C. 前方对向胸骨和第 8～10 肋软骨
   D. 上方是出入心底的大血管
   E. 下方邻膈

7. 心的表面有( )。
   A. 冠状沟   B. 前室间支沟
   C. 后室间沟   D. 卵圆窝
   E. 房间沟

8. 防止心室的血逆流回心房的结构有
( )。
   A. 肉柱
   B. 二、三尖瓣环
   C. 二、三尖瓣
   D. 腱索
   E. 乳头肌

9. 直接发自主动脉弓的动脉有( )。
   A. 头臂干   B. 左颈总动脉
   C. 右颈总动脉   D. 左锁骨下动脉
   E. 右锁骨下动脉

10. 进入颅内的动脉有( )。
   A. 颈内动脉   B. 椎动脉
   C. 脑膜中动脉   D. 颞浅动脉
   E. 面动脉

11. 属于腹主动脉成对脏支的是( )。

   A. 肾上腺中动脉
   B. 肾上腺下动脉
   C. 肾动脉
   D. 睾丸动脉
   E. 脾动脉

12. 对胆囊动脉的描述,正确的是( )。
   A. 发自肝固有动脉左支
   B. 发自肝固有动脉右支
   C. 发自肝总动脉
   D. 发自腹腔干
   E. 穿经胆囊三角

13. 营养肾上腺的动脉包括( )。
   A. 肾上腺上动脉
   B. 肾上腺中动脉
   C. 肾上腺下动脉
   D. 肠系膜上动脉
   E. 肠系膜下动脉

14. 关于静脉的描述,正确的是( )。
   A. 为导血离心的管道
   B. 起于毛细血管静脉端
   C. 数量比动脉少
   D. 静脉管壁内有帮助静脉血回流的静
      脉瓣
   E. 浅静脉不与动脉伴行

15. 关于面静脉的描述,正确的是( )。
   A. 起于内眦静脉,与面动脉伴行
   B. 通过内眦静脉和眼静脉与颅内的海绵
      窦有交通
   C. 借面深静脉经翼丛与海绵窦有交通
   D. 有丰富的静脉瓣
   E. 注入颈内静脉

16. 关于上肢的浅静脉的描述,正确的是
( )。
   A. 头静脉起于手背静脉网尺侧
   B. 贵要静脉起于手背静脉网桡侧
   C. 贵要静脉经过三角肌和胸大肌间沟
   D. 肘正中静脉连接头静脉和贵要静脉
   E. 头静脉注入腋静脉

17. 关于下肢的浅静脉的描述,正确的是（   ）。

    A. 大隐静脉起于足背静脉弓的外侧端

    B. 小隐静脉起于足背静脉弓的内侧端

    C. 大隐静脉是全身最长的浅静脉

    D. 小隐静脉注入股静脉

    E. 穿隐静脉裂孔处接纳 5 条属支

18. 属于下腔静脉属支的是（   ）。

    A. 右睾丸静脉

    B. 肝静脉

    C. 左睾丸静脉

    D. 右肾上腺静脉

    E. 肾静脉

19. 对肝门静脉的描述,正确的是（   ）。

    A. 由肠系膜上静脉和脾静脉汇合而成

    B. 在肝十二指肠韧带内上行

    C. 可汇入肝血窦

    D. 收集腹腔内所有不成对脏器的静脉血

    E. 无静脉瓣

20. 肝门静脉与上、下腔静脉的吻合处有（   ）。

    A. 食管静脉丛

    B. 膀胱静脉丛

    C. 直肠静脉丛

    D. 脐周静脉网

    E. 子宫阴道静脉丛

21. 关于乳糜池的描述,正确的是（   ）。

    A. 通常位于 L1 的前方

    B. 由左、右腰干和肠干汇合而成

    C. 产生淋巴液

    D. 为胸导管的起始

    E. 收纳了全身的淋巴

二、名称解释

1. 体循环

2. 二尖瓣复合体

3. 心包腔

4. 静脉角

5. 颈动脉窦

6. 颈动脉小球

7. 动脉韧带

8. 掌深弓

9. 主动脉弓

10. 腹腔干

11. 右淋巴导管

12. 头臂干

13. 乳糜池

三、简答题

1. 活体体表通常可摸到哪些动脉的搏动？

2. 试述全身常用的指压法或止血带法压迫止血的部位。

3. 从肘正中静脉注射的葡萄糖，经过哪些血液循环途径到达肝？

4. 腹主动脉的脏支有哪些？分布于哪些器官？

5. 临床肝硬化肝门静脉高压患者常出现呕血、便血和脐周静脉曲张等表现，请根据肝门静脉系的特点及肝门静脉系的交通解释上述表现的解剖学基础。

6. 试述胸导管的行程、接受的淋巴干和引流范围。

四、综合分析题

刘某,男,30 岁,受凉后出现脐周痛,持续六个小时后转为右下腹痛,入院后经查体、问诊及相关实验室检查,诊断为急性阑尾炎。请问经手背静脉网输注抗生素后经过哪些途径到达病灶部位？

第十单元　感觉器

一、选择题

A 型题

1. 连于晶状体的结构是（　　　）。
   - A. 角膜
   - B. 虹膜
   - C. 脉络膜
   - D. 视网膜
   - E. 睫状小带

2. 属于外耳的结构是（　　　）。
   - A. 蜗管
   - B. 耳蜗
   - C. 鼓膜
   - D. 乳突小房
   - E. 乳突窦

3. 眼球壁分为（　　　）。
   - A. 3 层
   - B. 2 层
   - C. 4 层
   - D. 5 层
   - E. 6 层

4. 列属于骨迷路的是（　　　）。
   - A. 椭圆囊
   - B. 球囊
   - C. 耳蜗
   - D. 蜗管
   - E. 咽鼓管

5. 咽鼓管的开口部位在（　　　）。
   - A. 扁桃体窝
   - B. 咽腔口部的侧壁
   - C. 咽腔喉部的侧壁
   - D. 梨状隐窝
   - E. 咽腔鼻部的侧壁

6. 关于眼球壁的描述,正确的是（　　　）。
   - A. 由外膜纤维膜和内膜视网膜构成
   - B. 由外膜纤维膜和内膜血管膜构成
   - C. 由外膜纤维膜、中膜血管膜和内膜视网膜构成

   - D. 由外膜纤维膜、中膜视网膜和内膜血管膜构成
   - E. 由外膜视网膜、中膜纤维膜和内膜血管膜构成

7. 关于眼球壁外膜的描述,正确的是（　　　）。
   - A. 由前 5/6 的角膜和后 1/6 的巩膜构成
   - B. 整个外膜富含有血管
   - C. 角膜没有感觉神经末梢分布
   - D. 角膜具有屈光作用
   - E. 巩膜为无色透明的

8. 关于眼球壁中膜（血管膜）的描述,正确的是（　　　）。
   - A. 由前向后分为虹膜、睫状体和脉络膜三部分
   - B. 具有感光细胞
   - C. 虹膜具有屈光作用
   - D. 睫状体具有屈光作用
   - E. 在脉络膜后份有生理盲点

9. 关于前房角的描述,正确的是（　　　）。
   - A. 位于角膜和巩膜交界处
   - B. 位于角膜和虹膜交界处
   - C. 位于虹膜和巩膜交界处
   - D. 位于虹膜和睫状体交界处
   - E. 房水由此产生

10. 关于睫状体的描述,正确的是（　　　）。
    - A. 位于中膜的前份,为中膜的增厚部分
    - B. 通过睫状小带与玻璃体相连
    - C. 其内的睫状肌收缩和舒张可调节玻璃体的曲度
    - D. 可产生房水
    - E. 具有屈光作用

11. 具有感光作用的结构为( )。
    A. 角膜
    B. 视网膜虹膜部
    C. 视网膜睫状体部
    D. 视神经盘
    E. 黄斑

12. 关于视网膜的描述,正确的是( )。
    A. 可分为虹膜部、盲部和视部三部分
    B. 视神经盘位于眼球后极颞侧
    C. 视神经盘中央的凹陷称中央凹
    D. 黄斑处无感光细胞称盲点
    E. 结构上可分为外层的色素层和内层的神经层

13. 生理盲点指( )。
    A. 视网膜虹膜部
    B. 视网膜睫状体部
    C. 视神经盘
    D. 黄斑
    E. 中央凹

14. 关于房水的描述,正确的是( )。
    A. 由角膜分泌产生
    B. 自眼前房经瞳孔至眼后房
    C. 最后经虹膜角膜角渗入巩膜静脉窦
    D. 具有清洁角膜的功能
    E. 房水回流受阻致眼内压增高称白内障

15. 视近物时,( )。
    A. 睫状肌收缩,睫状小带松弛,晶状体凸度增加
    B. 睫状肌收缩,睫状小带松弛,晶状体凸度减少
    C. 睫状肌收缩,睫状小带紧张,晶状体凸度增加
    D. 睫状肌舒张,睫状小带紧张,晶状体凸度减少
    E. 睫状肌舒张,睫状小带舒张,晶状体凸度减少

16. 视远物时,( )。
    A. 睫状肌收缩,睫状小带松弛,晶状体凸度增加
    B. 睫状肌收缩,睫状小带松弛,晶状体凸度减少
    C. 睫状肌收缩,睫状小带紧张,晶状体凸度增加
    D. 睫状肌舒张,睫状小带紧张,晶状体凸度减少
    E. 睫状肌舒张,睫状小带舒张,晶状体凸度减少

17. 眼球内容物有( )。
    A. 角膜、房水、晶状体和玻璃体
    B. 均有血管
    C. 均有折光作用
    D. 晶状体混浊称青光眼
    E. 玻璃体混浊称白内障

18. 关于角膜的说法,错误的是( )。
    A. 有屈光作用
    B. 有丰富的神经末梢
    C. 有丰富的血管
    D. 占外膜的前 1/6
    E. 无色透明

19. 巩膜静脉窦位于( )。
    A. 角膜与巩膜连接处
    B. 巩膜后分
    C. 虹膜根部
    D. 角膜与虹膜连接处
    E. 虹膜与睫状体连接处

20. 关于虹膜的描述,正确的是( )。
    A. 是眼球壁的外膜
    B. 中央有瞳孔
    C. 参与晶状体的调节
    D. 产生房水
    E. 属于屈光系统

21. 关于晶状体的错误说法是( )。
    A. 为双凸透镜状
    B. 无色透明
    C. 有弹性
    D. 富含血管和神经
    E. 位于晶状体囊中

22. 下列无屈光作用的是( )。
    A. 房水   B. 角膜
    C. 睫状体   D. 晶状体
    E. 玻璃体

23. 可以调节晶状体曲度的是( )。
    A. 玻璃体
    B. 睫状肌
    C. 瞳孔括约肌
    D. 瞳孔开大肌
    E. 虹膜

24. 关于视神经盘( )。
    A. 为视觉最敏锐处
    B. 为生理盲点
    C. 有中央凹
    D. 位于黄斑的颞侧
    E. 含视锥细胞

25. 眼房位于( )。
    A. 角膜与巩膜之间
    B. 角膜与虹膜之间
    C. 角膜与晶状体之间
    D. 角膜与玻璃体之间
    E. 角膜与中膜之间

26. 使眼球前极转向外上方的眼外肌为( )。
    A. 上直肌   B. 下直肌
    C. 上斜肌   D. 下斜肌
    E. 外直肌

27. 外耳道的结构特点( )。
    A. 为外耳与内耳之间的弯曲管道
    B. 皮下组织较多
    C. 外侧 2/3 为骨性部
    D. 内侧 2/3 为软骨部
    E. 成人检查鼓膜拉耳廓向后上方

28. 关于鼓膜的描述,正确的是( )。
    A. 为无色透明的椭圆形薄膜
    B. 与外耳道上壁及后壁成 45°~50°角
    C. 上 3/4 为紧张部
    D. 呈凹面在内的漏斗形

E. 前下方有一三角形的反光区称光锥

29. 关于鼓室壁的描述,正确的是( )。
    A. 上壁为鼓室盖
    B. 下壁为颈动脉壁
    C. 前壁为乳突壁
    D. 后壁为迷路壁
    E. 外侧壁为迷路壁

30. 关于内耳的描述,正确的是( )。
    A. 位于鼓室和咽鼓管之间
    B. 由构造复杂的管道组成故又称骨迷路
    C. 在骨迷路内有内淋巴
    D. 在骨迷路外有外淋巴
    E. 内、外淋巴互不相通

31. 属于骨迷路的结构为( )。
    A. 蜗管   B. 椭圆囊
    C. 球囊   D. 听小骨
    E. 鼓阶

32. 属于膜迷路的结构为( )。
    A. 蜗管   B. 耳蜗
    C. 蜗轴   D. 听小骨
    E. 鼓阶

33. 位置觉感受器是( )。
    A. 椭圆囊   B. 球囊
    C. 球囊斑   D. 膜壶腹
    E. 螺旋器

34. 听觉感受器是( )。
    A. 椭圆囊   B. 球囊
    C. 球囊斑   D. 膜壶腹
    E. 螺旋器

X 型题

1. 关于内耳的描述,正确的是( )。
    A. 位于鼓室和内耳道底之间
    B. 分为骨迷路和膜迷路
    C. 在骨迷路和膜迷路之间有外淋巴
    D. 在膜迷路内有内淋巴
    E. 有位觉和听觉感受器

2. 关于骨迷路的描述,正确的是( )。
   A. 分为耳蜗、前庭和骨半规管
   B. 在耳蜗的蜗螺旋管内有前庭阶、鼓阶和蜗管
   C. 在前庭阶内有外淋巴
   D. 在鼓阶内有内淋巴
   E. 前庭阶和鼓阶经蜗孔相通

3. 参与眼球外转的肌有( )。
   A. 上直肌   B. 下直肌
   C. 上斜肌   D. 下斜肌
   E. 外直肌

4. 关于角膜的描述,正确的是( )。
   A. 占眼球外膜的前 1/6
   B. 血管丰富
   C. 感觉神经末梢也丰富
   D. 具有屈光作用
   E. 由表面的血管来营养

5. 视网膜上具有感光作用的为( )。
   A. 视网膜虹膜部
   B. 视网膜睫状体部
   C. 视神经盘
   D. 黄斑
   E. 中央凹

6. 关于房水的描述,正确的是( )。
   A. 由睫状体产生
   B. 由前房经瞳孔至后房
   C. 经虹膜角膜角渗入巩膜静脉窦
   D. 具有屈光作用
   E. 营养角膜和晶状体

7. 属于眼球壁内膜的结构是( )。
   A. 视神经盘   B. 虹膜
   C. 视网膜   D. 巩膜
   E. 黄斑

二、名称解释

1. Corti 感受器

2. 虹膜角膜角

3. 听小骨链

4. 视神经盘

5. 黄斑

6. 咽鼓管

三、简答题

1. 简述眼球壁的层次。

2. 试述房水的产生、循环途径和临床意义。

3. 试述位置觉和听觉感受器的名称、位置及功能。

四、综合分析题

男性,50岁,口干、多饮、多食伴消瘦二十余年。二十年前无明显诱因出现烦渴、多饮、多尿,体重下降10 kg,门诊查随机血糖20 mmol/L,尿糖(＋＋＋＋),诊断为2型糖尿病,口服二甲双胍、格列喹酮、阿卡波糖等药物治疗。一年前,出现双手麻木,双足发凉,未予治疗。半月前突然出现视物不清,眼前云雾感,视力减退、伴眼球憋胀、干涩、头晕、头痛。自用莎普爱思滴眼液,未见明显好转,遂来院就诊。查体可见,结膜无充血,巩膜无黄染,双侧瞳孔等大等圆,对光反射灵敏。眼科AB型超声检查:双眼玻璃体混浊,右眼眼底病变不排除。既往有高血压病史20余年,血压最高达180/110 mmHg。

问题:患者出现视物模糊,可能的原因是什么?

第十一单元　神经系统

一、选择题

1. 在大脑皮质机能定位中,距状沟两侧皮质属于(　　)。
   - A. 听觉区
   - B. 视觉区
   - C. 嗅觉区
   - D. 味觉区
   - E. 躯体感觉区

2. 颞横回属于的机能区是(　　)。
   - A. 平衡觉区
   - B. 视觉区
   - C. 嗅觉区
   - D. 味觉区
   - E. 听觉区

3. 关于脊髓的描述,正确的是(　　)。
   - A. 全长有侧角
   - B. 有 31 个节段
   - C. 背侧有一条深的后正中裂
   - D. 在新生儿下端平齐第 1 腰椎下缘
   - E. 成人从枕骨大孔延伸到第 2 腰椎下缘

4. 脊髓髓节的正确划分是(　　)。
   - A. 8 个颈节、12 个胸节、5 个腰节、5 个骶节和 1 个尾节
   - B. 7 个颈节、13 个胸节、5 个腰节、5 个骶节和 1 个尾节
   - C. 8 个颈节、12 个胸节、5 个腰节、4 个骶节和 1 个尾节
   - D. 7 个颈节、12 个胸节、5 个腰节、4 个骶节和 1 个尾节
   - E. 8 个颈节、12 个胸节、4 个腰节、5 个骶节和 1 个尾节

5. 有关脊髓膨大的叙述,正确的是(　　)。
   - A. 颈膨大相当于颈 6 至胸 1 节段
   - B. 腰骶膨大相当于胸 12 至骶 3 节段
   - C. 颈膨大是颈丛发出处,支配上肢
   - D. 腰骶膨大是腰骶丛发出处,支配下肢
   - E. 以上叙述均不正确

6. 成人脊髓下端平齐(　　)。
   - A. 第 1 腰椎水平
   - B. 第 2 腰椎下缘水平
   - C. 第 3 腰椎与第 4 腰椎之间
   - D. 第 1 腰椎下缘水平
   - E. 第 1 骶椎下缘水平

7. 有关脊髓的内部结构叙述,正确的是(　　)。
   - A. 中央管周围为"H"形的白质
   - B. 前角含有大型的多极神经元,为感觉神经元
   - C. 白质内有长上行传导束和长下行传导束
   - D. 后角细胞分群较多,多为运动神经元
   - E. 中间带仅存在于胸髓节段

8. 关于脊髓的描述,错误的是(　　)。
   - A. 脊髓具有传导兴奋的功能,是低级反射中枢
   - B. 脊髓后索的纤维束传导同侧的深部感觉冲动
   - C. 侧索中仅包括感觉纤维束
   - D. 成人腰髓平对第 10～12 胸椎
   - E. 椎管内的马尾围绕终丝

9. 起于脊髓后角的传导束是(　　)。
   - A. 薄束
   - B. 楔束
   - C. 脊髓丘脑束
   - D. 皮质脊髓侧束
   - E. 皮质脊髓前束

10. 损伤一侧脊髓后索,其功能障碍是( )。

　　A. 同侧损伤平面以下本体感觉和精细触觉障碍

　　B. 对侧损伤平面以下本体感觉和精细触觉障碍

　　C. 对侧损伤平面下方的1~2节段以下温、痛觉障碍

　　D. 同侧损伤平面下方的1~2节段以下温、痛觉障碍

　　E. 以上都不是

11. 损伤一侧脊髓丘脑束,其功能障碍是( )。

　　A. 同侧损伤平面以下本体感觉和精细触觉障碍

　　B. 对侧损伤平面以下本体感觉和精细触觉障碍

　　C. 对侧损伤平面下方的1~2节段以下温、痛觉障碍

　　D. 同侧损伤平面下方的1~2节段以下温、痛觉障碍

　　E. 以上都不是

12. 在脊髓外侧索内下行的纤维束是( )。

　　A. 脊髓小脑束　　B. 脊髓丘脑束

　　C. 红核脊髓束　　D. 薄束

　　E. 内侧纵束

13. 在脊髓外侧索内上行的纤维束是( )。

　　A. 脊髓丘脑束　　B. 皮质脊髓束

　　C. 薄束　　　　　D. 楔束

　　E. 红核脊髓束

14. 脑由( )组成。

　　A. 大脑、中脑、小脑、脑桥、延髓

　　B. 大脑、中脑、小脑、后脑、脑桥、延髓

　　C. 大脑、间脑、小脑、中脑、脑桥、延髓

　　D. 大脑、间脑、小脑、脑桥、延髓

　　E. 大脑、中脑、后脑、脑桥、延髓

15. 脑干包括( )。

　　A. 中脑、脑桥和延髓

　　B. 大脑、脑桥和延髓

　　C. 间脑、脑桥和延髓

　　D. 小脑、脑桥和延髓

　　E. 间脑、小脑和中脑

16. 关于第四脑室的描述,正确的是( )。

　　A. 位于延髓、脑桥和中脑之间

　　B. 经室间孔与侧脑室直接相通

　　C. 底由后髓帆和第四脑室脉络组织组成

　　D. 经正中孔和外侧孔与小脑延髓池相通

　　E. 无上述情况

17. 支配心脏的副交感纤维胞体位于( )。

　　A. 动眼神经副核

　　B. 迷走神经背核

　　C. 孤束核

　　D. 下泌涎核

　　E. 以上都不是

18. 不与延髓相连的脑神经有( )。

　　A. 副神经

　　B. 迷走神经

　　C. 舌下神经

　　D. 舌咽神经

　　E. 三叉神经

19. 从脑干背面出脑的神经是( )。

　　A. 动眼神经

　　B. 三叉神经

　　C. 舌下神经

　　D. 滑车神经

　　E. 展神经

20. 锥体交叉( )。

　　A. 是感觉传导束的交叉

　　B. 位于脑桥腹侧

　　C. 位于中脑脚底

　　D. 是皮质脊髓束的交叉纤维

　　E. 是痛觉传导束的交叉

21. 关于皮质脊髓侧束的描述,正确的是（ ）。
    A. 所含的纤维全部直接与前角运动细胞发生突触联系
    B. 部分纤维通过中间神经元与前角运动细胞联系
    C. 主要由不交叉纤维组成
    D. 一般只下达脊髓的胸段
    E. 无上述情况

22. 关于皮质脊髓侧束的描述,正确的是（ ）。
    A. 为同侧大脑皮质运动区来的纤维
    B. 位于脑桥被盖部
    C. 位于脊髓的侧索内
    D. 仅见于脊髓的颈、胸段
    E. 此束损伤时出现下运动神经元瘫痪症状

23. 顶盖前区参与（ ）。
    A. 痛觉反射   B. 听觉反射
    C. 瞳孔对光反射   D. 角膜反射
    E. 触觉反射

24. 中脑内有（ ）。
    A. 红核   B. 面神经核
    C. 三叉神经脊束核 D. 孤束核
    E. 展神经核

25. 有关网状结构的描述,错误的是（ ）。
    A. 网状结构存在于整个脑干内
    B. 网状结构内有很多核团
    C. 脊髓也有网状结构
    D. 与上行和下行传导束无联系
    E. 网状结构是中枢感觉系内的一个重要整合结构

26. 一侧皮质核束发出的纤维只止于对侧的（ ）。
    A. 展神经核   B. 面神经核
    C. 动眼神经核   D. 舌下神经核
    E. 三叉神经运动核

27. 下列核团中,属于脑神经核团的是（ ）。
    A. 薄束核   B. 楔束核
    C. 疑核   D. 红核
    E. 黑质

28. 下列核团中与迷走神经背核属于同一功能柱的核团的是（ ）。
    A. 面神经核   B. 动眼神经副核
    C. 疑核   D. 副神经核
    E. 舌下神经核

29. 位于脑干内的副交感核团为（ ）。
    A. 动眼神经核、迷走神经背核、疑核
    B. 上泌涎核、下泌涎核、迷走神经背核
    C. 孤束核、迷走神经背核、疑核
    D. 孤束核、迷走神经背核、动眼神经核
    E. 面神经核、迷走神经背核、动眼神经核

30. 关于小脑的描述,正确的是（ ）。
    A. 位于颅中窝
    B. 上面与大脑枕叶直接相贴
    C. 小脑扁桃体位于小脑半球的后方
    D. 绒球属于新小脑
    E. 借小脑中脚与脑桥联系

31. 旧小脑包括（ ）。
    A. 前叶
    B. 前叶、蚓垂、蚓锥体
    C. 后叶
    D. 绒球小结叶
    E. 整个蚓部

32. 经小脑中脚与小脑相连的是（ ）。
    A. 大脑   B. 中脑
    C. 间脑   D. 脑桥
    E. 延髓

33. 锥体交叉位于（ ）。
    A. 脑桥腹侧   B. 大脑脚
    C. 锥体下方   D. 锥体上方
    E. 小脑中脚

34. 下列属于古小脑的结构是（ ）。
    A. 后叶   B. 前叶
    C. 小脑扁桃体   D. 绒球小结叶
    E. 蚓部

35. 新小脑的主要功能是（　　）。
    A. 维持身体平衡
    B. 协调眼球运动
    C. 调节肌张力
    D. 维持体态姿势
    E. 控制上、下肢精确运动的计划和协调

36. 背侧丘脑的腹后内侧核接受的纤维束是（　　）。
    A. 内侧丘系　　　B. 外侧丘系
    C. 三叉丘系　　　D. 脊髓丘脑束
    E. 薄束

37. 属于下丘脑的结构的是（　　）。
    A. 松果体　　　　B. 纹状体
    C. 外侧膝状体　　D. 乳头体
    E. 斜方体

38. 属于下丘脑的结构的是（　　）。
    A. 外侧膝状体　　B. 腹后内侧核
    C. 视上核　　　　D. 尾状核
    E. 豆状核

39. 间脑最大的结构是（　　）。
    A. 上丘脑　　　　B. 背侧丘脑
    C. 后丘脑　　　　D. 下丘脑
    E. 底丘脑

40. 外侧膝状体是（　　）。
    A. 深部感觉的皮质下中枢
    B. 痛、温度觉的皮质下中枢
    C. 自主神经的皮质下中枢
    D. 听觉的皮质下中枢
    E. 视觉的皮质下中枢

41. 下丘脑包括（　　）。
    A. 视交叉、漏斗、灰结节、终板
    B. 视交叉、漏斗、垂体、终板
    C. 视交叉、漏斗、灰结节、乳头体
    D. 视交叉、漏斗、垂体、灰结节
    E. 视交叉、漏斗、视束、乳头体

42. 与神经内分泌有关的神经核有（　　）。
    A. 乳头体核　　　B. 室旁核
    C. 缰核　　　　　D. 底丘脑核

E. 板内核

43. 一侧大脑半球包括（　　）。
    A. 额、枕、顶、颞和楔叶
    B. 额、枕、顶、颞和蝶叶
    C. 额、枕、顶、颞和岛叶
    D. 额、枕、顶、颞和中央旁小叶
    E. 额、枕、顶、颞和绒球小结叶

44. 大脑半球表面有（　　）这三条比较深而恒定的沟。
    A. 外侧沟、中央沟和距状沟
    B. 内侧沟、侧副沟和顶枕沟
    C. 内侧沟、胼胝体沟和侧副沟
    D. 外侧沟、海马沟和距状沟
    E. 外侧沟、中央沟和顶枕沟

45. 第1躯体运动区位于（　　）。
    A. 角回和缘上回
    B. 中央后回和中央旁小叶的后部
    C. 额中回和额下回
    D. 中央前回和中央旁小叶的前部
    E. 颞上回和颞下回

46. 第1躯体感觉区位于（　　）。
    A. 角回和缘上回
    B. 中央后回和中央旁小叶的后部
    C. 额中回和额下回
    D. 中央前回和中央旁小叶的前部
    E. 颞上回和颞下回

47. 视觉区位于（　　）。
    A. 角回　　　　　B. 缘上回
    C. 额中回　　　　D. 颞下回
    E. 距状沟的上、下皮质

48. 听觉区位于（　　）。
    A. 角回　　　　　B. 缘上回
    C. 颞中回　　　　D. 颞横回
    E. 颞下回

49. 通过内囊膝的传导束是（　　）。
    A. 视辐射　　　　B. 皮质核束
    C. 听辐射　　　　D. 皮质脊髓束
    E. 丘脑中央辐射

50. 与端脑相连的脑神经是（　　）。
    A. 动眼神经
    B. 滑车神经
    C. 嗅神经
    D. 视神经
    E. 无上述神经

51. 关于纹状体的叙述，错误的是（　　）。
    A. 尾状核与豆状核称纹状体
    B. 豆状核分为壳和苍白球两部分
    C. 尾状核和苍白球合称为新纹状体
    D. 纹状体控制肌张力
    E. 苍白球即旧纹状体

52. 关于大脑皮质功能定位的描述，错误的是（　　）。
    A. 嗅觉区在海马旁回钩附近
    B. 听区在颞横回
    C. 手的躯体运动区在中央前回下部
    D. 脚的躯体体运动区在中央旁小叶前部
    E. 书写中枢在额中回后部

53. 通过内囊膝的下行纤维束是（　　）。
    A. 皮质脊髓束
    B. 丘脑中央辐射
    C. 顶枕颞桥束
    D. 听辐射
    E. 皮质核束

54. 不通过内囊后肢的纤维是（　　）。
    A. 丘脑中央辐射
    B. 视辐射
    C. 皮质脊髓束
    D. 额桥束
    E. 听辐射

55. 损伤右侧内囊后肢前部，可出现（　　）。
    A. 右侧肢体痉挛性瘫痪
    B. 右侧肢体弛缓性瘫痪
    C. 左侧肢体弛缓性瘫痪
    D. 左侧肢体痉挛性瘫痪
    E. 左、右侧四肢痉挛性瘫痪

56. 右侧内囊后肢受损可出现（　　）。

    A. 嗅觉丧失
    B. 同侧四肢麻痹和躯体感觉丧失
    C. 双眼左侧视野偏盲
    D. 对侧痛、温度觉丧失而精细触觉存在
    E. 右耳听觉丧失

57. 胼胝体是（　　）。
    A. 连接两侧大脑半球额叶与顶叶之间的纤维
    B. 连接两侧大脑半球颞叶和额叶之间的纤维
    C. 连接两侧大脑半球顶叶和枕叶之间的纤维
    D. 连接两侧颞叶的纤维
    E. 连接两侧大脑半球新皮质的纤维

58. 内囊位于（　　）。
    A. 背侧丘脑与尾状核之间
    B. 豆状核与尾状核之间
    C. 豆状核与屏状核之间
    D. 新纹状体之间
    E. 豆状核、尾状核与背侧丘脑之间

59. 皮质核束（　　）。
    A. 起于中央旁小叶的前部
    B. 穿过内囊后脚
    C. 属于运动神经元的纤维
    D. 终止于两侧的所有脑神经运动核
    E. 属锥体外系的一部分

60. 右侧视束损伤将导致（　　）。
    A. 右眼全盲
    B. 双眼视野右侧半偏盲
    C. 双眼视野左侧半偏盲
    D. 双眼视野鼻侧半偏盲
    E. 双眼视野颞侧半偏盲

61. 一侧三叉丘系损伤将导致（　　）。
    A. 同侧头面部痛、温觉和触觉的丧失
    B. 对侧头面部痛、温觉和触觉的丧失
    C. 同侧躯干、四肢痛、温觉和触觉的丧失
    D. 对侧躯干、四肢痛、温觉和触觉的丧失
    E. 以上都不是

62. 一侧动眼神经损伤将导致（ ）。
  A. 伤侧直接、间接对光反射消失
  B. 健侧直接、间接对光反射消失
  C. 伤侧直接、间接对光反射都存在
  D. 健侧直接对光反射消失,间接对光反射存在
  E. 伤侧直接对光反射存在,间接对光反射消失

63. 下列关于右侧视神经损伤后的描述,错误的是（ ）。
  A. 右眼全盲
  B. 右眼直接对光反射消失
  C. 右眼间接对光反射消失
  D. 左眼直接对光反射存在
  E. 左眼间接对光反射消失

64. 精细触觉冲动的传导通路（ ）。
  A. 在脊髓交叉至对侧
  B. 起始细胞位于后角的胸核
  C. 包括楔束
  D. 包括脊髓丘脑侧束
  E. 起始细胞位于胶状质

65. 右侧视束完全损伤后出现的视野障碍是（ ）。
  A. 双眼左侧视野偏盲
  B. 双眼右侧视野偏盲
  C. 双眼颞侧视野偏盲
  D. 双眼鼻侧视野偏盲
  E. 左眼全盲

66. 损伤视交叉中央处,两眼视野表现为（ ）。
  A. 双眼鼻侧视野偏盲
  B. 双眼颞侧视野偏盲
  C. 左眼鼻侧视野偏盲
  D. 右眼鼻侧视野偏盲
  E. 无上述情况

67. 两眼瞳孔对光反射消失,但视觉存在,因为（ ）。
  A. 损伤两侧顶盖前区
  B. 损伤两侧视神经
  C. 压迫两侧视束
  D. 损伤两侧皮质视区
  E. 无上述情况

68. 光照患者左眼,左侧瞳孔缩小,右侧不缩小,病灶在（ ）。
  A. 左顶盖前区   B. 右动眼神经
  C. 右视神经   D. 右外侧膝状体
  E. 右视束

59. 只接受对侧皮质核束纤维的核团是（ ）。
  A. 动眼神经核   B. 三叉神经运动核
  C. 舌下神经核   D. 滑车神经核
  E. 展神经该

70. 一侧大脑皮质躯体运动区损伤导致（ ）。
  A. 对侧肢体瘫痪和肌张力减退
  B. 对侧肢体瘫痪和肌张力增加
  C. 对侧肢体瘫痪并有感觉障碍
  D. 同侧共济运动障碍
  E. 对侧肢体震颤并有肌张力增加

71. 关于面神经核上瘫的描述,正确的是（ ）。
  A. 皱额时,患侧额纹消失
  B. 病灶的同侧不能闭眼,口角偏向病灶对侧
  C. 病灶的同侧不能闭眼. 口角偏向病灶同侧
  D. 病灶的对侧能闭眼,口角偏向病灶同侧
  E. 病灶的同侧能闭眼,口角偏向病灶对侧

72. 脊髓的被膜由外向内依次为（ ）。
  A. 硬脊膜、蛛网膜、软脊膜
  B. 硬脊膜、软脊膜、蛛网膜
  C. 软脊膜、蛛网膜、硬脑膜
  D. 软脊膜、硬脑膜、蛛网膜
  E. 蛛网膜、硬脑膜、软脊膜

73. 硬脑膜形成物不包括( )。
    A. 大脑镰　　　B. 脚间池
    C. 小脑幕　　　D. 小脑镰
    E. 海绵窦

74. 不参与大脑动脉环组成的动脉有( )。
    A. 前交通动脉
    B. 左、右大脑前动脉
    C. 左、右大脑中动脉
    D. 左、右大脑后动脉
    E. 左、右后交通动脉

75. 脑脊液产生于( )。
    A. 脑和脊髓组织　　B. 软脑膜
    C. 蛛网膜　　　　　D. 脑室脉络丛
    E. 硬脊膜

76. 中脑水管通连( )。
    A. 侧脑室
    B. 侧脑室和第三脑室
    C. 第三脑室和第四脑室
    D. 第四脑室和蛛网膜下隙
    E. 第四脑室和脊髓中央管

77. 关于第三脑室的描述,正确的是( )。
    A. 为两侧背侧丘脑间的狭窄裂隙
    B. 底为乳头体、灰结节、漏斗和视交叉
    C. 不含有脉络丛
    D. 借正中孔与侧脑室相通
    E. 无上述情况

78. 属间脑的结构是( )。
    A. 延髓　　　　B. 中脑
    C. 脑桥　　　　D. 下丘脑
    E. 小脑

79. 与痛觉传导有关的结构是( )。
    A. 外侧膝状体　　B. 内侧丘系
    C. 脊髓丘脑束　　D. 外侧丘系
    E. 内侧膝状体

80. 供应大脑半球前部和视器的动脉血管是( )。
    A. 颈内动脉　　B. 脑膜中动脉

C. 椎动脉　　　D. 面动脉
    E. 上颌动脉

81. 传导躯干、四肢的浅感觉的是( )。
    A. 内侧丘系　　B. 外侧丘系
    C. 脊髓丘系　　D. 三叉丘系
    E. 皮质脊髓束

82. 硬膜外隙位于( )。
    A. 硬脊膜与椎管之间
    B. 硬脑膜与蛛网膜之间
    C. 硬脑膜与颅骨之间
    D. 硬脑膜与脊髓蛛网膜之间
    E. 软脑膜与蛛网膜之间

83. 锥体交叉位于( )。
    A. 脑桥腹侧　　　B. 大脑脚
    C. 锥体下方　　　D. 锥体上方
    E. 脑桥背侧

84. 有关脊髓的描述,正确的是( )。
    A. 全长呈圆柱形,粗细均匀
    B. 脊髓与椎管等长
    C. 背侧有一条较深的后正中裂
    D. 脊髓末端向下延伸出一条终丝
    E. 脊髓有一个膨大

85. 当颅内压突然增高时,易被挤入枕骨大孔的是( )。
    A. 大脑枕叶　　　B. 小脑蚓
    C. 小脑扁桃体　　D. 小脑半球
    E. 后丘脑

86. 只接受对侧皮质核束支配的脑神经核是( )。
    A. 滑车神经核　　B. 舌下神经核
    C. 面神经核上半　D. 动眼神经核
    E. 副神经核

87. 下列关于下运动神经元损伤后出现的症状,错误的是( )。
    A. 病理反射阳性　B. 躯体感觉存在
    C. 腱反射消失　　D. 肌肉逐渐萎缩
    E. 肌张力减低

88. 硬膜外麻醉是将药注入（　　）。
    A. 中央管内　　　B. 硬脑膜静脉窦
    C. 小脑延髓池　　D. 硬膜外隙
    E. 蛛网膜下腔

89. 代表副神经的罗马数字是（　　）。
    A. Ⅴ　B. Ⅵ　C. Ⅹ　D. Ⅺ　E. Ⅻ

90. 属于一般内脏运动核的是（　　）。
    A. 舌下神经核
    B. 动眼神经副核
    C. 面神经核
    D. 孤束核
    E. 疑核

91. 分布脐至耻骨联合连线中点处平面的胸神经是（　　）。
    A. T4　　　　　B. T8
    C. T12　　　　D. T10
    E. T11

92. 支配斜方肌的神经是（　　）。
    A. 副神经　　　B. 舌咽神经
    C. 迷走神经　　D. 颈丛
    E. 臂丛

93. 肩关节外展困难可能损伤的神经是（　　）。
    A. 正中神经　　B. 肌皮神经
    C. 桡神经　　　D. 尺神经
    E. 腋神经

94. 通过颈静脉孔的脑神经是（　　）。
    A. 面神经　　　B. 舌下神经
    C. 副神经　　　D. 前庭蜗神经
    E. 三叉神经

95. 关于脊神经的描述，正确的是（　　）。
    A. 由前支和后支共同合成脊神经干
    B. 除胸2至胸11神经前支外，其余各脊神经前支均参与组成丛
    C. 后根只含躯体感觉纤维
    D. 前根只含躯体运动纤维
    E. 各对脊神经均借灰、白交通支与交感干相连

96. 关于脊神经的描述，正确的是（　　）。
    A. 共有30对
    B. 除胸2～11神经前支外，其余脊神经分别交织成丛
    C. 后支只含躯体感觉纤维
    D. 不管理脊髓被膜
    E. 各前支均借灰、白交通支与交感干相连

97. 对脊神经的描述，正确的是（　　）。
    A. 借前根和后根与脊髓相连
    B. 前根和后根出椎间孔后合成一条脊神经
    C. 脊神经前支是运动性的
    D. 脊神经后根是由脊神经节细胞的周围突形成
    E. 脊神经节细胞主要由双极神经元构成

98. 对脊神经分支的描述，正确的是（　　）。
    A. 出椎间孔后共分为前、后两支
    B. 出椎间孔后共分为3支
    C. 出椎间孔后共分为5支
    D. 脊膜支经椎间孔返回椎管
    E. 交通支可分为数量相同的灰、白两种

99. 对周围神经的描述，正确的是（　　）。
    A. 脑神经均与脑干相连
    B. 脊神经借前、后支连与脊髓
    C. 内脏神经仅分布于内脏各器官
    D. 内脏神经又称为自主神经
    E. 内脏传出神经可分为交感和副交感神经

100. 对脊神经的描述，错误的是（　　）。
    A. 每条脊神经都由前根和后根合成
    B. 出椎间孔后可分为4支
    C. 前、后支均为混合性神经
    D. 每条前根都含有躯体运动和交感神经纤维
    E. 除胸部外，其余各部脊神经前支都交织成丛

101. 每条脊神经的前根内都含有(　　)。
    A. 躯体感觉纤维
    B. 内脏感觉纤维
    C. 躯体运动纤维
    D. 内脏运动交感纤维
    E. 内脏运动副交感纤维

102. 支配骨骼肌随意运动的是(　　)。
    A. 躯体感觉纤维
    B. 内脏感觉纤维
    C. 躯体运动纤维
    D. 内脏运动交感纤维
    E. 内脏运动副交感纤维

103. 对脊神经的描述,错误的是(　　)。
    A. 前根和后根合成一条脊神经
    B. 分为前支、后支、脊膜支和交通支
    C. 交通支内含交感神经纤维
    D. 后根内含有躯体感觉和内脏感觉纤维
    E. 前支均交织成丛

104. 对脊神经数量的描述,错误的是
(　　)。
    A. 颈神经7对　　B. 胸神经12对
    C. 腰神经5对　　D. 骶神经5对
    E. 尾神经1对

105. 下列不属于脊神经的分支的是(　　)。
    A. 交通支　　　　B. 脊膜支
    C. 前支　　　　　D. 后支
    E. 前根

106. 属脊神经后支支配的肌是(　　)。
    A. 竖脊肌　　　　B. 斜方肌
    C. 胸锁乳突肌　　D. 肋间肌
    E. 背阔肌

107. 关于脊神经后根的描述,正确的是
(　　)。
    A. 全部由躯体感觉纤维组成
    B. 由脊神经节细胞的中枢突构成
    C. 由脊髓后角发出的神经纤维组成
    D. 含植物性神经纤维
    E. 全部由内脏感觉纤维组成

108. 对脊神经描述,正确的是(　　)。
    A. 脊神经由前、后支汇合而成
    B. 共有30对
    C. 含有四种性质的神经纤维
    D. 其前根是混合性的
    E. 颈部脊神经无交感神经纤维

109. 脊神经节内含有(　　)。
    A. 躯体感觉神经元
    B. 躯体运动神经元
    C. 内脏运动神经元
    D. 特殊躯体感觉神经元
    E. 特殊内脏感觉神经元

110. 对颈丛的描述,正确的是(　　)。
    A. 有1～5颈神经的前支构成
    B. 在胸锁乳突肌上部的深面
    C. 在前、中斜角肌起端的后方
    D. 支配下颌舌骨肌
    E. 其分支包括枕大神经和枕小神经

111. 下列属于颈丛分支的神经是(　　)。
    A. 迷走神经　　　B. 膈神经
    C. 腋神经　　　　D. 桡神经
    E. 副神经

112. 关于颈丛的描述,正确的是(　　)。
    A. 由全部颈神经前支构成
    B. 位于胸锁乳突肌上方深面
    C. 为感觉性
    D. 发出的膈神经为运动性
    E. 颈部所有肌肉均由颈丛发出分支支配

113. 不属于颈丛分支的是(　　)。
    A. 膈神经　　　　B. 枕小神经
    C. 枕大神经　　　D. 耳大神经
    E. 锁骨上神经

114. 对膈神经的描述,错误的是(　　)。
    A. 来自颈丛
    B. 经肺根前方下行
    C. 行于纵隔胸膜和心包之间
    D. 感觉纤维分布于脏、壁层胸膜
    E. 运动纤维支配膈肌运动

115. 支配膈肌的神经为(　　)。
    A. 心包膈神经　　　B. 膈神经
    C. 胸神经　　　　　D. 肋间神经
    E. 胸长神经

116. 关于膈神经的描述,错误的是(　　)。
    A. 是运动性神经
    B. 在前斜角肌前面下行
    C. 经胸廓上口入胸腔
    D. 有分支分布于胸膜. 心包和膈下部分
       腹膜
    E. 膈神经受损,患侧胸腔容积缩小

117. 关于膈神经描述,错误的是(　　)。
    A. 起自颈丛
    B. 垂直行走于前斜角肌前方
    C. 经胸廓上口进入胸腔
    D. 在胸腔与心包膈动脉伴行
    E. 是运动神经

118. 关于臂丛的描述,正确的是(　　)。
    A. 与锁骨下动脉一起通过斜角肌间隙
    B. 与锁骨下静脉一起通过斜角肌间隙
    C. 与锁骨下动、静脉一起通过斜角肌
       间隙
    D. 穿出斜角肌间隙后行于锁骨下动脉
       下方
    E. 臂丛麻醉只可在腋窝处进行

119. 穿过斜角肌间隙的结构是(　　)。
    A. 颈丛　　　　　　B. 臂丛
    C. 胸神经　　　　　D. 腰丛
    E. 骶丛

120. 臂丛由(　　)脊神经前支构成。
    A. C1—4
    B. C4—5 与部分 T1
    C. C5—8 与部分 T1
    D. C4—7
    E. C1—8

121. 小脑扁桃体前方的结构是(　　)。
    A. 脊髓　　　　　　B. 中脑
    C. 间脑　　　　　　D. 延髓

E. 脑桥

122. 正中神经支配(　　)。
    A. 喙肱肌　　　　　B. 肱桡肌
    C. 拇长屈肌　　　　D. 拇长展肌
    E. 拇收肌

123. (　　)损伤引起"翼状肩"征。
    A. 桡神经　　　　　B. 尺神经
    C. 胸长神经　　　　D. 胸背神经
    E. 肌皮神经

124. 肌皮神经支配(　　)。
    A. 大圆肌　　　　　B. 三角肌
    C. 旋前圆肌　　　　D. 肱三头肌
    E. 肱二头肌

125. 对肋间神经描述,正确的是(　　)。
    A. 是胸神经前支
    B. 有 12 对
    C. 其运动纤维只支配肋间肌
    D. 在肋间隙内紧靠下位肋上缘行走
    E. 行于肋间血管上方

126. 支配臂前肌群的神经是(　　)。
    A. 正中神经　　　　B. 尺神经
    C. 肌皮神经　　　　D. 腋神经
    E. 桡神经

127. 肱骨外科颈骨折,易损伤的神经是
    (　　)。
    A. 肌皮神经　　　　B. 腋神经
    C. 正中神经　　　　D. 桡神经
    E. 尺神经

128. 分布于乳头平面皮肤的胸神经前支为
    (　　)。
    A. T1 前支　　　　B. T2 前支
    C. T4 前支　　　　D. T8 前支
    E. T6 前支

129. 肱骨中段骨折易损伤的神经是(　　)。
    A. 肌皮神经　　　　B. 正中神经
    C. 尺神经　　　　　D. 桡神经
    E. 腋神经

130. 肱骨内上髁骨折易损伤的神经是（　　）。
    A. 桡神经   B. 尺神经
    C. 正中神经   D. 肌皮神经
    E. 腋神经

131. 引起"猿手"征损伤的神经是（　　）。
    A. 尺神经   B. 桡神经
    C. 正中神经   D. 腋神经
    E. 肌皮神经

132. 引起"爪形手"征损伤的神经是（　　）。
    A. 尺神经   B. 桡神经
    C. 正中神经   D. 腋神经
    E. 肌皮神经

133. 引起"垂腕"征损伤的神经是（　　）。
    A. 尺神经   B. 桡神经
    C. 正中神经   D. 腋神经
    E. 肌皮神经

134. 受肌皮神经支配的肌是（　　）。
    A. 三角肌   B. 肱二头肌
    C. 肱三头肌   D. 肱桡肌
    E. 小圆肌

135. 支配肱二头肌的神经是（　　）。
    A. 尺神经   B. 腋神经
    C. 桡神经   D. 正中神经
    E. 肌皮神经

136. 管理伸肘关节的神经是（　　）。
    A. 尺神经   B. 腋神经
    C. 桡神经   D. 正中神经
    E. 肌皮神经

137. 支配肱三头肌的神经是（　　）。
    A. 尺神经   B. 腋神经
    C. 桡神经   D. 正中神经
    E. 肌皮神经

138. 受桡神经支配的肌是（　　）。
    A. 大圆肌   B. 喙肱肌
    C. 肱三头肌   D. 肱二头肌
    E. 三角肌

139. 支配小鱼际肌的神经是（　　）。
    A. 肌皮神经   B. 尺神经
    C. 腋神经   D. 桡神经
    E. 正中神经

140. 肱骨中段骨折损伤桡神经后的症状不包括（　　）。
    A. 不能伸腕
    B. 旋后力弱
    C. 抬前臂时呈"垂腕"状
    D. 手背桡侧半感觉障碍
    E. 不能屈肘

141. 正中神经的描述,错误的是（　　）。
    A. 由臂丛内侧束和外侧束的两根合成
    B. 在臂部不分支
    C. 在臂部与肱动脉伴行
    D. 其肌支在前臂支配桡、尺神经不支配的前臂肌前群
    E. 其肌支支配全部手肌

142. 支配肱二头肌的神经是（　　）。
    A. 桡神经   B. 尺神经
    C. 肌皮神经   D. 正中神经
    E. 腋神经

143. 在肱骨中,下 1/3 交界处骨折而损伤桡神经,可引起哪些肌群瘫痪?（　　）
    A. 臂前群肌
    B. 前臂前群肌
    C. 前臂后群及前群肌
    D. 前臂后群肌
    E. 无上述情况

144. T4 前支分布于（　　）。
    A. 胸骨角平面   B. 乳头平面
    C. 剑突平面   D. 脐平面
    E. 肋弓平面

145. T6 前支分布于（　　）。
    A. 胸骨角平面   B. 乳头平面
    C. 剑突平面   D. 脐平面
    E. 肋弓平面

146. T8 前支分布于( )。
    A. 胸骨角平面　　B. 乳头平面
    C. 剑突平面　　　D. 脐平面
    E. 肋弓平面

147. T10 前支分布于( )。
    A. 胸骨角平面　　B. 乳头平面
    C. 剑突平面　　　D. 脐平面
    E. 肋弓平面

148. 对胸神经前支在胸腹部的节段行分布的描述,正确的是( )。
    A. T2 相当于颈静脉切迹平面
    B. T4 相当于胸骨角平面
    C. T6 相当于剑突平面
    D. T8 相当于脐平面
    E. T10 相当于肋弓平面

149. 关于胸腹壁皮肤神经支配的节段性的描述,错误的是( )。
    A. 胸 2 相当于胸骨角平面
    B. 胸 6 相当于剑突平面
    C. 胸 8 相当于肋弓平面
    D. 胸 10 相当于脐平面
    E. 胸 12 相当于耻骨联合上缘平面

150. 支配缝匠肌的神经是( )。
    A. 股外侧皮神经　B. 股后皮神经
    C. 股神经　　　　D. 坐骨神经
    E. 闭孔神经

151. 管理伸膝关节的神经是( )。
    A. 股外侧皮神经　B. 股后皮神经
    C. 股神经　　　　D. 坐骨神经
    E. 闭孔神经

152. 支配股四头肌的神经是( )。
    A. 股外侧皮神经　B. 股后皮神经
    C. 股神经　　　　D. 坐骨神经
    E. 闭孔神经

153. 支配大腿后群肌的神经是( )。
    A. 股神经　　　　B. 坐骨神经
    C. 闭孔神经　　　D. 股后皮神经
    E. 股外侧皮神经

154. 支配大腿内侧肌群的神经是( )。
    A. 胫神经　　　　B. 腓深神经
    C. 腓浅神经　　　D. 坐骨神经
    E. 闭孔神经

155. 支配大腿前群肌的神经是( )。
    A. 髂腹下神经　　B. 闭孔神经
    C. 股神经　　　　D. 髂腹股沟神经
    E. 腓总神经

156. 腰丛的组成是( )。
    A. 腰 1—5
    B. 腰 1—3 及腰 4 部分前支
    C. 胸 12 部分前支及腰 1—3 前支
    D. 胸 12 部分前支,腰 1—3 及腰 4 部分前支
    E. 胸 12 至腰 4

157. 关于股神经的描述,正确的是( )。
    A. 发自骶丛
    B. 在股三角内位于股动脉内侧
    C. 支配大腿前群肌和内侧群肌
    D. 支配耻骨肌和大腿前群肌
    E. 经腹股沟韧带的浅面进入股部

158. 闭孔神经不支配( )。
    A. 长收肌　　　　B. 短收肌
    C. 股薄肌　　　　D. 耻骨肌
    E. 大收肌

159. 参与膝跳反射的神经是( )。
    A. 胫神经和股神经
    B. 胫神经和闭孔神经
    C. 腓总神经和股神经
    D. 股神经
    E. 胫神经

160. 腰丛位于( )。
    A. 腰大肌深面　　B. 腰大肌前面
    C. 腰方肌后面　　D. 髂肌后面
    E. 盆腔

161. 属于腰丛的分支是( )。
    A. 臀上神经　　　B. 臀下神经
    C. 阴部神经　　　D. 生殖股神经
    E. 股后皮神经

162. 闭孔神经支配(　　)。
　　A. 股后群肌　　　　B. 股内收肌群
　　C. 股前群肌　　　　D. 小腿后肌群
　　E. 梨状肌

163. 腓骨颈骨折最易损伤的神经是(　　)。
　　A. 胫神经　　　　　B. 腓总神经
　　C. 腓浅神经　　　　D. 腓深神经
　　E. 隐神经

164. 患者内翻足畸形,可能损伤的神经是
(　　)。
　　A. 腓浅神经　　　　B. 腓深神经
　　C. 胫神经　　　　　D. 股神经
　　E. 闭孔神经

165. 关于坐骨神经的描述,错误的是(　　)。
　　A. 发自骶丛
　　B. 是全身最大的神经
　　C. 穿梨状肌上孔出骨盆
　　D. 经臀大肌深面至大腿后面
　　E. 发分支支配大腿后群肌

166. "马蹄内翻足"畸形,可能损伤的是
(　　)。
　　A. 腓总神经　　　　B. 腓浅神经
　　C. 腓深神经　　　　D. 胫神经
　　E. 股神经

167. "钩状足"畸形,可能损伤的神经是
(　　)。
　　A. 腓总神经　　　　B. 腓浅神经
　　C. 腓深神经　　　　D. 胫神经
　　E. 股神经

168. 不属于坐骨神经支配的结构是(　　)。
　　A. 股二头肌　　　　B. 髋关节
　　C. 半腱肌　　　　　D. 半膜肌
　　E. 臀大肌

169. 损伤腓总神经后的症状不包括(　　)。
　　A. 足尖朝下　　　　B. 足内翻
　　C. 不能伸趾　　　　D. 足背感觉障碍
　　E. 足外翻

170. 属于骶丛分支的是(　　)。
　　A. 髂腹下神经　　　B. 坐骨神经
　　C. 股神经　　　　　D. 生殖股神经
　　E. 股外侧皮神经

171. 管理足外翻的神经是(　　)。
　　A. 胫神经　　　　　B. 腓深神经
　　C. 腓浅神经　　　　D. 股神经
　　E. 闭孔神经

172. 支配腓骨长、短肌的神经是(　　)。
　　A. 胫神经　　　　　B. 腓深神经
　　C. 腓浅神经　　　　D. 股神经
　　E. 闭孔神经

173. 对坐骨神经描述,正确的是(　　)。
　　A. 发自腰丛
　　B. 穿坐骨小孔出骨盆
　　C. 在臀大肌和臀中肌的深面下行
　　D. 分支支配臀大肌
　　E. 皮支分布于髋关节

174. 支配臀大肌的神经是(　　)。
　　A. 臀上神经　　　　B. 臀下神经
　　C. 坐骨神经　　　　D. 股神经
　　E. 阴部神经

175. 属于纯感觉性的脑神经为(　　)。
　　A. 视神经　　　　　B. 动眼神经
　　C. 滑车神经　　　　D. 三叉神经
　　E. 迷走神经

176. 属于运动性的脑神经是(　　)。
　　A. 视神经　　　　　B. 舌下神经
　　C. 三叉神经　　　　D. 迷走神经
　　E. 前庭蜗神经

177. 属于混合性的脑神经为(　　)。
　　A. 嗅神经　　　　　B. 视神经
　　C. 动眼神经　　　　D. 面神经
　　E. 副神经

178. 含有副交感纤维的脑神经是(　　)。
　　A. 三叉神经　　　　B. 展神经
　　C. 舌咽神经　　　　D. 副神经
　　E. 舌下神经

179. 含有副交感纤维的脑神经是（   ）。
    A. 三叉神经　　　B. 展神经
    C. 迷走神经　　　D. 副神经
    E. 舌下神经

180. 穿筛孔的脑神经是（   ）。
    A. 嗅神经　　　　B. 视神经
    C. 动眼神经　　　D. 三叉神经
    E. 面神经

181. 穿眶上裂的脑神经为（   ）。
    A. 动眼神经　　　B. 面神经
    C. 前庭蜗神经　　D. 迷走神经
    E. 副神经

182. 穿眶上裂的脑神经为（   ）。
    A. 嗅神经　　　　B. 视神经
    C. 滑车神经　　　D. 面神经
    E. 舌下神经

183. 穿眶上裂的脑神经为（   ）。
    A. 视神经　　　　B. 展神经
    C. 面神经　　　　D. 舌咽神经
    E. 迷走神经

184. 穿内耳门的脑神经为（   ）。
    A. 动眼神经　　　B. 滑车神经
    C. 三叉神经　　　D. 面神经
    E. 迷走神经

185. 穿内耳门的脑神经为（   ）。
    A. 动眼神经　　　B. 三叉神经
    C. 外展神经　　　D. 前庭蜗神经
    E. 舌咽神经

186. 由颈静脉孔出颅的脑神经为（   ）。
    A. 滑车神经　　　B. 三叉神经
    C. 面神经　　　　D. 舌咽神经
    E. 舌下神经

187. 由颈静脉孔出颅的脑神经为（   ）。
    A. 动眼神经　　　B. 滑车神经
    C. 迷走神经　　　D. 前庭蜗神经
    E. 面神经

188. 由颈静脉孔出颅的脑神经为（   ）。
    A. 视神经　　　　B. 嗅神经
    C. 三叉神经　　　D. 舌下神经
    E. 舌咽神经

189. 穿食管裂孔的脑神经是（   ）。
    A. 滑车神经　　　B. 三叉神经
    C. 迷走神经　　　D. 舌下神经
    E. 舌咽神经

190. 支配上斜肌的脑神经为（   ）。
    A. 动眼神经　　　B. 滑车神经
    C. 外展神经　　　D. 面神经
    E. 眼神经

191. 不穿经海绵窦的神经是（   ）。
    A. 视神经　　　　B. 动眼神经
    C. 滑车神经　　　D. 展神经
    E. 眼神经

192. 迷走神经不分布于（   ）。
    A. 肾　　　　　　B. 输尿管
    C. 胰腺　　　　　D. 食管
    E. 空肠

193. 不属于舌咽神经的分布范围的结构是（   ）。
    A. 咽肌　　　　　B. 咽部黏膜
    C. 鼓室　　　　　D. 颈动脉小球
    E. 喉腔黏膜

194. 一侧面神经在面神经管外损伤后的症状不包括（   ）。
    A. 患侧下颌下腺分泌障碍
    B. 笑时口角偏向健侧
    C. 患侧角膜反射消失
    D. 不能鼓腮
    E. 患侧鼻唇沟变浅

195. 面神经在鼓室手术时受到损伤后的症状不包括（   ）。
    A. 唾液腺的分泌障碍
    B. 舌前 2/3 的味觉障碍
    C. 患侧角膜反射消失
    D. 患侧听觉过敏
    E. 患侧泪腺的分泌障碍

196. 下颌神经的损伤不会引起(　　)。
    A. 咬肌瘫痪
    B. 舌前 2/3 黏膜的感觉障碍
    C. 下颌牙龈的感觉丧失
    D. 口轮匝肌瘫
    E. 翼内、外肌瘫痪

197. 面神经不分布于(　　)。
    A. 咬肌　　　　　B. 口轮匝肌
    C. 眼轮匝肌　　　D. 鼻肌
    E. 额肌

198. 分布于舌的神经不包括(　　)。
    A. 舌神经　　　　B. 舌下神经
    C. 舌咽神经　　　D. 面神经
    E. 迷走神经

199. 与眼球的感觉和运动无关的神经是
(　　)。
    A. 滑车神经　　　B. 眼神经
    C. 展神经　　　　D. 上颌神经
    E. 动眼神经

200. 不是动眼神经支配的肌是(　　)。
    A. 上直肌　　　　B. 下直肌
    C. 上斜肌　　　　D. 下斜肌
    E. 内直肌

201. 穿经眶上裂的神经是(　　)。
    A. 第Ⅱ、Ⅲ、Ⅵ对脑神经
    B. 第Ⅲ、Ⅳ、Ⅵ对脑神经
    C. 第Ⅲ、Ⅳ、Ⅵ、Ⅶ对脑神经
    D. 第Ⅲ、Ⅳ、Ⅶ对脑神经
    E. 第Ⅱ、Ⅳ、Ⅵ对脑神经

202. 支配眼轮匝肌的神经是(　　)。
    A. 眶上神经　　　B. 眶下神经
    C. 面神经　　　　D. 动眼神经
    E. 滑车神经

203. 管理舌前 2/3 味觉的神经是(　　)。
    A. 三叉神经　　　B. 面神经
    C. 舌咽神经　　　D. 迷走神经
    E. 舌下神经

204. 支配斜方肌的神经是(　　)。

    A. 面神经　　　　B. 脊神经后支
    C. 副神经　　　　D. 胸背神经
    E. 迷走神经

205. 支配上睑提肌的神经为(　　)。
    A. 动眼神经　　　B. 滑车神经
    C. 外展神经　　　D. 眼神经
    E. 面神经

206. 支配上直肌的神经为(　　)。
    A. 滑车神经　　　B. 动眼神经
    C. 上颌神经　　　D. 面神经
    E. 外展神经

207. 支配内直肌的神经为(　　)。
    A. 动眼神经　　　B. 滑车神经
    C. 三叉神经　　　D. 外展神经
    E. 面神经

208. 支配下斜肌的神经为(　　)。
    A. 视神经　　　　B. 动眼神经
    C. 滑车神经　　　D. 外展神经
    E. 面神经

209. 支配上斜肌的神经为(　　)。
    A. 动眼神经　　　B. 滑车神经
    C. 外展神经　　　D. 迷走神经
    E. 面神经

210. 支配外直肌的神经是(　　)。
    A. 动眼神经　　　B. 滑车神经
    C. 展神经　　　　D. 眼神经
    E. 面神经

211. 病人瞳孔向外下斜视,是(　　)受损
所致。
    A. 动眼神经　　　B. 滑车神经
    C. 展神经　　　　D. 眼神经
    E. 额神经

212. 病人瞳孔移向内侧,是(　　)受损
所致。
    A. 动眼神经　　　B. 滑车神经
    C. 展神经　　　　D. 眼神经
    E. 鼻睫神经

213. 病人左侧瞳孔移向下外,可能是( )受损所致。
    A. 左动眼神经   B. 左展神经
    C. 左滑车神经   D. 眶下神经
    E. 眶上神经

214. 意识清醒的病人角膜反射消失,损伤可能在( )。
    A. 视神经或动眼神经
    B. 视神经或三叉神经
    C. 动眼神经或三叉神经
    D. 动眼神经或面神经
    E. 面神经或三叉神经

215. 穿过眶上裂的结构为( )。
    A. 视神经   B. 眼动脉
    C. 滑车神经   D. 上颌神经
    E. 眶上神经

216. 不穿过眶上裂的结构是( )。
    A. 眶上神经   B. 动眼神经
    C. 滑车神经   D. 展神经
    E. 眼神经

217. 动眼神经不支配( )。
    A. 上直肌   B. 上睑提肌
    C. 下斜肌   D. 内直肌
    E. 上斜肌

218. 眼睑下垂是损伤了( )。
    A. 眼神经   B. 面神经
    C. 动眼神经   D. 展神经
    E. 滑车神经

219. 传导头部痛、温觉冲动的神经是( )。
    A. Ⅴ对脑神经   B. Ⅹ对脑神经
    C. Ⅸ对脑神经   D. Ⅶ对脑神经
    E. 以上都不是

220. 支配颞肌的神经是( )。
    A. 动眼神经   B. 外展神经
    C. 三叉神经   D. 面神经
    E. 舌咽神经

221. 支配翼内肌的神经为( )。
    A. 滑车神经   B. 三叉神经
    C. 外展神经   D. 面神经
    E. 迷走神经

222. 支配颊肌的神经是( )。
    A. 动眼神经   B. 滑车神经
    C. 三叉神经   D. 外展神经
    E. 面神经

223. 支配喉肌的神经为( )。
    A. 面神经   B. 舌咽神经
    C. 迷走神经   D. 副神经
    E. 舌下神经

224. 支配喉黏膜的神经是( )。
    A. 面神经   B. 舌咽神经
    C. 迷走神经   D. 副神经
    E. 舌下神经

225. 胸锁乳突肌由( )支配。
    A. 面神经   B. 舌咽神经
    C. 迷走神经   D. 副神经
    E. 舌下神经

226. 支配瞳孔括约肌神经是( )。
    A. 动眼神经中的副交感纤维
    B. 动眼神经中的交感纤维
    C. 滑车神经中的副交感纤维
    D. 面神经中的副交感纤维
    E. 颈交感干

227. 管理瞳孔开大肌的神经是( )。
    A. 动眼神经中的副交感纤维
    B. 动眼神经中的交感纤维
    C. 滑车神经中的副交感纤维
    D. 面神经中的副交感纤维
    E. 颈交感干

228. 管理下颌下腺和舌下腺分泌的神经是( )。
    A. 动眼神经中的副交感纤维
    B. 面神经中的副交感纤维
    C. 舌咽神经中的副交感纤维
    D. 迷走神经中的副交感纤维
    E. 颈交感干

229. 管理腮腺分泌的神经是（　　）。

A. 动眼神经中的交感纤维

B. 面神经中的副交感纤维

C. 面神经中的交感纤维

D. 舌咽神经中的副交感纤维

E. 迷走神经中的副交感纤维

230. 支配颏舌肌的神经是（　　）。

A. 舌咽神经　　　B. 迷走神经

C. 副神经　　　　D. 舌下神经

E. 面神经

231. 面神经不支配（　　）。

A. 眼轮匝肌　　　B. 颈阔肌

C. 颊肌　　　　　D. 口轮匝肌

E. 颞肌

232. 面神经管理（　　）。

A. 面部皮肤　　　B. 舌前 2/3 味觉

C. 颏舌肌　　　　D. 咀嚼肌

E. 鼓膜张肌

233. 舌的味觉纤维走行在（　　）。

A. 面神经和舌咽神经

B. 面神经和舌下神经

C. 舌下神经和迷走神经

D. 舌咽神经舌下神经

E. 舌咽神经和舌神经

234. 关于舌的神经的描述，正确的是（　　）。

A. 舌肌由舌神经支配

B. 舌前 2/3 的黏膜一般感觉由面神经管理

C. 舌前 2/3 的味觉由上颌神经管理

D. 舌后 1/3 的黏膜一般感觉由迷走神经管理

E. 舌后 1/3 的味觉由舌咽神经管理

235. 分布到声门裂以下喉黏膜的感觉神经是（　　）。

A. 舌咽神经舌支

B. 鼓索

C. 舌神经

D. 副神经

E. 喉返神经

236. 一侧舌下神经损伤时的表现为（　　）。

A. 不能伸舌

B. 伸舌时舌尖偏向患侧

C. 伸舌时舌尖偏向健侧

D. 伸舌时舌尖上卷

E. 伸舌时舌尖居中

237. 管理舌内肌、舌外肌的神经是（　　）。

A. 舌神经　　　　B. 舌下神经

C. 上颌神经　　　D. 舌咽神经舌支

E. 下颌神经

238. 关于舌下神经的描述，正确的是（　　）。

A. 接受同侧皮质核束的指令

B. 经颈静脉孔出颅

C. 一侧损伤后，伸舌时舌尖偏向患侧

D. 一侧损伤时，无舌肌萎缩

E. 管理舌后 1/3 味蕾

239. 穿茎乳孔的神经是（　　）。

A. 舌咽神经　　　B. 面神经

C. 副神经　　　　D. 舌下神经

E. 下颌神经

240. 支配泪腺分泌的神经是（　　）。

A. 泪腺神经　　　B. 面神经

C. 额神经　　　　D. 眶上神经

E. 颧神经

241. 经过卵圆孔的结构是（　　）。

A. 脑膜中动脉　　B. 颈内动脉

C. 上颌神经　　　D. 下颌神经

E. 面神经

242. 迷走神经不支配（　　）。

A. 环甲肌　　　　B. 乙状结肠

C. 咽肌　　　　　D. 胃

E. 十二指肠

243. 支配眼轮匝肌的是（　　）。

A. 眼神经　　　　B. 上颌神经

C. 下颌神经　　　D. 面神经

E. 滑车神经

244. 支配颞肌的神经是（　　）。

A. 面神经的颞支　　B. 眼神经

C. 上颌神经　　D. 下颌神经

E. 展神经

245. 支配下斜肌的是（　　）。

A. 滑车神经　　B. 三叉神经

C. 展神经　　D. 面神经

E. 动眼神经

246. 关于面神经的描述,正确的是（　　）。

A. 支配咀嚼肌

B. 支配面肌

C. 管理腮腺分泌

D. 为感觉性的脑神经

E. 接受面部皮肤的感觉

247. 下颌神经通过颅的（　　）。

A. 圆孔　　B. 卵圆孔

C. 棘孔　　D. 破裂孔

E. 枕骨大孔

248. 关于迷走神经的描述,正确的是（　　）。

A. 为单纯的副交感神经

B. 分支支配所有的内脏器官

C. 行程中通过膈的腔静脉孔

D. 在颈部没有分支

E. 是脑神经中行程最长,分支最广的神经

249. 分布至声门裂以上喉黏膜的感觉神经是（　　）。

A. 喉上神经　　B. 喉返神经

C. 舌咽神经　　D. 鼓索

E. 舌神经

250. 关于副神经的描述,正确的是（　　）。

A. 与迷走神经,舌下神经同经过颈静脉孔出入颅

B. 为混合性的神经

C. 只支配胸锁乳突肌

D. 支配舌骨舌下肌群

E. 支配胸锁乳突肌和斜方肌

251. 一侧舌下神经损伤时,表现为（　　）。

A. 不能伸舌

B. 伸舌时舌头上卷

C. 伸舌时舌尖偏向患侧

D. 伸舌时舌尖偏向健侧

E. 全部舌肌瘫痪萎缩

252. 滑车神经支配（　　）。

A. 上斜肌　　B. 下斜肌

C. 内直肌　　D. 外直肌

E. 上直肌

253. 动眼神经支配（　　）。

A. 眼轮匝肌　　B. 上睑提肌

C. 颞肌　　D. 额枕肌

E. 泪腺分泌

254. 患者眼睛呈外斜视,损伤的神经是（　　）。

A. 视神经　　B. 眼神经

C. 动眼神经　　D. 滑车神经

E. 展神经

255. 动眼神经损伤后,（　　）。

A. 角膜反射消失　　B. 上睑下垂

C. 瞳孔缩小　　D. 睑裂不能闭合

E. 泪腺分泌障碍

256. 上颌神经经（　　）出颅。

A. 眶上裂　　B. 圆孔

C. 卵圆孔　　D. 眶下裂

E. 内耳门

257. 穿经视神经管的结构是（　　）。

A. 动眼神经　　B. 视神经

C. 眼神经　　D. 滑车神经

E. 展神经

258. 下列神经中有分支经眶下裂入眶的是（　　）。

A. 动眼神经　　B. 眼神经

C. 滑车神经　　D. 上颌神经

E. 下颌神经

259. 对舌下神经的描述,正确的是(　　)。
    A. 伴同名静脉经舌下神经管出颅
    B. 经延髓脑桥沟出脑
    C. 为舌的运动和感觉神经
    D. 来自对侧的舌下神经核
    E. 支配颏舌肌

260. 支配泪腺分泌的神经是(　　)。
    A. 面神经　　　　B. 舌咽神经
    C. 迷走神经　　　D. 动眼神经
    E. 眼神经

261. 角膜反射的消失可能是损伤了(　　)。
    A. 视神经或动眼神经
    B. 视神经或面神经
    C. 眼神经或面神经
    D. 眼神经或动眼神经
    E. 面神经或动眼神经

262. 支配面肌的神经是(　　)。
    A. 面神经　　　　B. 下颌神经
    C. 动眼神经　　　D. 副神经
    E. 舌下神经

263. 管理舌后 1/3 黏膜一般感觉的神经是
(　　)。
    A. 舌神经　　　　B. 面神经
    C. 迷走神经　　　D. 舌下神经
    E. 舌咽神经

264. 管理舌的味觉神经是(　　)。
    A. 面神经和舌神经
    B. 面神经和舌咽神经
    C. 舌咽神经和舌神经
    D. 面神经和舌下神经
    E. 舌咽神经和迷走神经

265. 穿过茎乳孔的是(　　)。
    A. 舌下神经　　　B. 副神经
    C. 下颌神经　　　D. 鼓索
    E. 面神经

266. 穿过卵圆孔的结构是(　　)。
    A. 动眼神经　　　B. 展神经
    C. 上颌神经　　　D. 下颌神经

    E. 眼神经

267. 动眼神经不支配(　　)。
    A. 上直肌　　　　B. 下直肌
    C. 上斜肌　　　　D. 下斜肌
    E. 上睑提肌

268. 能使瞳孔缩小的神经是(　　)。
    A. 眼神经　　　　B. 动眼神经
    C. 滑车神经　　　D. 展神经
    E. 视神经

269. 病人瞳孔移向内侧可能损伤了(　　)。
    A. 动眼神经　　　B. 滑车神经
    C. 展神经　　　　D. 眼神经
    E. 眶下神经

X 型题

1. 下列哪些结构与躯体和四肢本体感觉和精细触觉传导相关?(　　)
    A. 薄束　　　　　B. 内侧丘系
    C. 背侧丘脑　　　D. 中央后回
    E. 中央前回

2. 下列属于运动性脑神经的是(　　)。
    A. 动眼神经　　　B. 滑车神经
    C. 舌下神经　　　D. 副神经
    E. 面神经

3. 由副交感神经的功能所致的生理活动是
(　　)。
    A. 心跳减慢
    B. 血压下降
    C. 支气管扩张
    D. 瞳孔扩大
    E. 胃肠蠕动增强

4. 副交感神经的功能有(　　)。
    A. 瞳孔缩小
    B. 心跳减慢
    C. 胃蠕动减弱
    D. 唾液分泌增加
    E. 支气管收缩

5. 对胸神经前支在胸腹部的节段性分布的描述,正确的是( )。
    A. T2 相当颈静脉切迹平面
    B. T4 相当胸骨角平面
    C. T6 相当剑突平面
    D. T8 相当肋弓平面
    E. T10 相当脐平面

6. 股神经支配的肌是( )。
    A. 腰方肌   B. 股四头肌
    C. 缝匠肌   D. 耻骨肌
    E. 股薄肌

7. 对坐骨神经的描述,正确的是( )。
    A. 是全身最粗大的混合神经
    B. 经梨状肌下孔至臀大肌深面
    C. 在坐骨结节和股骨小转子之间下行
    D. 分支至股后群肌
    E. 分支支配臀大肌

8. 坐骨神经支配( )。
    A. 股二头肌   B. 髋关节
    C. 半腱肌   D. 半膜肌
    E. 臀大肌

9. 通过梨状肌下孔的神经有( )。
    A. 阴部神经   B. 臀下神经
    C. 坐骨神经   D. 闭孔神经
    E. 股后皮神经

10. 关于坐骨神经的描述,错误的是( )。
    A. 是全身最粗大的神经
    B. 经梨状肌上孔出骨盆
    C. 发自腰丛
    D. 其终支为胫神经和腓总神经
    E. 支配大腿肌后群

11. 正中神经皮支分布于( )。
    A. 大鱼际   B. 掌心
    C. 桡侧 2 个半指掌侧
    D. 桡侧 3 个半指掌侧
    E. 前臂正中

12. 管理足内翻的神经为( )。
    A. 股神经   B. 坐骨神经

    C. 胫神经   D. 腓深神经
    E. 腓浅神经

13. 锥体束损伤后的表现有( )。
    A. 肌张力增高   B. 痉挛性瘫痪
    C. 短期出现肌萎缩
    D. 病理反射阳性   E. 腱反射亢进

14. 关于脊髓的描述,正确的是( )。
    A. 与 31 对脊神经相连
    B. 侧角见于脊髓胸腰段全长
    C. 脊髓灰质的前角为运动性
    D. 中央管与第四脑室不连续
    E. 脊髓后索的纤维束传导同侧的深部感觉冲动

15. 关于脊髓的描述,正确的是( )。
    A. 全长粗细不一
    B. 有 31 个节段
    C. 成人从枕骨大孔延伸到第三腰椎下缘
    D. 胸段有侧角
    E. 颈膨大发出的神经参与形成颈丛

16. 有关脊髓表面沟、裂的叙述,正确的是( )。
    A. 前面是较深的前正中裂,后面是较浅的后正中沟
    B. 前面是较浅的前正中裂,后面是较深的后正中沟
    C. 前面是较深的前正中沟,后面是较浅的后正中裂
    D. 侧面有前外侧沟和后外侧沟
    E. 前外侧沟和后外侧沟分别有脊神经前、后根附着

17. 有关脊髓的内部结构叙述,正确的是( )。
    A. 中央管周围为"H"形的灰质
    B. 前角含有大型的多极神经元,为感觉神经元
    C. 白质内有联络脊髓各节段的固有束
    D. 后角细胞分群较多,多为运动神经元
    E. 胸髓节段内有中间外侧核

18. 位于脊髓内的核团有（　　）。
   A. 薄束核　　　　B. 楔束核
   C. 后角固有核　　D. 骶副交感核
   E. 中间外侧核

19. 贯穿脊髓全长的纤维束有（　　）。
   A. 薄束　　　　　B. 脊髓小脑后束
   C. 红核脊髓束　　D. 皮质脊髓侧束
   E. 楔束

20. 有关脊髓传导束的叙述,正确的是（　　）。
   A. 薄束起自同侧第4胸节段以上的脊神经节细胞
   B. 楔束起自同侧第4胸节段以上的脊神经节细胞
   C. 脊髓丘脑束传导躯干四肢的意识性本体感觉和精细触觉
   D. 皮质脊髓前束支配四肢肌
   E. 皮质脊髓侧束支配四肢肌

21. 有关脊髓传导束的叙述,正确的是（　　）。
   A. 薄束起自同侧第4胸节段以下的脊神经节细胞
   B. 楔束可传导同侧上肢的意识性本体感觉和精细触觉
   C. 脊髓丘脑束传导传导躯干、四肢的痛觉、温度觉及触压觉冲动
   D. 皮质脊髓侧束支配四肢肌
   E. 一侧皮质脊髓前束受损伤,则同侧损伤平面以下产生中枢性瘫痪

22. 关于薄束和楔束的描述,正确的是（　　）。（　　）
   A. 位于脊髓后索
   B. 起于脊髓后角
   C. 起于脊神经节
   D. 传导温痛觉
   E. 传导本体感觉

23. 下列核团中,属于副交感核团是（　　）。
   A. 动眼神经副核
   B. 副神经核
   C. 舌下神经核
   D. 迷走神经背核
   E. 上泌涎核

24. 支配眼肌运动的脑神经核有（　　）。
   A. 动眼神经核
   B. 三叉神经运动核
   C. 展神经核
   D. 滑车神经核
   E. 面神经核

25. 关于内侧丘系的描述,正确的是（　　）。
   A. 传导同侧半身的本体感觉冲动
   B. 在脑桥交叉
   C. 由薄束核.楔束核发出的二级纤维构成
   D. 止于同侧背侧丘脑腹后外侧核
   E. 传导对侧半身的精细触觉冲动

26. 关于锥体交叉的描述,正确的是（　　）。
   A. 位于延髓背侧下端
   B. 交叉后的纤维为皮质脊髓侧束,止于对侧的脊髓前角运动神经元
   C. 为皮质核束的纤维交叉
   D. 交叉后的纤维管理同侧骨骼肌随意运动
   E. 为皮质脊髓束的纤维交叉

27. 一侧大脑半球包括（　　）。
   A. 额叶　　　　　B. 蝶叶
   C. 岛叶　　　　　D. 绒球小结叶
   E. 后叶

28. 大脑半球表面比较深而恒定的沟（　　）。
   A. 外侧沟　　　　B. 中央沟
   C. 侧副沟　　　　D. 顶枕沟
   E. 距状沟

29. 关于纹状体的描述,正确的是（　　）。
   A. 包括尾状核和豆状核
   B. 尾状核和壳属新纹状体
   C. 苍白球属旧纹状体
   D. 为锥体外系的重要组成部分
   E. 与屏状核和杏仁体合称基底核

30. 关于内囊的描述,正确的是(   )。
    A. 位于背侧丘脑、尾状核和豆状核之间
    B. 是投射纤维的集中部位
    C. 损伤后产生的典型症状为三偏综合征
    D. 分前肢、膝和后肢三部
    E. 内囊膝有皮质脊髓束通过

二、名词解释

1. 蛛网膜下隙

2. 大脑动脉环

3. 脑脊液

4. 灰质

5. 纹状体

6. 边缘叶

7. 内侧丘系

8. 基底核

9. 内囊

10. 血脑屏障

三、简答题

1. 下丘脑包括哪些主要结构?

2. 根据解剖学知识,分析一侧内囊出血可能损伤的结构以及可能出现的相应临床体征。

3. 肱骨外科颈、肱骨干、肱骨内上髁骨折时易损伤什么神经,会导致何种异常表现或手形?

4. 12 对脑神经进出颅的孔、管、裂有哪些?

5. 试述面神经的纤维成分、分布及损伤后的表现。

6. 舌的神经支配有哪些?

7. 试述脑脊液的产生部位与循环途径。

8. 腰椎穿刺宜在何处进行,为什么? 穿刺时进入的部位及依次经过的层次有哪些?

四、案例题

男性,59 岁,因琐事与邻居争吵时情绪激动,突然晕倒,不省人事。两天后意识恢复,但左侧肢体瘫痪,后检查发现:左上、下肢痉挛性瘫痪,肌张力增强,腱反射亢进。整个左半身的各种感觉丧失,但痛觉仍存在。头颅 CT 检查:内囊后肢丘脑豆状核部可显示圆形均匀高密度影(出血灶)。

问题:

1. 多选题

从提供的病例资料初步判断可能的损伤部位是(　　　)。

    A. 右侧大脑皮质中央前回损伤　　　　B. 右侧大脑皮质中央后回损伤

    C. 右侧大脑皮质中央前后回均损伤　　D. 右侧内囊损伤

    E. 右侧中脑大脑脚损伤

2. 单选题

从提供的病例资料加上 CT 检查结果可判断的损伤部位是(　　　)。

    A. 右侧内囊后肢豆丘部损伤　　　　　B. 右侧内囊膝部损伤

    C. 右侧内囊后肢豆丘部损伤　　　　　D. 右侧内囊后肢豆丘后部损伤

    E. 右侧内囊后肢豆丘下部损伤

3. 多选题

如果内囊出血继续向膝部扩散,可能出现哪些新的症状?(　　　)

    A. 左侧睑裂以下面肌瘫痪　　　　　　B. 口角歪向左侧

    C. 左侧舌肌瘫痪　　　　　　　　　　D. 伸舌时舌尖偏向左侧

    E. 两眼视野左侧同向性偏盲

4. 多选题

如果病情进一步恶化,内囊出血向膝部扩散同时向内囊后肢的豆丘后部和下部延伸,可能出现哪些症状?(　　　)

    A. 两眼视野左侧同向性偏盲　　　　　B. 左侧听觉障碍

    C. 左侧偏身感觉丧失　　　　　　　　D. 左侧上、下肢痉挛性瘫痪

    E. 左侧睑裂以面肌瘫痪和舌肌瘫痪

第二篇　生理学

第一单元　绪　论

一、选择题

A 型题

A 型题

1. 人体生命活动最基本的特征是（　　）。
   A. 物质代谢　　　B. 新陈代谢
   C. 适应性　　　　D. 反馈调节
   E. 应激性

2. 神经调节的基本方式是（　　）。
   A. 反射　　　　　B. 条件反射
   C. 非条件反射　　D. 正反馈
   E. 负反馈

3. 维持机体各种生理功能和内环境相对稳定的主要调节方式是（　　）。
   A. 神经性调节　　B. 体液性调节
   C. 自身调节　　　D. 正反馈调节
   E. 负反馈调节

4. 在自动控制系统中，从受控部分输出变量的部分信息返回输给控制部分的信息称为（　　）。
   A. 干扰　　　　　B. 控制信息
   C. 参考信息　　　D. 反馈信息
   E. 偏差信息

5. 以下哪项主要是由负反馈调节的生理过程?（　　）
   A. 分娩　　　　　B. 小肠运动
   C. 血液凝固　　　D. 排尿反射

E. 降压反射

6. 人体内环境保持相对稳定性是依赖体内的调节机制实现的。其中，体液调节的特点是（　　）。
   A. 作用缓慢、广泛、持久
   B. 作用迅速、精确、短暂
   C. 有生物节律
   D. 有负反馈
   E. 有正反馈

7. 阻断反射弧中的任何一个环节，受损的调节方式是（　　）。
   A. 神经调节
   B. 激素远距调节
   C. 自身调节
   D. 旁分泌调节
   E. 自分泌调节

8. 骨骼肌、平滑肌、心肌和腺体属于（　　）。
   A. 感受器　　　　B. 传入神经
   C. 中枢　　　　　D. 传出神经
   E. 效应器

9. 皮肤黏膜的游离神经末梢属于（　　）。
   A. 感受器　　　　B. 传入神经
   C. 中枢　　　　　D. 传出神经
   E. 效应器

10. 躯体运动神经属于（　　）。
    A. 感受器　　　　B. 传入神经
    C. 中枢　　　　　D. 传出神经
    E. 效应器

11. 内环境稳态是指( )。
    A. 细胞内液的理化性质相对恒定
    B. 细胞外液的理化性质相对恒定
    C. 细胞内液的化学成分相对恒定
    D. 细胞外液的化学成分相对恒定
    E. 细胞内、外液的理化性质相对恒定

12. 以下不属于机体内环境范畴的是( )。
    A. 血浆   B. 细胞内液
    C. 组织间液   D. 淋巴液
    E. 脑脊液

13. 以下生理功能活动的调节中,属于神经调节的是( )。
    A. 改变身体姿势的调节
    B. 水盐平衡的调节
    C. 个体生长发育的调节
    D. 男性睾丸功能的调节
    E. 肾血流量调节

14. 以下生理功能活动的调节中,主要属于体液调节的是( )。
    A. 膝跳反射的调节
    B. 躯体随意运动的调控
    C. 动脉血压的短期调节
    D. 血糖维持稳定的调节
    E. 体温维持稳定的调节

15. 在生理状态下功能活动保持相对稳定的调节中,属于自身调节的是( )。
    A. 体温维持稳定的调节
    B. 血糖维持稳定的调节
    C. 血液 pH 维持稳定的调节
    D. 肾血流量维持稳定的调节
    E. 血压维持稳定的调节

16. 关于反馈控制的叙述中,正确的是( )。
    A. 正反馈是维持稳态最重要的调节形式
    B. 反馈信息增强控制信息作用者为负反馈
    C. 反馈信息减弱控制信息作用者为正反馈
    D. 控制部分与受控部分之间的联系多为双向
    E. 反馈信息经一次往返便可完成纠偏

17. 以下生理功能活动中存在负反馈调节的是( )。
    A. 生理性止血的过程
    B. 膝跳反射的过程
    C. 排尿的过程
    D. "望梅止渴"的过程
    E. 血糖维持稳定的过程

18. 阈值指的是( )。
    A. 用最小刺激强度,刚能引起组织兴奋的最短作用时间
    B. 刺激时间不限,能引起组织兴奋的最适刺激强度
    C. 刺激时间不限,能引起组织最大兴奋的最小刺激强度
    D. 保持一定的刺激强度不变,能引起组织兴奋的最适作用时间
    E. 刺激时间和强度时间变化率固定,引起组织发生兴奋的最小刺激强度

19. 关于兴奋性的描述,错误的是( )。
    A. 兴奋性是指机体感受刺激并产生反应的能力
    B. 神经组织、肌肉组织和腺体组织称为可兴奋组织
    C. 阈值的大小和组织兴奋性的高低呈反变关系
    D. 引起组织兴奋的阈值愈大其兴奋性愈高
    E. 组织和细胞由相对静止状态转化为活动状态称为兴奋

20. 关于内环境稳态的叙述,错误的是( )。
    A. 内环境的理化性质保持绝对平衡的状态
    B. 揭示生命活动的一个最重要的规律
    C. 内环境理化性质维持相对恒定的状态
    D. 由机体内部各种调节机制维持的动态平衡过程
    E. 机体一切调节活动最终的生物学意义在于维持内环境的相对稳定

21. 下列关于负反馈调节的叙述,错误的是( )。
A. 是一个闭环系统
B. 与神经调节和体液调节无关
C. 反馈信息与控制信息的作用性质相反
D. 反馈信号能减弱控制部分的活动
E. 是维持内环境稳态的重要调节形式

22. 在维持机体稳态的自动调节过程中起基础作用的是( )。
A. 神经调节　　B. 体液调节
C. 自身调节　　D. 正反馈调节
E. 负反馈调节

X 型题

1. 下列关于稳态的描述,哪些是正确的?( )
A. 内环境理化性质维持相对恒定的状态,称为稳态
B. 稳态是机体的各种调节机制维持的一种动态平衡状态
C. 负反馈调节是维持内环境稳态的重要途径
D. 稳态是维持细胞正常功能的必要条件
E. 维持细胞外液的理化性质固定不变

2. 关于反射的描述,正确的是( )。
A. 结构基础为反射弧
B. 是神经系统活动的基本过程
C. 没有大脑则不能发生反射
D. 没有脊髓则不能发生反射
E. 在中枢神经系统的参与下发生的适应性反应

3. 体液调节的特点是( )。
A. 迅速　　B. 广泛
C. 缓慢　　D. 持久
E. 短暂

4. 关于稳态的描述中,正确的有( )。
A. 内环境的理化性质相对恒定
B. 可维持机体各种生理功能的稳定
C. 主要依靠体内的正反馈控制
D. 是维持机体生命的必要条件
E. 主要依靠体内的负反馈控制

二、名称解释

1. 兴奋性

2. 新陈代谢

3. 刺激

4. 阈值

5. 内环境

6. 稳态

7. 体液调节

8. 负反馈

三、简答题

1. 什么是内环境的稳态？保持内环境相对稳定有何生理意义？

2. 机体对生理功能活动的调节方式主要有哪些？各有何特点？

第二单元 细胞的基本功能

一、选择题

A 型题

1. 下列关于细胞膜功能的叙述，错误的是（ ）。

    A. 细胞膜是一个具有特殊功能和结构的半透膜

    B. 细胞膜可合成供细胞生理活动需要供能物质

    C. 细胞膜是细胞与环境之间的屏障

    D. 细胞膜是细胞接受外界刺激的门户

    E. 细胞膜与机体的免疫功能有关

2. 人体内 O_2、CO_2、NO、乙醇进出细胞膜是通过（ ）。

    A. 单纯扩散
    B. 易化扩散
    C. 主动转运
    D. 入胞作用
    E. 出胞作用

3. 体内葡萄糖分子进入细胞内主要通过（ ）。

    A. 单纯扩散

    B. 以载体为中介的易化扩散

    C. 以通道为中介的易化扩散

    D. 主动转运

    E. 入胞作用

4. Na^+ 离子通过离子通道的跨膜转运过程属于（ ）。

    A. 单纯扩散
    B. 易化扩散
    C. 主动转运
    D. 出胞作用
    E. 入胞作用

5. 一般情况下，每分解一个 ATP，钠泵可使（ ）。

    A. 2个 Na^+ 移出膜外

    B. 1个 Na^+ 移出膜外，同时有 1个 K^+ 进入膜内

    C. 2个 Na^+ 移出膜外，同时有 2个 K^+ 进入膜内

    D. 3个 Na^+ 移出膜外，同时有 2个 K^+ 进入膜内

    E. 2个 Na^+ 移出膜外，同时有 3个 K^+ 进入膜内

6. 下列关于 Na^+ 泵功能的叙述，哪一项是不正确的？（ ）

    A. 将细胞内 Na^+ 转运出去

    B. 将细胞外 K^+ 转运入细胞

    C. 转运等量的 Na^+ 和 K^+

    D. 维持细胞内、外的 Na^+、K^+ 离子浓度梯度

    E. 完成原发性主动转运

7. 大分子蛋白质进入细胞膜的方式是（ ）。

    A. 单纯扩散
    B. 易化扩散
    C. 主动转运
    D. 入胞作用
    E. 以上都不对

8. 有关钠泵的叙述，错误的是（ ）。

    A. 是细胞膜上的镶嵌蛋白质

    B. 具有 ATP 酶的活性

    C. 逆浓度梯度或逆电位梯度转运物质

    D. 当细胞外钠离子浓度增多时被激活

    E. 当细胞外钾离子浓度增多时被激活

9. 葡萄糖在小肠黏膜的重吸收是通过（ ）。

    A. 单纯扩散
    B. 载体易化扩散
    C. 通道易化扩散
    D. 主动转运
    E. 入胞作用

10. 细胞膜对物质主动转运的特点是(　　)。

　　A. 顺电位差进行

　　B. 转运物质一般是小分子或大分子

　　C. 以"载体"为中介

　　D. 顺浓度差进行

　　E. 转运过程中需要消耗能量

11. 静息状态下,细胞膜对哪种离子的通透性最大?(　　)

　　A. Na^+　　　　　　　B. K^+

　　C. Ca^{2+}　　　　　　D. Cl^-

　　E. Mg^{2+}

12. 当细胞受到刺激时,首先引起的变化是(　　)。

　　A. 钠离子通道全面开放

　　B. 钾离子向膜外扩散

　　C. 膜产生超极化

　　D. 产生动作电位

　　E. 膜发生局部去极化

13. 细胞受刺激而兴奋时,膜内电位负值减小称作(　　)。

　　A. 极化　　　　　　B. 去极化

　　C. 复极化　　　　　D. 超射

　　E. 超极化

14. 关于神经纤维静息电位的形成机制,下述哪项是错误的?(　　)

　　A. 细胞膜外的 K^+ 浓度小于细胞内的浓度

　　B. 细胞膜对 Na^+ 也有较小的通透性

　　C. 细胞膜主要对 K^+ 有通透性

　　D. 加大细胞外 K^+ 浓度,会使静息电位值加大

　　E. 主要是 K^+ 外流所形成的电—化学平衡电位

15. 锋电位由顶点向静息电位水平方向变化的过程叫做(　　)。

　　A. 去极化　　　　　B. 超极化

　　C. 复极化　　　　　D. 反极化

　　E. 极化

16. 动作电位的特点之一是(　　)。

　　A. 刺激强度小于阈值时,出现低幅度的动作电位

　　B. 动作电位随刺激的强度增大而增大幅度

　　C. 动作电位传导随传导距离增加而变小

　　D. 电位可以总和

　　E. 各种可兴奋细胞动作电位的幅度和持续时间可以各不相同

17. 单个阈下刺激作用于细胞膜呈现(　　)。

　　A. 极化状态　　　　B. 超极化

　　C. 局部电位　　　　D. 复极化

　　E. 后电位

18. 细胞膜内外正常的 Na^+ 和 K^+ 浓度差的形成和维持是由于(　　)。

　　A. 膜在安静时对 K^+ 通透性大

　　B. 膜在兴奋时对 Na^+ 通透性增加

　　C. K^+、Na^+ 易化扩散的结果

　　D. 膜上的 Na^+-K^+ 泵的作用

　　E. 膜上的 ATP 的作用

19. 有关动作电位传导的特点错误的是(　　)。

　　A. 传导呈不衰减性

　　B. 无总和现象

　　C. 幅度随传导距离增大而减小

　　D. 动作电位不随刺激的强度增大而增大

　　E. 双向性传导

20. 骨骼肌收缩和舒张的基本功能单位是(　　)。

　　A. 肌原纤维　　　　B. 肌小节

　　C. 粗肌丝　　　　　D. 细肌丝

　　E. 肌纤维

21. 神经—骨骼肌接头处的化学递质是(　　)。

　　A. 乙酰胆碱　　　　B. 去甲肾上腺素

　　C. 肾上腺素　　　　D. 5-羟色胺

　　E. 神经肽

22. 骨骼肌兴奋—收缩偶联中起关键作用的离子是(　　)。

　　A. K^+ 　　　　　　B. Na^+

　　C. Mg^{2+} 　　　　D. Ca^{2+}

　　E. Cl^-

23. 骨骼肌收缩时,(　　)。

　　A. 粗肌丝长度缩短

　　B. 细肌丝长度缩短

　　C. 暗带长度缩短

　　D. 明带长度不变

　　E. 肌节变短

24. 肌肉的初长度取决于(　　)。

　　A. 前负荷

　　B. 后负荷

　　C. 前负荷与后负荷之和

　　D. 前负荷与后负荷之差

　　E. 前负荷与后负荷相等时

25. 单纯扩散、易化扩散和主动转运的共同特点是(　　)。

　　A. 要消耗能量

　　B. 顺浓度梯度

　　C. 需要膜蛋白帮助

　　D. 转运的物质都是小分子

　　E. 逆浓度梯度

26. K^+ 由细胞内向细胞外的跨膜转运属于(　　)。

　　A. 单纯扩散 　　　B. 易化扩散

　　C. 主动转运 　　　D. 出胞

　　E. 入胞

27. 下列哪项属于继发性主动转运?(　　)

　　A. 肾小管重吸收尿素

　　B. 肾小管重吸收钠离子

　　C. 血液中的葡萄糖进入组织细胞

　　D. 二氧化碳排出细胞

　　E. 肾小管重吸收氨基酸

28. 细胞膜的主动转运是借助于膜上(　　)。

　　A. 载体蛋白的耗能过程

　　B. 通道蛋白的耗能过程

　　C. 泵蛋白的耗能过程

　　D. 受体蛋白的耗能过程

　　E. 泵蛋白的非耗能过程

29. 氨基酸进入一般细胞的转运方式为(　　)。

　　A. 易化扩散 　　　B. 入胞

　　C. 单纯扩散 　　　D. 吞噬

　　E. 主动转运

30. 神经纤维膜电位由 $+30\,mV$ 变为 $-70\,mV$ 的过程称为(　　)。

　　A. 超极化 　　　　B. 去极化

　　C. 复极化 　　　　D. 反极化

　　E. 超射

31. 大多数细胞产生和维持静息电位的主要原因是(　　)。

　　A. 细胞内高 K^+ 浓度和安静时膜主要对 K^+ 有通透性

　　B. 细胞内高 K^+ 浓度和安静时膜主要对 Na^+ 有通透性

　　C. 细胞外高 Na^+ 浓度和安静时膜主要对 K^+ 有通透性

　　D. 细胞内高 Na^+ 浓度和安静时膜主要对 Na^+ 有通透性

　　E. 细胞外高 K^+ 浓度和安静时膜主要对 K^+ 有通透性

32. 静息电位的实测值小于钾平衡电位的理论值,主要是由于静息时膜对(　　)。

　　A. Na^+ 有小量的通透性

　　B. Ca^{2+} 有小量的通透性

　　C. Mg^{2+} 有小量的通透性

　　D. Cl^- 有小量的通透性

　　E. 带负电荷的蛋白质有小量的通透性

33. 增加细胞外液中 K^+ 的浓度,静息电位变化的规律是膜电位的绝对值(　　)。

　　A. 增大 　　　　　B. 先减小后增大

　　C. 不变 　　　　　D. 先增大后减小

　　E. 减小

34. 以下关于可兴奋细胞动作电位的描述，正确的是（　　）。
　　A. 动作电位是细胞受刺激时出现的快速而不可逆的电位变化
　　B. 在动作电位的去极相，膜电位由内正外负变为内负外正
　　C. 动作电位复极相与 K^+ 通道开放有关，与 Na^+ 离子通道无关
　　D. 动作电位的大小不随刺激强度和传导距离而改变
　　E. 不同的细胞动作电位的幅值都相同

35. 局部兴奋的特征不包括（　　）。
　　A. 反应的等级性
　　B. 可发生时间总和
　　C. 可发生空间总和
　　D. 可进行电紧张扩布
　　E. 具有"全或无"的特征

36. 具有局部兴奋特征的电信号有（　　）。
　　A. 神经纤维的动作电位
　　B. 骨骼肌细胞的动作电位
　　C. 锋电位
　　D. 终板电位
　　E. 后电位

37. 当刺激强度低于阈强度时，刺激作用于可兴奋组织后，将（　　）。
　　A. 不引起任何反应
　　B. 引起电紧张性扩布的局部反应
　　C. 引起衰减传导的动作电位
　　D. 引起不衰减传导的局部电位
　　E. 引起不衰减传导的动作电位

38. 通常用作衡量组织兴奋性高低的指标是（　　）。
　　A. 动作电位幅度
　　B. 组织反应强度
　　C. 动作电位频率
　　D. 静息电位水平
　　E. 引起兴奋的阈值

39. 神经细胞在接受一次阈上刺激后，兴奋性周期变化的顺序是（　　）。
　　A. 相对不应期→绝对不应期→超常期→低常期
　　B. 绝对不应期→相对不应期→低常期→超常期
　　C. 绝对不应期→低常期→相对不应期→超常期
　　D. 绝对不应期→相对不应期→超常期→低常期
　　E. 绝对不应期→超常期→低常期→相对不应期

40. 在神经—骨骼肌接头处的兴奋传递过程中，关于终板电位，以下说法正确的是（　　）。
　　A. 有去极化的，也有超极化的
　　B. 幅度与 ACh 释放量有关
　　C. 是终板膜 Ca^{2+} 内流引起的
　　D. 可沿细胞膜不衰减地扩布
　　E. 有不应期

41. 骨骼肌中能与 Ca^{2+} 结合的位点在（　　）。
　　A. 肌动蛋白
　　B. 肌球蛋白
　　C. 原肌球蛋白
　　D. 肌钙蛋白
　　E. 肌动蛋白和肌球蛋白

42. 将骨骼肌细胞膜的电变化和肌细胞内的收缩过程偶联起来的关键部位是（　　）。
　　A. 横管系统　　　　B. 纵管系统
　　C. 肌浆　　　　　　D. 纵管终末池
　　E. 三联管结构

43. 骨骼肌发生完全性强直收缩是由于（　　）。
　　A. 在收缩期发生的动作电位的复合
　　B. 连续的阈下刺激发生总和
　　C. 在收缩期发生单收缩的复合
　　D. 在舒张期发生单收缩的复合
　　E. 在舒张期发生的动作电位的复合

44. 当前负荷不变,后负荷增大时,以下叙述错误的是(　　)。

    A. 肌肉缩短开始的时间推迟

    B. 肌肉收缩的张力增大

    C. 肌肉缩短的初速度减小

    D. 肌肉缩短的程度增大

    E. 肌肉缩短的程度减小

X 型题

1. 关于跨膜转运,正确的描述是(　　)。

    A. O_2 与 CO_2 的跨膜转运属于单纯扩散

    B. 动作电位去极化过程中的 Na^+ 内流属于经通道易化扩散

    C. 动作电位去极化过程中的 Na^+ 内流是主动转运

    D. 复极过程中的 K^+ 外流属于经通道易化扩散

    E. Na^+ 的跨膜外移和 K^+ 的内移是主动转运

2. 有关细胞膜对物质主动转运的叙述,正确的是(　　)。

    A. 逆电—化学梯度进行

    B. 顺电—化学梯度进行

    C. 转运过程中要消耗能量

    D. 转运中必须借助载体蛋白的帮助

    E. 通过细胞膜上生物泵的作用

3. 钠泵的生理作用有(　　)。

    A. 逆浓度差将胞内的 Na^+ 移出细胞外,同时将胞外的 K^+ 移到胞内

    B. 与静息电位的维持有关

    C. 活动时不耗能

    D. 维持胞质渗透压和细胞容积的相对稳定

    E. 是继发性主动转运的动力

4. 经载体的易化扩散(　　)。

    A. 与所转运的物质之间没有严格的结构特异性

    B. 依赖 ATP 酶,易化扩散才能进行

    C. 有竞争性抑制现象

    D. 有饱和现象

    E. 载体蛋白在运输中被消耗

5. 关于膜电位的描述,正确的是(　　)。

    A. 极化是指静息时细胞膜两侧外正内负的状态

    B. 去极化是指膜内电位负值减小的过程

    C. 反极化是指跨膜电位为外负内正的状态

    D. 复极是指去极化后膜内电位负值增大恢复极化的过程

    E. 超极化是指在静息电位的基础上膜电位负值增大的过程

6. 兴奋性低于正常的时期为(　　)。

    A. 绝对不应期

    B. 相对不应期

    C. 超常期

    D. 低常期

    E. 正常期

7. 动作电位包括(　　)。

    A. 锋电位和后电位

    B. 去极化和复极化

    C. 上升支和下降支

    D. 静息电位和锋电位

    E. 极化和去极化

8. 终板电位的特点是(　　)。

    A. 无"全或无"现象

    B. 呈电紧张性扩布

    C. 无不应期

    D. 可发生总和

    E. 可进行不衰减扩布

9. 关于神经—肌肉接头兴奋传递,正确描述的是(　　)。

    A. 接头前膜释放的递质是乙酰胆碱

    B. 接头后膜是 N 型乙酰胆碱受体

    C. 产生的终板电位具有局部兴奋的特征

    D. 终板膜可产生终板电位和动作电位

    E. 终板电位可刺激周围的肌膜形成动作电位

10. 下列关于横桥的叙述正确的是( )。
   A. 是肌球蛋白分子的球状膨大部
   B. 可直接与肌浆 Ca^{2+} 结合
   C. 能与肌动蛋白可逆性结合
   D. 具有 ATP 酶的活性
   E. 横桥的活动可影响肌肉收缩的效能

9. 强直收缩

10. 绝对不应期

二、名称解释

1. 易化扩散

2. 主动转运

3. 动作电位

4. 阈电位

5. 继发性主动转运

6. 去极化

7. 复极化

8. 终板电位

三、简答题

1. 何谓静息电位? 试述其产生机制。

2. 何谓动作电位? 有何特点?

3. 原发性主动转运和继发性主动转运有何异同? 请举例说明。

4. 神经—骨骼肌接头处兴奋传递有何特点?

第三单元 血 液

一、选择题

A 型题

1. 血液的组成包括(　　)。
   - A. 血浆和血细胞
   - B. 血清和血细胞
   - C. 血清和血浆
   - D. 蛋白、水和血细胞
   - E. 红细胞、白细胞和血小板

2. 下列关于血液的论述,不正确的是(　　)。
   - A. 血液不透明
   - B. 血液具有黏滞性
   - C. 血液呈弱碱性
   - D. 动脉血含氧量高呈暗红色
   - E. 红细胞渗透压大于血浆渗透压

3. 溶液渗透压的大小主要取决于(　　)。
   - A. 溶质颗粒数目
   - B. 溶质颗粒大小
   - C. 溶质的性质
   - D. 溶质的种类
   - E. 溶质的分子质量

4. 正常情况下,红细胞的平均寿命约为(　　)。
   - A. 80 天
   - B. 90 天
   - C. 100 天
   - D. 120 天
   - E. 140 天

5. 能对人体造成生命危险的一次急性失血量至少为人体血液总量的(　　)。
   - A. 10%
   - B. 20%
   - C. 30%
   - D. 40%
   - E. 50%

6. 通常所说的血型是指(　　)。
   - A. 红细胞上受体的类型
   - B. 红细胞表面特异抗原的类型
   - C. 红细胞表面特异抗体的类型
   - D. 血浆中特异抗体的类型
   - E. 血浆中特异抗原的类型

7. 所谓红细胞凝集反应是指(　　)。
   - A. 红细胞叠连在一起的现象
   - B. 红细胞凝集成簇的现象
   - C. 红细胞被纤维蛋白网罗形成凝块的现象
   - D. 血液从流体变成胶冻状态的现象
   - E. 血液浓缩的现象

8. 人体血浆中起关键作用的缓冲对是(　　)。
   - A. $KHCO_3/H_2CO_3$
   - B. KH_2PO_4/KH_2PO_4
   - C. $NaHCO_3/H_2CO_3$
   - D. Na_2HPO_4/NaH_2PO_4
   - E. 蛋白质钠盐/蛋白质

9. 主要吞噬化脓性细菌的白细胞是(　　)。
   - A. 中性粒细胞
   - B. 嗜酸性粒细胞
   - C. 嗜碱性粒细胞
   - D. 淋巴细胞
   - E. 单核—巨噬细胞

10. 红细胞在 $0.6\%\sim0.8\%$ NaCl 盐溶液中其形态(　　)。
   - A. 膨胀
   - B. 不变
   - C. 破裂
   - D. 皱缩
   - E. 体积变小

11. B 型血的红细胞膜上含有(　　)。
    A. A 抗原
    B. B 抗原
    C. A 和 B 抗原都有
    D. A 和 B 抗原都无
    E. H 抗原

12. 在血型实验中,某人的红细胞与 A 型血的血清凝集,而其血清与 A 型血的红细胞不凝,此人的血型为(　　)。
    A. A 型　　　　B. B 型
    C. AB 型　　　　D. O 型
    E. 无法判断

13. 输血时应首先考虑供血者的(　　)。
    A. 红细胞不被受血者的红细胞所凝集
    B. 红细胞不被受血者的血浆所凝集
    C. 血浆不被受血者的血浆所凝集
    D. 血浆不被受血者的红细胞所凝集
    E. 红细胞不发生叠连

14. 红细胞的渗透脆性是指(　　)。
    A. 红细胞对低渗溶液的抵抗力
    B. 红细胞对高渗溶液的抵抗力
    C. 红细胞在生理盐溶液中破裂的特性
    D. 红细胞耐受机械撞击的能力
    E. 红细胞相互撞击破裂的特性

15. 衰老血小板的清除主要是(　　)。
    A. 毛细血管内
    B. 脾脏
    C. 肝脏
    D. 肾脏
    E. 骨髓

X 型题

1. 下列哪些情况使患者血沉加快?(　　)
    A. 血沉加快的红细胞置入正常血浆
    B. 正常红细胞置入血沉加快的血浆
    C. 血液中的球蛋白增加
    D. 血浆中的球蛋白减少
    E. 血液中的白蛋白增加

2. 血清与血浆的区别在于前者(　　)。
    A. 缺乏纤维蛋白原
    B. 含有更多血小板释放的物质
    C. 缺乏某些凝血因子
    D. 含有大量的清蛋白
    E. 以上都不是

3. 关于中性粒细胞的描述,正确的是(　　)。
    A. 具有止血作用
    B. 可做变形运动
    C. 具有凝血作用
    D. 可吞噬病原微生物
    E. 可产生抗体

4. 嗜酸性粒细胞的功能有(　　)。
    A. 释放肝素
    B. 限制嗜碱性粒细胞和肥大细胞在速发型超敏反应中的作用
    C. 参与免疫蠕虫
    D. 吞噬结核分枝杆菌
    E. 识别和杀伤肿瘤细胞

5. 嗜碱性粒细胞能释放(　　)。
    A. 肝素　　　　B. 肾上腺素
    C. 组胺　　　　D. 肾素
    E. 促红细胞生成素

6. 红细胞生成的原料有(　　)。
    A. 维生素 B_2　　　　B. 维生素 K
    C. 二价铁　　　　D. 蛋白质
    E. 维生素 A

7. 促进红细胞成熟的因素有(　　)。
    A. 肝素　　　　B. 叶酸
    C. 维生素 B_{12}　　　　D. 雄激素
    E. 内因子和维生素 B_2

8. 在红细胞的生成过程中起调节作用的因素是(　　)。
    A. 雄激素
    B. 铁质
    C. 肾素
    D. 促红细胞生成素
    E. 血管紧张素

9. 关于缺铁性贫血患者的描述,正确的是（ ）。

    A. 红细胞数明显减少

    B. 血红蛋白含量明显下降

    C. 红细胞数明显增多

    D. 叶酸缺乏可导致此病

    E. 红细胞体积代偿性增大

10. 可与 B 型标准血清发生凝集反应的血型有（ ）。

    A. A 型   B. B 型

    C. AB 型   D. O 型

    E. B 型且 Rh 阳性

11. 血浆胶体渗透压降低可引起的变化有（ ）。

    A. 血容量减少

    B. 有效滤过压增高

    C. 细胞内液减少

    D. 组织液容量减少

    E. 进入毛细血管的水分减少

12. 红细胞的特点有（ ）。

    A. 正常情况下呈双凹圆盘形,具有可塑变形性

    B. 红细胞膜对各种物质具有选择通透性,高分子物质一般不能透过,某些低分子物质能透过

    C. 平均寿命为 120 天

    D. 对低渗盐溶液具有一定的抵抗力

    E. 红细胞比重比血浆大,但红细胞的沉降却很慢

13. 白细胞的功能有（ ）。

    A. 吞噬外来的微生物

    B. 吞噬机体本身的坏死细胞

    C. 吞噬抗原—抗体复合物

    D. 嗜碱性粒细胞还能产生和贮存组胺和肝素

    E. 可形成抗体

14. 单核—巨噬细胞的功能为（ ）。

    A. 吞噬和消灭病原微生物

    B. 识别和杀伤肿瘤细胞

    C. 激活淋巴细胞的特异性免疫功能

    D. 吞噬衰老的红细胞和血小板

    E. 释放嗜酸性粒细胞趋化因子

15. 血浆蛋白主要生理功能有（ ）。

    A. 是机体多种代谢物的运输载体

    B. 缓冲机体血浆 pH 变化

    C. 参与机体的免疫功能

    D. 参与生理性止血过程

    E. 维持血浆胶体渗透压

16. ABO 血型系统的抗体（ ）。

    A. 是天然抗体

    B. 主要为 IgM

    C. 分子量小,能通过胎盘

    D. 分子量大,不能通过胎盘

    E. 是凝集原

二、名称解释

1. 血细胞比容

2. 红细胞沉降率

3. 红细胞的渗透脆性

4. 红细胞的悬浮稳定性

5. 血型

三、简答题

1. 血浆渗透压是如何形成的？有何生理意义？

2. 试述血液的生理功能。

3. 试述血小板的生理功能。

四、综合分析题

患者,男,李某,36 岁,周末开车携妻子张某与女儿外出郊游,途中因车祸导致李某与张某外伤急诊入院,送治途中大量失血,需立即输血。护士陈某接到医嘱,需给李某输 A 型血 2 个单位。护士杨某接到医嘱给张某输 B 型血 2 个单位。接到医嘱后护士杨某因突然腹痛,求助护士陈某帮其完成张某的输血。护士陈某碍于两人的关系答应了杨某。护士陈某在操作过程中把患者李某与张某的输血带挂错。输血 8 分钟后两名患者发生了一系列的输血反应。

试问:

1. 在操作过程中是哪些原因致使这次医疗事故的发生?

2. 此类的操作我们应该注意些什么?

第四单元　血液循环

一、选择题

A 型题

1. 普肯野细胞与心室肌细胞动作电位的最大的区别是(　　)。

　　A. 0 期去极速度不同

　　B. 1 期形成机制不同

　　C. 2 期(平台期)持续时间相差特别悬殊

　　D. 3 期复极速度不同

　　E. 4 期是否发生自动去极化

2. 心肌细胞分为快反应细胞和慢反应细胞的主要根据是(　　)。

　　A. 静息电位及最大复极电位数值

　　B. 动作电位时程长短

　　C. 动作电位复极化速度

　　D. 0 期去极化速度

　　E. 4 期有无自动去极

3. 在快反应细胞动作电位的哪个时相中,膜电位接近于钠平衡电位?(　　)

　　A. 阈电位

　　B. 动作电位 2 期复极化

　　C. 最大复极电位

　　D. 极化倒转最大值(超射值)

　　E. 动作电位复极化最大值

4. 下述描述心室肌细胞动作电位的离子基础,哪一项是错误的?(　　)

　　A. 0 期主要是 Na^+ 内流

　　B. 1 期主要是 Cl^- 外流

　　C. 2 期主要是 Na^+ 内流和 K^+ 外流

　　D. 3 期主要是 K^+ 外流

　　E. 静息期是 K^+ 外流

5. 心室肌细胞的兴奋性周期变化中出现相对不应期的原因是(　　)。

　　A. Na^+ 通道尚未恢复正常

　　B. Na^+ 通道已逐渐复活

　　C. 0 期去极速度高于正常

　　D. 0 期去极幅度高于正常

　　E. 兴奋传导速度高于正常

6. 窦房结 P 细胞动作电位 0 期形成的离子基础是(　　)。

　　A. K^+ 内流　　　　B. K^+ 外流

　　C. Na^+ 内流　　　　D. Na^+ 外流

　　E. Ca^{2+} 内流

7. 窦房结细胞的自律性起搏活动是由于(　　)。

　　A. K^+ 递减性外流

　　B. K^+ 递减性内流

　　C. K^+ 递减性外流和 Na^+ 内流

　　D. K^+ 递减性内流和 Na^+ 内流

　　E. K^+ 递减性外流、Na^+ 内流和 Ca^{2+} 内流

8. 心室肌的有效不应期较长,一直延续到(　　)。

　　A. 收缩期早期

　　B. 收缩期中期

　　C. 舒张期早期

　　D. 舒张期末期

　　E. 舒张期结束以后

9. 心室肌有效不应期的长短主要取决于(　　)。

　　A. 动作电位 0 期去极的速度

　　B. 阈电位水平的高低

　　C. 动作电位 2 期的长短

　　D. 动作电位复极末期的长短

　　E. 钠—钾泵功能

10. 如果心室肌对刺激不产生反应,在下列可能的原因中,哪一项是错误的?（　　）

　　A. 刺激强度太弱

　　B. 电刺激的波宽太窄

　　C. 心肌处在不应期中

　　D. 心肌细胞去极到−50 mV

　　E. 钠通道处在备用状态

11. 期前收缩之后出现代偿间歇的原因是（　　）。

　　A. 窦房结的节律性兴奋延迟发放

　　B. 窦房结的节律性兴奋少发放一次

　　C. 窦房结的节律性兴奋传出速度大大减慢

　　D. 期前收缩后就一定出现代偿间歇

　　E. 窦房结的一次节律性兴奋落在期前收缩的有效不应期中

12. 心肌不会像骨骼肌那样发生强直收缩,其原因是（　　）。

　　A. 心肌是功能上的合胞体

　　B. 心肌肌浆网不发达,Ca^{2+}贮存少

　　C. 心肌呈"全或无"收缩

　　D. 心肌有自律性,会自动节律收缩

　　E. 心肌的有效不应期特别长

13. 窦房结能成为心脏正常起搏点的原因是（　　）。

　　A. 静息电位仅为−70 mV

　　B. 阈电位为仅−40 mV

　　C. 动作电位没有明显的平台期

　　D. 0 期去极速度快

　　E. 4 期电位自动去极速率快

14. 下列属于心脏潜在起搏点的是（　　）。

　　A. 窦房结　　　　　B. 心房肌

　　C. 房室结的结区　　D. 普肯野纤维

　　E. 心室肌

15. 在下述关于心肌传导性的描述中,哪一项是错误的?（　　）

　　A. 细胞直径细小,传导速度慢。

　　B. 动作电位幅度大,传导速度快。

　　C. 心肌处在相对不应期内,传导速度快。

　　D. 邻近未兴奋细胞膜的兴奋性高,传导速度快。

　　E. 动作电位 0 期去极速率慢,传导速度慢。

16. 房室延搁的生理意义是（　　）。

　　A. 使心室肌不会产生完全强直收缩

　　B. 使心房、心室不会同时收缩

　　C. 使心律规律整齐

　　D. 使心肌收缩呈"全或无"现象

　　E. 使心率不至过快

17. 下列哪种心肌细胞 4 期自动去极速度最大?（　　）

　　A. 心房肌细胞　　　B. 窦房结细胞

　　C. 房室交界细胞　　D. 普肯野细胞

　　E. 心室肌细胞

18. 心动周期中,心室血液充盈主要是依靠（　　）。

　　A. 血液依赖地心引力而回流

　　B. 骨骼肌的挤压作用加速静脉回流

　　C. 心室舒张的抽吸作用

　　D. 心房收缩的挤压作用

　　E. 胸膜腔负压促进静脉回流

19. 心动周期中,左心室内压力最高的时期是（　　）。

　　A. 心房收缩期末　　B. 等容收缩期末

　　C. 心室收缩期末　　D. 快速射血期

　　E. 快速充盈期末

20. 在一个心动周期中,左心室压力升高速度最快的时期是（　　）。

　　A. 心房收缩期　　　B. 等容收缩期

　　C. 快速射血期　　　D. 减慢射血期

　　E. 等容舒张期

21. 房室瓣开放见于心动周期中的（　　）。

　　A. 等容收缩期初　　B. 等容收缩期末

　　C. 心室收缩期初　　D. 等容舒张期初

　　E. 等容舒张期末

22. 下列关于等容舒张期的描述,正确的是（　　）。
    A. 等容舒张期中,心室内压急剧下降
    B. 等容舒张期中,房室瓣处于开放状态,动脉瓣处于关闭状态
    C. 等容舒张期中,房室瓣处于关闭状态,动脉瓣处于开放状态
    D. 等容舒张期中,血液快速的由心房流入心室
    E. 等容舒张期中,心室内压急剧上升

23. 主动脉瓣关闭见于心动周期中的（　　）。
    A. 等容收缩期开始时
    B. 快速射血期开始时
    C. 等容舒张期开始时
    D. 快速充盈期开始时
    E. 减慢充盈期开始时

24. 当心脏处于全心舒张期时,（　　）。
    A. 心室达到最大充盈
    B. 房室瓣关闭
    C. 动脉瓣关闭
    D. 心室容积不变
    E. 心室内压略高于心房内压

25. 第一心音的产生主要是由于（　　）。
    A. 半月瓣关闭
    B. 半月瓣开放
    C. 房室瓣开放
    D. 房室瓣关闭
    E. 心室射血入大动脉,引起管壁振动

26. 第二心音的产生主要是由于（　　）。
    A. 心室收缩时,血液冲击半月瓣引起的振动
    B. 心室舒张时,动脉管壁弹性回缩引起的振动
    C. 心室收缩时,动脉瓣突然开放引起的振动
    D. 心室舒张时,半月瓣迅速关闭时的振动
    E. 心室收缩时,血液射入大动脉时冲击管壁的振动

27. 下列因素中,哪一项不能引起心输出量增加?（　　）
    A. 运动
    B. 紧张焦虑
    C. 贫血
    D. 代谢性酸中毒
    E. 妊娠

28. 下列哪种情况可使心输出量增加?（　　）
    A. 刺激迷走神经传出纤维
    B. 由平卧转为站立
    C. 心率加快,超过180次/分
    D. 心舒张末期容积减少
    E. 颈动脉窦内压降低

29. 关于搏出量,下述哪一项是错误的?（　　）
    A. 动脉血压升高,则等容收缩期延长,射血期缩短,搏出量减少。
    B. 心舒期时间过短,使心舒末期容积减少,搏出量减少。
    C. 回心血量增加,使心舒末期容积增加,搏出量增多。
    D. 心舒末期容积增加,则心缩末期容积也增加,搏出量减少。
    E. 心率过快,心室充盈缩短,搏出量减少。

30. 心室肌的后负荷是指（　　）。
    A. 大动脉血压
    B. 心房压力
    C. 快速射血期心室内压
    D. 减慢射血期心室内压
    E. 等容收缩期初心室内压

31. 某患者出现颈静脉怒张,双下肢水肿及肝脏肿大,最可能发生的心血管疾病是（　　）。
    A. 左心衰
    B. 右心衰
    C. 高血压
    D. 肺水肿
    E. 中心静脉压降低

32. 在心率、心肌前负荷和心肌收缩能力不变而动脉血压升高时,心室肌收缩可表现为( )。

A. 心肌张力增加,射血速度加快,搏出量增加

B. 心肌张力增加,射血期延长,搏出量增加

C. 心肌张力增加,射血期缩短,搏出量减少

D. 心肌张力减小,射血期缩短,搏出量减少

E. 心肌张力减小,射血速度加快,搏出量增加

33. 当外周阻力减小时,动脉血压的变化是( )。

A. 收缩压降低,舒张压升高

B. 收缩压升高,舒张压降低

C. 收缩压轻度升高,舒张压明显升高

D. 收缩压轻度降低,舒张压明显降低

E. 以上都错误

34. 在血管系统中起血液储存库作用的血管是( )。

A. 主动脉　　　　B. 大动脉

C. 小动脉　　　　D. 毛细血管

E. 静脉

35. 主动脉在维持舒张压和缓冲血压中起重要作用,主要是由于主动脉( )。

A. 口径大

B. 管壁厚

C. 管壁有可扩张性和弹性

D. 对血流的摩擦阻力小

E. 血流速度快

36. 在一般情况下,收缩压的高低主要反映( )。

A. 每搏输出量　　B. 心率

C. 外周阻力　　　D. 循环血量

E. 主动脉管壁弹性

37. 中心静脉压的高低取决于下列哪项关系?( )

A. 血管容量和血量

B. 动脉血压和静脉血压

C. 心脏射血能力和外周阻力

D. 心脏射血能力和静脉回心血量

E. 外周静脉压和静脉血流阻力

38. 下列因素中可使组织液生成增多的是( )。

A. 毛细血管血流速度减慢

B. 毛细血管血压升高

C. 血浆胶体渗透压升高

D. 组织液胶体渗透压降低

E. 组织液静水压升高

39. 肾病综合征时,导致患者组织水肿的原因是( )。

A. 毛细血管血压升高

B. 血浆胶体渗透压降低

C. 组织液胶体渗透压增高

D. 毛细血管壁通透性增加

E. 淋巴回流受阻

40. 生成组织液的有效滤过压等于( )。

A. (毛细血管压+组织液胶体渗透压)-(血浆胶体渗透压+组织液静水压)

B. (毛细血管压+血浆胶体渗透压)-(组织液胶体渗透压+组织液静水压)

C. (毛细血管压+组织液静水压)-(血浆胶体渗透压+组织液胶体渗透压)

D. 毛细血管压+组织液胶体渗透压+血浆胶体渗透压-组织液静水压

E. 毛细血管压+组织液静水压+组织液胶体渗透压-血浆胶体渗透压

41. 右心衰竭时,导致组织液生成增加而水肿主要原因是( )。

A. 血浆胶体渗透压降低

B. 静脉压力低

C. 组织液静水压降低

D. 组织液胶体渗透压升高

E. 毛细血管内压力增加

42. 下列情况中，能使组织液生成减少的是（　　）。

A. 大量血浆蛋白丢失

B. 毛细血管前阻力增大

C. 淋巴回流受阻

D. 右心衰竭，静脉回流受阻

E. 微动脉扩张

43. 调节心血管活动的基本中枢在（　　）。

A. 脊髓　　　　　B. 延髓

C. 脑桥　　　　　D. 大脑

E. 下丘脑

44. 降压反射的生理意义在于（　　）。

A. 降低动脉血压

B. 升高动脉血压

C. 减弱心血管活动

D. 加强心血管活动

E. 维持动脉血压相对恒定

45. 支配心脏的交感神经节后纤维释放的递质是（　　）。

A. 肾上腺素　　　B. 去甲肾上腺素

C. 乙酰胆碱　　　D. 血管升压素

E. 血管紧张素Ⅱ

46. 哺乳类动物心脏迷走神经的作用是（　　）。

A. 减慢心率，减慢传导，延长不应期，增强收缩力

B. 增加心率，加速传导，延长不应期，减弱收缩力

C. 减慢心率，减慢传导，缩短不应期，减弱收缩力

D. 增加心率，加速传导，缩短不应期，增强收缩力

E. 减慢心率，加速传导，缩短不应期，增强收缩力

47. 在正常情况下，快速维持动脉血压相对恒定主要是依靠（　　）。

A. 颈动脉窦、主动脉弓压力感受性反射

B. 颈动脉体、主动脉体化学感受性反射

C. 心肺压力感受器反射

D. 容量感受性反射

E. 以上都不是

48. 动脉血压升高时，减压反射出现，沿窦神经和主动脉神经传入冲动增加，将引起（　　）。

A. 心迷走中枢兴奋，心交感中枢抑制，缩血管中枢兴奋

B. 心迷走中枢抑制，心交感中枢兴奋，缩血管中枢抑制

C. 心迷走中枢兴奋，心交感中枢抑制，缩血管中枢抑制

D. 心迷走中枢抑制，心交感中枢兴奋，缩血管中枢兴奋

E. 心迷走中枢兴奋，心交感中枢兴奋，缩血管中枢抑制

49. 刺激心交感神经引起的心肌兴奋作用，可被下列哪一种受体的拮抗剂对抗？（　　）

A. α_1-肾上腺素能受体

B. β-肾上腺素能受体

C. M 胆碱能受体

D. N 胆碱能受体

E. α_2-肾上腺素能受体

50. 动物在实验中出现每搏输出量降低，左心室舒张末期压力降低，血压降低，分析其原因可能是（　　）。

A. 心肌收缩能力降低

B. 静脉回流减少

C. 后负荷增大

D. 心交感神经兴奋

E. 心率减慢

51. 某人，自诉常常在起床坐起或下蹲后站起感觉头晕眼花，动作快时更为严重，曾出现晕倒现象。在医院查体测血压 110/76 mmHg，Hb 125 g/L，他发生此现象的主要原因是（　　）。

A. 微动脉舒张

B. 贫血

C. 压力感受器敏感性降低

D. 心迷走中枢的紧张性过高

E. 交感缩血管中枢的紧张性较低

52. 静脉注射去甲肾上腺素后出现血压升高,心率减慢,后者出现的主要原因是( )。
　　A. 去甲肾上腺素对心脏的抑制作用
　　B. 去甲肾上腺素对血管的抑制作用
　　C. 减压反射活动加强
　　D. 减压反射活动减弱
　　E. 大脑皮质心血管中枢活动减弱

53. 冬天某人在浴室中蒸桑拿,突然晕倒,其血流动力学因素是( )。
　　A. 全身血管收缩
　　B. 心脏射血量不足
　　C. 血管舒张,血管容量增加
　　D. 血流速度增加
　　E. 血量减少

X 型题

1. 心房肌细胞具有以下哪些特性?( )
　　A. 自律性　　B. 兴奋性
　　C. 收缩性　　D. 传导性
　　E. 滞后性

2. 关于心肌细胞的 Na^+ 通道的描述,正确的是( )。
　　A. 静息电位为 $-90\ mV$ 时,处于备用状态
　　B. 动作电位去极相时,处于失活状态
　　C. 失活后心肌的兴奋性降低或丧失
　　D. 是电压门控性通道
　　E. 平台期时,处于激活状态

3. 心室肌动作电位 2 期的长短会影响( )。
　　A. 心肌兴奋性变化的有效不应期
　　B. 心肌兴奋性变化的相对不应期
　　C. 心肌兴奋性变化的超常期
　　D. 心肌的收缩能力
　　E. 心肌动作电位

4. 关于心肌细胞膜上的 Na^+-K^+ 泵的描述,正确的是( )。
　　A. 将 Na^+ 泵出细胞,将 K^+ 泵入细胞
　　B. 泵出和泵入的 Na^+、K^+ 量不等

　　C. 需要能量供应
　　D. 只在 4 期内运转
　　E. 又称 Na^+-K^+ 依赖式 ATP 酶

5. 关于快反应细胞动作电位的描述,正确的是( )。
　　A. 去极速度快　　B. 动作电位幅度大
　　C. 传导速度快　　D. 复极速度快
　　E. 0 期由 Na^+ 内流引起

6. 在心室肌细胞动作电位产生过程中,参与的离子是( )。
　　A. Ca^{2+}　　B. Na^+
　　C. K^+　　D. Mg^{2+}
　　E. Cl^-

7. 窦房结细胞生物电活动的特征是( )。
　　A. 4 期去极速度较快
　　B. 4 期去极有 Na^+ 内流
　　C. 0 期去极可被河豚毒阻断
　　D. 0 期去极速度较慢
　　E. 0 期去极有 Na^+ 内流

8. 心室肌细胞处于相对不应期时的特点是( )。
　　A. 动作电位不应期较短
　　B. 钠通道开放速度较慢
　　C. 动作电位传导速度较慢
　　D. 动作电位 0 期去极幅度较小
　　E. 兴奋性较低

9. 心肌细胞的有效不应期包括( )。
　　A. 0 期
　　B. 1 期
　　C. 平台期
　　D. 3 期复极化到 $-60\ mV$
　　E. 4 期

10. 在心动周期中,( )。
　　A. 心房收缩期比心室收缩期长
　　B. 心房收缩期比心室收缩期短
　　C. 快速射血期左心室压力最高
　　D. 心室等容收缩期,动脉瓣关闭
　　E. 心室等容舒张期,动脉瓣关闭

11. 在心动周期中房室瓣和动脉瓣均处于关闭的时期是( )。
    A. 房缩期　　　　B. 等容收缩期
    C. 射血期　　　　D. 等容舒张期
    E. 充盈期

12. 等容收缩期的特点是( )。
    A. 心室容积不发生改变
    B. 心室内压上升速度最快
    C. 房室瓣和半月瓣都关闭
    D. 心室内压低于动脉压
    E. 心室内压低于房内压

13. 等容舒张期的特点是( )。
    A. 心室容积不发生改变
    B. 房室瓣和半月瓣均关闭
    C. 房室瓣开放,半月瓣关闭
    D. 心室内压低于主动脉内压
    E. 心室内压等于心房内压

14. 快速射血期,( )。
    A. 动脉瓣开,房室瓣关
    B. 心房压低于室内压
    C. 室内压高于大动脉
    D. 室内压低于大动脉
    E. 室内压达最高值

15. 正常人安静时,每搏输出量( )。
    A. 为 60～80 mL
    B. 左右心室基本相等
    C. 与体表面积成正比
    D. 与体重成正比
    E. 交感神经兴奋时,每搏输出量增加

16. 下列哪些条件可使心输出量减少?( )
    A. 刺激迷走神经传出纤维时
    B. 切断支配心脏的交感神经时
    C. 由平卧位转变为站立时
    D. 由于颈动脉窦压力减低时
    E. 静脉注射肾上腺素

17. 决定和(或)影响每搏输出量的因素有( )。
    A. 心室舒张末期容积
    B. 大动脉内的血压
    C. 心肌收缩能力
    D. 细胞外液中的 Na^+ 浓度
    E. 细胞外液中的 Ca^{2+} 浓度

18. 一般来说,当机体心率超过 170～180 次/分时心输出量将减少,这是由于( )。
    A. 心室收缩期缩短,尤其是缓慢射血期缩短
    B. 心室舒张期缩短,缓慢充盈期缩短
    C. 心室舒张期过短,快速充盈期缩短
    D. 心室收缩期过短,快速射血期缩短
    E. 心室不能射血

19. 使心输出量明显降低的心率范围是( )。
    A. 少于 40 次/分
    B. 50～60 次/分
    C. 80～100 次/分
    D. 120～140 次/分
    E. 超过 180 次/分

20. 下列哪些情况可使心输出量减少?( )
    A. 刺激迷走神经外周端
    B. 心肌后负荷增加
    C. 颈动脉窦内压力增加
    D. 心舒末期容积增加
    E. 以上全不对

21. 下列各项中,能够使心输出量增多的是( )。
    A. 大动脉血压升高
    B. 一定范围内心率加快
    C. 心舒末期容积减小
    D. 心率不变搏出量增加
    E. 外周阻力增大

22. 衡量心脏泵血功能的指标有( )。
    A. 每搏输出量　　B. 每分输出量
    C. 心指数　　　　D. 射血分数
    E. 心脏做功

23. 依据患者的心音体征可以了解（　　）。

　　A. 心率

　　B. 心律

　　C. 瓣膜是否有异常

　　D. 确定心缩期和心舒期的起止时刻

　　E. 外周阻力

24. 心肌的收缩力量取决于（　　）。

　　A. 前负荷

　　B. 后负荷

　　C. 心肌的收缩能力

　　D. 心室充盈量

　　E. 参加收缩的心肌纤维数

25. 下列哪几期构成全心舒张期？（　　）

　　A. 快速射血期　　B. 减慢射血期

　　C. 等容舒张期　　D. 快速充盈期

　　E. 减慢充盈期

26. 正常人安静时每搏输出量（　　）。

　　A. 左心室大于右心室

　　B. 等于每分输出量除以心率

　　C. 与回心血量无关

　　D. 为 60～80 mL

　　E. 与心肌收缩力大小有关

27. 影响动脉血压的因素有（　　）。

　　A. 心输出量　　　B. 外周阻力

　　C. 体循环平均压　D. 大动脉弹性

　　E. 中心静脉压

28. 下列哪些因素可使脉压减小？（　　）

　　A. 动脉管壁弹性增大

　　B. 外周阻力增大

　　C. 心率增快

　　D. 搏出量增大

　　E. 循环血量增多

29. 大动脉管壁弹性回缩的作用是（　　）。

　　A. 使收缩压升高

　　B. 使舒张压降低

　　C. 使外周阻力增大

　　D. 使舒张压不致过低

　　E. 推动血液在心舒期继续流动

30. 下列关于大动脉壁硬化所导致的机体改变的叙述，哪些是正确的？（　　）

　　A. 动脉收缩压升高

　　B. 动脉舒张压降低

　　C. 脉压减少

　　D. 脉压增大

　　E. 对血压无影响

31. 关于中心静脉压，正确的叙述是（　　）。

　　A. 指右心房或胸腔大静脉内的压力

　　B. 波动范围在 4～12 cm

　　C. 作为控制输液量的依据

　　D. 不受呼吸运动的影响

　　E. 与心脏的射血无关

32. 人站立过久常致下肢水肿的机制是（　　）。

　　A. 下肢动、静脉压均升高，但动、静脉压差增加

　　B. 下肢静脉扩张，静脉血容量增大

　　C. 毛细血管压升高

　　D. 淋巴回流的代偿机制不能有效发挥作用

　　E. 有效滤过压增大

33. 当动脉血压骤降时，可引起（　　）。

　　A. 窦神经、主动脉神经传入冲动增加，心交感神经紧张性增加

　　B. 窦神经、主动脉神经传入冲动减少，心交感神经紧张性减弱

　　C. 心迷走神经传出冲动增加

　　D. 心交感神经传出冲动增加

　　E. 交感缩血管纤维传出冲动减少

34. 刺激心迷走神经可使（　　）。

　　A. 房室传导加速

　　B. 心率减慢

　　C. 房室传导减慢

　　D. 心肌收缩力减弱

　　E. 心肌收缩力加强

35. 肾上腺素的主要作用是（   ）。
    A. 使心肌的收缩力增强
    B. 使心率加快
    C. 使内脏和皮肤血管舒张
    D. 其主要作用是强心
    E. 使血压上升

15. 平均动脉压

16. 每搏输出量

17. 中心静脉压

二、名称解释

1. 血液循环

2. 心输出量

3. 自动节律性

4. 窦性心律

5. 异位心律

6. 期前收缩

7. 血压

8. 代偿间歇

9. 动脉血压

10. 房室延搁

11. 收缩压

12. 舒张压

13. 心动周期

14. 脉压

三、简答题

1. 心肌在一次兴奋过程中，兴奋性发生哪些变化？

2. 简述心脏射血功能的指标及生理意义。

3. 简述影响动脉血压的因素。

4. 简述影响静脉回心血量的因素。

5. 写出心血管的神经支配。各类神经末梢释放什么递质？各有何作用？

6. 简述颈动脉窦与主动脉弓压力感受性反射的反射弧组成。

7. 比较肾上腺素与去甲肾上腺素对心血管作用的异同。

第五单元　呼　吸

一、选择题

A 型题

1. 肺通气过程中,其原动力是(　　)。
   - A. 胸内压的变化
   - B. 呼吸运动
   - C. 肋间内肌与外肌的收缩
   - D. 胸内压与肺内压之差
   - E. 肺内压与大气压之差

2. 下列哪一呼吸时,肺泡内压与大气压相等?(　　)
   - A. 呼气初与呼气末
   - B. 吸气初与吸气末
   - C. 吸气初与呼气末
   - D. 吸气末与呼气末
   - E. 吸气初与呼气初

3. 形成并维持胸膜腔内处于负压环境的必要条件是(　　)。
   - A. 呼吸道存在阻力
   - B. 胸膜腔密闭
   - C. 胸膜腔内有少量浆液
   - D. 肺内压低于大气压
   - E. 吸气肌收缩

4. 关于胸内负压的叙述下列哪项是错误的?(　　)
   - A. 胸内负压＝大气压－肺的回缩力
   - B. 是维持肺扩张状态的必备条件
   - C. 其大小随胸腔和肺容量变化而变化
   - D. 可促进静脉血和淋巴液的回流
   - E. 平静吸气时为正值

5. 最大吸气后,从肺内所能呼出的最大气量称为(　　)。
   - A. 肺总量
   - B. 深吸气量
   - C. 补呼气量
   - D. 时间肺活量
   - E. 肺活量

6. 正常成人时间肺活量第 1 秒末呼出气量占肺活量的百分比是(　　)。
   - A. 60%
   - B. 63%
   - C. 83%
   - D. 96%
   - E. 99%

7. 让受试者先用力作深吸气,然后以最快的速度尽力呼出气体,分别测量第 1,2,3 秒末的呼出气量,计算其占肺活量的百分数,分别称为第 1,2,3 秒的(　　)。
   - A. 肺活量
   - B. 用力肺活量
   - C. 用力呼气量(时间肺活量)
   - D. 深吸气量
   - E. 最大通气量

8. 每分钟肺泡通气量等于(　　)。
   - A. 潮气量×呼吸频率
   - B. 肺通气量的 1/2
   - C. (潮气量－生理无效腔)×呼吸频率
   - D. 功能余气量
   - E. (肺通气量－生理无效腔)×呼吸频率

9. 设某人的肺通气量为 7 500 mL/min,呼吸频率为 20 次/分,无效腔容量为 150 mL,每分肺血流量为 5 L,他的通气/血流比值应是(　　)。
   - A. 0.7
   - B. 0.8
   - C. 0.9
   - D. 1.0
   - E. 1.1

10. 下列有关肺泡表面活性物质生理作用的叙述,哪一项是错误的?(　　)

　　A. 降低肺泡表面张力

　　B. 稳定肺泡内压

　　C. 维持肺泡于适当的扩张状态

　　D. 维持肺的回缩力

　　E. 阻止血管内水分滤入肺泡

11. 肺泡表面张力来自(　　)。

　　A. 肺泡表面活性物质

　　B. 肺泡表面液体薄层

　　C. 肺泡上皮细胞

　　D. 间质

　　E. 毛细血管基膜和内皮细胞

12. 肺换气中,测定其效率的较好指标是(　　)。

　　A. 肺与外界环境之间的气体交换

　　B. 肺泡与肺毛细血管血液之间的气体交换

　　C. 肺活量

　　D. 时间肺活量

　　E. 通气/血流比值

13. 测定肺通气效率较好指标是(　　)。

　　A. 肺泡与肺毛细血管血液之间的气体交换

　　B. 肺与外界环境之间的气体交换

　　C. 肺活量

　　D. 时间肺活量

　　E. 通气/血流比值

14. 对肺泡气中的 O_2 和 CO_2 分压变化起缓冲作用的是(　　)。

　　A. 肺通气量　　　　B. 肺活量

　　C. 功能余气量　　　D. 用力肺活量

　　E. 肺泡通气量

15. 每分钟吸入或呼出的气体量是(　　)。

　　A. 肺通气量　　　　B. 肺活量

　　C. 功能余气量　　　D. 用力肺活量

　　E. 肺泡通气量

16. 呼吸的意义主要是为机体(　　)。

　　A. 摄取 O_2 排出 CO_2

　　B. 摄取 CO 排出 O_2

　　C. 摄取 O_2 排出 N_2

　　D. 摄取 O_2 排出 CO

　　E. 摄取 CO_2 排出 O_2

17. 内呼吸是指(　　)。

　　A. 肺泡与非毛细血管血液之间的气体交换

　　B. 组织细胞和组织毛细血管血液之间的气体交换

　　C. 线粒体内外的气体交换

　　D. 细胞器之间的气体交换

　　E. 组织细胞之间的气体交换

18. 肺通气的直接动力是(　　)。

　　A. 肺内压与胸膜腔内压之差

　　B. 肺内压和大气压之差

　　C. 肺内压与气道阻力之差

　　D. 胸膜腔内压与大气压之差

　　E. 胸膜腔内压与肺内压之差

19. 平静呼吸的特点是(　　)。

　　A. 吸气是主动的、呼气是被动的

　　B. 吸气是被动的、呼气是主动的

　　C. 吸气与呼气都是主动的

　　D. 吸气与呼气都是被动的

　　E. 吸气有时是主动的、有时是被动的

20. 平静呼吸时,肺内压低于大气压的时相是(　　)。

　　A. 呼气初　　　　　B. 呼气末

　　C. 吸气初　　　　　D. 吸气末

　　E. 呼吸全程

21. 胸膜腔负压形成的主要原因是(　　)。

　　A. 肺的回缩力

　　B. 肺弹性阻力

　　C. 大气压力

　　D. 胸膜腔的密闭性

　　E. 胸廓的扩张

22. 肺泡表面活性物质分布于(　　)。
  A. 肺泡上皮　　　B. 肺泡间隙
  C. 毛细血管基膜　D. 毛细血管内皮
  E. 肺泡表面的液体层

23. 关于肺泡表面活性物质的叙述,错误的是(　　)。
  A. 由肺泡Ⅱ型细胞合成和分泌
  B. 主要成分是二棕榈酰卵磷脂
  C. 增多时可引起肺不张
  D. 减少时可引起肺水肿
  E. 减少时可增大肺弹性阻力

24. 影响肺弹性阻力的主要因素是(　　)。
  A. 胸膜腔负压
  B. 肺弹性组织的回缩力
  C. 胸膜腔浆液分子的内聚力
  D. 肺泡表面张力
  E. 胸廓弹性回位力

25. 肺泡表面活性物质的作用主要是(　　)。
  A. 降低肺泡表面张力,减小肺的顺应性
  B. 增加肺泡表面张力,增加肺的顺应性
  C. 降低肺泡表面张力,不影响肺的顺应性
  D. 增加肺泡表面张力,减小肺的顺应性
  E. 降低肺泡表面张力,增加肺的顺应性

26. 影响气道阻力的主要因素是(　　)。
  A. 气道的口径　　B. 气流的形式
  C. 气流的速度　　D. 气道的长度
  E. 气体的密度

27. 下列哪项能使呼吸道口径增大?(　　)
  A. 跨壁压减小
  B. 副交感神经兴奋
  C. 呼气时
  D. 交感神经兴奋
  E. 吸入气中 CO_2 含量增加

28. 正常成人在平静呼吸时,每次呼出或吸进的气量为(　　)。
  A. 300～350 mL　B. 400～600 mL

C. 600～700 mL　D. 500～800 mL
  E. 800～1 000 mL

29. 平静呼气末肺内的气体量是(　　)。
  A. 潮气量　　　　B. 功能余气量
  C. 肺活量　　　　D. 肺通气量
  E. 肺泡通气量

30. 肺活量等于(　　)。
  A. 补吸气量＋潮气量
  B. 潮气量＋补呼气量
  C. 补吸气量＋补呼气量
  D. 深吸气量＋补呼气量
  E. 补呼气量＋余气量

31. 某人潮气量为 500 mL,无效腔气量为 150 mL,呼吸频率为 14 次/分,其肺泡通气量约(　　)。
  A. 3 000 mL/min　B. 4 000 mL/min
  C. 5 000 mL/min　D. 6 000 mL/min
  E. 7 000 mL/min

32. 第 1 秒用力呼气量正常值为用力肺活量的(　　)。
  A. 60％　　　　　B. 70％
  C. 83％　　　　　D. 96％
  E. 99％

33. 安静时,正常成人的 V/Q 的正常值是(　　)。
  A. 0.64　　　　　B. 0.064
  C. 0.48　　　　　D. 0.84
  E. 0.084

34. 有关 O_2 运输的叙述,错误的是(　　)。
  A. 运输形式有物理溶解和化学结合两种形式
  B. O_2 的结合形式是氧合血红蛋白
  C. 血液中化学结合 O_2 量远大于物理溶解量
  D. O_2 与 Hb 的结合反应快,不需要酶的催化且可逆的
  E. 吸入高压氧主要是增加化学结合的 O_2 量

35. Hb 氧饱和度的高低主要决定于( )。
    A. Hb 的浓度   B. 氧分压
    C. 血浆 pH   D. CO_2 分压
    E. 2,3 - DPG 含量

36. 氧解离曲线通常表示( )。
    A. Hb 氧容量与 PO_2 关系的曲线
    B. Hb 氧含量与 PO_2 关系的曲线
    C. Hb 氧饱和度与 PO_2 关系的曲线
    D. O_2 在血液中溶解的量与 PO_2 关系的曲线
    E. 血中 CO_2 含量与 PO_2 关系的曲线

37. 使氧离曲线右移的因素是( )。
    A. 体温升高
    B. 血液 pH 升高
    C. 血液 PCO_2 降低
    D. 2,3 -二磷酰甘油酸减少
    E. PO_2 升高

38. 下列关于 CO 中毒的描述中,错误的是( )。
    A. Hb 与 CO 的亲和力比 O_2 大 250 倍
    B. Hb 与 CO 结合生成 HbCO
    C. CO 中毒后患者出现缺氧发绀
    D. Hb 与 CO 结合后,阻止 HbO_2 的解离
    E. Hb 与 CO 结合后,使 Hb 失去携带 O_2 的能力

39. CO_2 在血液中的运输形式最主要的是( )。
    A. 以溶解的方式在血浆中运输
    B. 以氨基甲酰血红蛋白的形式在红细胞内运输
    C. 以碳酸氢盐的形式在红细胞内运输
    D. 以碳酸氢盐的形式在血浆中运输
    E. 以碳酸的形式在血浆中运输

40. 呼吸的基本中枢位于( )。
    A. 脊髓   B. 延髓
    C. 脑桥   D. 中脑
    E. 大脑

41. 关于血液中 CO_2 对呼吸影响的叙述,错误的是( )。
    A. CO_2 是调节呼吸的重要体液因素
    B. 血液中 CO_2 升高可使外周化学感受器兴奋
    C. CO_2 可直接兴奋中枢化学感受器
    D. 血液中 CO_2 浓度过低可出现呼吸暂停
    E. 血液中 CO_2 浓度过高可出现呼吸麻痹

42. 正常情况下维持呼吸中枢兴奋性的有效刺激是( )。
    A. 血液中一定程度的缺氧
    B. 血液中一定浓度的 CO_2
    C. 血液中一定浓度的碱性物质
    D. 肺牵张感受器传入冲动
    E. 呼吸肌本体感受器的传入冲动

43. 中枢化学感受器最敏感的刺激物是( )。
    A. 血液中的 CO_2
    B. 血液中的 H^+
    C. 脑脊液中的 H^+
    D. 脑脊液中的 CO_2
    E. 脑脊液中的 PO_2 降低

44. 二氧化碳对呼吸运动的调节作用主要是通过刺激( )。
    A. 颈动脉体化学感受器
    B. 主动脉体化学感受器
    C. 肺牵张感受器
    D. 延髓中枢化学感受器
    E. 脑桥中枢化学感受器

45. 关于肺牵张反射的叙述,错误的是( )。
    A. 感受器接受肺扩张的刺激
    B. 感受器存在于支气管和细支气管壁的平滑肌内
    C. 传入纤维在迷走神经干中
    D. 可及时终止吸气,有利于吸气向呼气转化
    E. 参与成人正常节律性呼吸的形成和调控

X 型题

1. 呼吸的基本过程包括( )。
   A. 肺通气
   B. 肺换气
   C. 氧气在血液中的运输
   D. 二氧化碳在血液中的运输
   E. 组织与血液之间的气体交换

2. 关于平静呼吸时肺内压的变化的描述,正确的是( )。
   A. 吸气初,肺内压高于大气压
   B. 吸气初,肺内压低于大气压
   C. 吸气末,肺内压等于大气压
   D. 呼气初,肺内压高于大气压
   E. 呼气初,肺内压低于大气压

3. 关于胸膜腔内压的叙述,正确的是( )。
   A. 形成和维持胸膜腔负压的重要条件是胸膜腔密闭
   B. 胸膜腔负压的主要作用是维持肺的扩张状态
   C. 胸膜腔负压增大可促进血液和淋巴液的回流
   D. 吸气时,胸膜腔负压减小
   E. 胸膜腔负压表示胸膜腔内压低于大气压

4. 胸膜腔负压的生理作用有( )。
   A. 降低气道阻力
   B. 使肺处于扩张状态
   C. 使肺能随胸廓运动
   D. 促进静脉血和淋巴液回流
   E. 减少呼吸时胸膜腔容积的变化

5. 一侧开放性气胸的患者可出现( )。
   A. 吸气困难
   B. 呼气困难
   C. 回心血量减少
   D. 淋巴液回流减少
   E. 吸气时纵隔移向健侧

6. 肺通气动力必须克服哪些阻力才能实现肺通气?( )
   A. 气道阻力
   B. 胸廓的弹性阻力
   C. 肺泡的表面张力
   D. 肺的弹性回缩力
   E. 肺泡表面活性物质产生的阻力

7. 肺的回缩力主要来自( )。
   A. 胸膜腔浆液的内聚力
   B. 肺泡表面张力
   C. 肺弹性纤维
   D. 肺泡表面活性物质
   E. 肺泡 II 型细胞的分泌作用

8. 有关肺通气动力的叙述,正确的是( )。
   A. 直接动力是胸膜腔内压与大气压之差
   B. 直接动力是肺内压与大气压之差
   C. 直接动力是胸膜腔内压与肺内压之差
   D. 原动力是吸气肌的收缩运动
   E. 原动力是呼吸肌舒缩活动

9. 关于有关氧离曲线的描述,正确的是( )。
   A. 反应氧分压和 Hb 氧饱和度的关系曲线
   B. 呈 S 形,是 Hb 变构效应所致
   C. 上段最陡,保证运输氧的安全性
   D. 中段较陡,可保证机体安静时对氧的需求
   E. 下段代表 O_2 的储备

10. 肺活量包括( )。
    A. 残气量
    B. 补吸气量
    C. 潮气量
    D. 补呼气量
    E. 肺总量

11. 影响肺换气的因素有( )。
    A. 呼吸膜两侧的气体分压差
    B. 呼吸膜的厚度
    C. 呼吸膜的面积
    D. 肺泡通气量
    E. 肺血流量

12. 有关气体扩散速率,正确的是( )。

A. 与气体分压差成正比

B. 与气体溶解度成反比

C. 与体温成正比

D. 与气体分子量成正比

E. 与气体扩散距离成反比

13. 关于呼吸气体在血液中运输的描述,正确的是( )。

A. 有物理溶解和化学结合两种运输形式

B. CO_2 主要是以碳酸氢盐的形式在血浆中运输

C. CO_2 主要是以氨基甲酸血红蛋白的形式在血浆中运输

D. O_2 主要是以氧合血红蛋白的形式在红细胞内运输

E. O_2 主要是溶解在血浆中运输

14. 关于血液中 CO_2 浓度改变对呼吸变化的影响,叙述正确的是( )。

A. CO_2 是调节呼吸的重要体液因素

B. CO_2 浓度增加,可兴奋外周化学感受器

C. CO_2 浓度增加,可兴奋中枢化学感受器

D. CO_2 浓度越高,呼吸中枢兴奋性越高

E. CO_2 浓度过低,可出现呼吸暂停

15. 有关肺牵张反射的叙述,正确的是( )。

A. 参与正常人平静呼吸的调节

B. 其感受器分布在肺泡壁

C. 其传入神经为迷走神经

D. 其反射中枢在脑桥

E. 反射效应是提高呼吸频率

二、名称解释

1. 呼吸

2. 肺通气

3. 时间肺活量

4. 通气/血流比值

5. 血氧饱和度

6. 血氧含量

7. 氧离曲线

8. 肺牵张反射

9. 每分通气量

10. 肺表面活性物质

三、简答题

1. 简述呼吸的概念及呼吸的四个环节。

2. 简述胸膜腔内压的概念及其生理意义。

3. 简述 O_2 和 CO_2 在血液中的运输形式。

4. 试述 PCO_2 增高、PO_2 降低、H^+ 增加对呼吸运动的影响。

第六单元　消化和吸收

一、选择题

A型题

1. 关于消化器官神经支配的叙述,正确的是( )。
   - A. 交感神经节后纤维释放ACh递质
   - B. 所有副交感神经节后纤维末梢都释放ACh递质
   - C. 去除自主神经后,仍能完成局部反射
   - D. 自主神经对内在神经无调制作用
   - E. 内在神经丛仅存在于黏膜下和平滑肌之间

2. 关于胃的排空,正确的是( )。
   - A. 副交感神经兴奋延缓排空
   - B. 通常排空最快的食物是脂肪
   - C. 动力是胃和十二指肠之间的压力差
   - D. 固体食物比流质食物排空快
   - E. 一般混合食物需时6～8小时

3. 下列食物排空速度顺序正确的是( )。
   - A. 脂肪、糖、蛋白质
   - B. 糖、蛋白质、脂肪
   - C. 蛋白质、糖、脂肪
   - D. 蛋白质、脂肪、糖
   - E. 以上均是

4. 关于胃液的作用,以下正确的是( )。
   - A. 保护肠黏膜免受盐酸的侵蚀
   - B. 迅速激活胰蛋白酶原
   - C. 水解胆固醇
   - D. 促进脂溶性维生素的吸收
   - E. 有助于小肠内铁和钙的吸收

5. 以下对于胃酸的叙述,错误的是( )。
   - A. 由壁细胞分泌
   - B. 基础酸分泌有昼夜节律
   - C. 可反馈抑制胃酸分泌
   - D. 泌酸是被动扩散过程
   - E. "餐后碱潮"与胃泌酸有关

6. 对胃酸作用的叙述,错误的是( )。
   - A. 有助于小肠中铁和钙的吸收
   - B. 保护胃黏膜
   - C. 抑菌、杀菌
   - D. 促进胰液、胆汁、小肠液分泌
   - E. 可激活胃蛋白酶原,提供其所需的酸性环境,并使蛋白质变性

7. 胃液可以使( )。
   - A. 分解糖类
   - B. 蛋白质分解为䏡和胨
   - C. 蛋白质分解成氨基酸
   - D. 脂肪分解成脂肪酸
   - E. 淀粉分解成麦芽糖

8. 关于胃黏膜自身保护作用的叙述,正确的是( )。
   - A. 覆盖于胃黏膜表面的黏液 - HCO_3^- 屏障,可防止 H^+ 和胃蛋白酶的侵蚀
   - B. 胃黏膜上皮细胞顶部的细胞膜与相邻细胞间的紧密连接,有防止 H^+ 透过的作用
   - C. 胃黏膜血流十分丰富,为胃黏膜细胞提供了丰富的代谢原料
   - D. 胃黏膜局部还存在着自身保护性物质
   - E. 以上均是

9. 不构成胃自身保护作用的是（　　）。
   A. 胃表面有一层厚的黏液层
   B. 胃黏膜腔面膜和细胞间的紧密连接构成的黏膜屏障
   C. 胃黏膜上皮细胞分泌的 HCO_3^-
   D. 胃黏膜上有许多皱褶
   E. 胃壁细胞分泌内源性前列腺素类物质

10. 下列对于小肠分节运动的作用，错误的是（　　）。
   A. 促进化学性消化
   B. 促进吸收
   C. 推进食糜
   D. 促进血液和淋巴回流
   E. 使小肠保持一定的形状

11. 对胰液作用的叙述，错误的是（　　）。
   A. 碳酸氢盐有保护肠黏膜，提供小肠多种消化酶活动所必需的 pH 环境的作用
   B. 胰蛋白酶和糜蛋白酶可将蛋白质分解为䏡和胨，它们协同作用时，分解能力加强
   C. 胰淀粉酶可水解淀粉为麦芽糖的酶
   D. 胰脂肪酶是消化脂肪的主要消化酶
   E. 胰液中没有水解多肽、核糖核酸和脱氧核糖核酸

12. 对胰脂肪酶的叙述，错误的是（　　）。
   A. 是消化脂肪的主要消化酶
   B. 分解脂肪为甘油、甘油一酯和脂肪酸
   C. 在肠激酶协同下才发挥作用
   D. 最适 pH 为 7.5~8.5
   E. 缺乏可导致脂肪泻

13. 以下关于胆汁的叙述，正确的是（　　）。
   A. 非消化期无胆汁分泌
   B. 消化期时只有胆囊胆汁排入小肠
   C. 胆汁中含有脂肪消化酶
   D. 胆汁中与消化有关的成分是胆盐
   E. 胆盐可促进蛋白质的消化和吸收

14. 胆盐的肠肝循环可以促进（　　）。
   A. 肠运动　　　　B. 胃运动
   C. 胆囊收缩　　　D. 肝细胞分泌胆汁
   E. 以上均是

15. 在胃中能被吸收的物质是（　　）。
   A. 蛋白质的消化作用
   B. 水和乙醇　　　C. 无机盐
   D. 维生素 C　　　E. 葡萄糖

16. 下列关于铁吸收的叙述，错误的是（　　）。
   A. 主要在十二指肠和空肠吸收
   B. 急性失血患者、孕妇、儿童对铁的需要量增加，铁的吸收也增加
   C. 铁在碱性环境中易溶解而便于被吸收
   D. 维生素 C 能将高铁还原为亚铁而促进铁的吸收
   E. 食物中的铁绝大部分是三价的高铁形式，不易被吸收

17. 关于蛋白质的吸收，错误的是（　　）。
   A. 吸收的主要形式是氨基酸
   B. 吸收机制是继发性主动转运
   C. 刷状缘上存在着三类转运氨基酸的转运体
   D. 少量的二肽、三肽也能被小肠吸收
   E. 其分解产物氨基酸也可以通过淋巴途径吸收

18. 糖被吸收的分子形式是（　　）。
   A. 单糖　　　　　B. 寡糖
   C. 多糖　　　　　D. 麦芽糖
   E. 淀粉

19. 以下关于脂肪吸收的叙述，正确的是（　　）。
   A. 脂肪酸、甘油一酯、甘油及胆固醇均可被小肠黏膜上皮细胞吸收
   B. 进入细胞内的脂肪酸、甘油一酯等的去路取决于脂肪酸分子的大小
   C. 脂肪吸收有血液和淋巴两种途径
   D. 脂肪的吸收途径主要以淋巴为主
   E. 以上均是

X 型题

1. 交感神经对消化器官的作用是（   ）。
   A. 节后纤维释放肾上腺素
   B. 节后纤维释放去甲肾上腺素
   C. 兴奋时胃肠括约肌收缩
   D. 消化腺分泌增多
   E. 促进胃排空

2. 副交感神经对消化器官的作用是（   ）。
   A. 节后纤维释放去甲肾上腺素
   B. 大多数节后纤维释放乙酰胆碱
   C. 兴奋时胃肠括约肌收缩
   D. 消化腺分泌增多
   E. 胃肠蠕动增强

3. 属于胃运动形式的有（   ）。
   A. 紧张性收缩   B. 容受性舒张
   C. 蠕动   D. 分节运动
   E. 袋状往返运动

4. 促进胃排空的因素有哪些？（   ）
   A. 促胃液素
   B. 迷走—迷走反射
   C. 肠—胃反射
   D. 促胰液素
   E. 以上都是

5. 能分解食物中的淀粉的消化液有（   ）。
   A. 唾液   B. 胃液
   C. 胰液   D. 小肠液
   E. 胆汁

6. 下列描述胃液的作用，正确的是（   ）。
   A. 分解蛋白质   B. 分解淀粉
   C. 分解脂肪   D. 杀菌
   E. 间接引起胰液、胆汁分泌

7. 关于黏液- HCO_3^- 屏障的作用，正确的是（   ）。
   A. 防止胃黏膜的机械损伤
   B. 中和胃酸
   C. 减弱胃蛋白酶对胃黏膜侵蚀
   D. 减弱 H^+ 对胃黏膜的侵蚀

   E. 防止 Na^+ 从黏膜向胃腔扩散

8. 下列哪些属于小肠运动形式？（   ）
   A. 蠕动   B. 分节运动
   C. 容受性收缩   D. 多袋推进运动
   E. 袋状往返运动

9. 以下对于小肠分节运动的叙述，正确的是（   ）。
   A. 是以环行肌为主的节律性收缩和舒张运动
   B. 能使食糜和小肠内消化液混合
   C. 推送食糜从小肠进入大肠
   D. 使食糜与肠壁紧密接触
   E. 有助于血液和淋巴回流

10. 下列哪些不是胰液的作用？（   ）
    A. 分解蛋白质   B. 分解淀粉
    C. 分解脂肪   D. 乳化脂肪
    E. 促进脂溶性维生素的吸收

11. 以下对于三大营养物质吸收的叙述，正确的是（   ）。
    A. 一切糖类都必须转变为单糖才能吸收
    B. 蛋白质以氨基酸形式被吸收
    C. 葡萄糖、氨基酸和脂肪酸都是主动吸收
    D. 葡萄糖和氨基酸通过毛细血管入血
    E. 长链脂肪酸经淋巴管吸收

12. 下列可随脂肪吸收的维生素有（   ）。
    A. 维生素 A   B. 维生素 B 族
    C. 维生素 D   D. 维生素 E
    E. 维生素 K

13. 需钠泵参与才能被吸收的物质有（   ）。
    A. 葡萄糖   B. 氨基酸
    C. 脂肪酸   D. 铁
    E. 维生素 A

二、名称解释

1. 消化

2. 吸收

3. 胃排空

4. 黏液 – HCO_3^- 屏障

5. 分节运动

三、简答题

1. 试述胃液的成分和作用。

2. 试述胰液的成分和作用。

3. 为什么说小肠是吸收的主要部位？

第七单元　能量代谢和体温

一、选择题

A 型题

1. 影响能量代谢的最主要因素是（　　）。
   - A. 肌肉活动
   - B. 环境温度
   - C. 食物的特殊动力作用
   - D. 精神活动
   - E. 体温变化

2. 患下列哪种疾病时，对基础代谢率影响最明显？（　　）
   - A. 白血病
   - B. 糖尿病
   - C. 红细胞增多症
   - D. 肾上腺皮质功能不全
   - E. 甲状腺功能亢进

3. 基础代谢率的实测值与正常值相比，正常变动范围是（　　）。
   - A. ±5%
   - B. ±(5%~10%)
   - C. ±(10%~15%)
   - D. ±20%
   - E. ±(20%~30%)

4. 下列关于基础代谢率的叙述，哪项是正确的？（　　）
   - A. 代谢率是最低的
   - B. 能量消耗只用于维持一些基本的生命活动
   - C. 男性比女性低
   - D. 与体重成正比
   - E. 体温每升高 1 摄氏度，基础代谢率将升高 30% 左右

5. 下列哪种生理情况下代谢率最低的是（　　）。
   - A. 基础条件下
   - B. 睡眠时
   - C. 早晨、清醒时
   - D. 平卧时
   - E. 进食 12 小时后

6. 下列关于体温的叙述，哪项不正确？（　　）
   - A. 指机体深部组织的平均温度
   - B. 腋窝温度正常值为 36.0℃~37.4℃
   - C. 成年男性的平均体温比女性高
   - D. 视交叉上核很可能是体温日节律的控制中心
   - E. 生育年龄女性的基础体温在排卵日最低

7. 酒精擦浴降温主要是增加了皮肤的（　　）。
   - A. 辐射散热
   - B. 传导散热
   - C. 对流散热
   - D. 蒸发散热
   - E. 散热面积

8. 人在寒冷环境中，主要依靠哪种方式增加产热量？（　　）
   - A. 寒颤性产热
   - B. 非寒颤性产热
   - C. 内脏代谢增加
   - D. 甲状腺激素分泌增加
   - E. 脑代谢增加

9. 正常人的直肠温、口腔温和腋窝温的关系是( )。

A. 口腔温＞腋窝温＞直肠温

B. 直肠温＞腋窝温＞口腔温

C. 直肠温＞口腔温＞腋窝温

D. 腋窝温＞口腔温＞直肠温

E. 口腔温＞直肠温＞腋窝温

10. 在下列论述中错误的是( )。

A. 新生儿的体温易波动

B. 清晨 2 点到 6 点体温最低

C. 午后 1 点到 6 点体温最高

D. 情绪激动时体温可上升

E. 女子体温低于同龄男子

11. 用冰袋和冰帽给高热患者降温属于( )。

A. 辐射散热

B. 传导散热

C. 对流散热

D. 皮肤蒸发散热

E. 不感蒸发散热

12. 女性的基础体温随月经周期而变动,可能与下列哪种激素有关?( )

A. 胰岛素

B. 孕激素

C. 雌激素

D. 肾上腺激素

E. 甲状腺激素

13. 当外界温度等于或高于皮肤温度时,机体的唯一散热形式是( )。

A. 辐射散热

B. 传导散热

C. 对流散热

D. 蒸发散热

E. 辐射和对流散热

X 型题

1. 基础状态是指( )。

A. 清晨静卧

B. 精神安宁

C. 禁食 12 小时以上

D. 清晨睡眠

E. 环境温度等于皮肤温度

2. 影响能量代谢的因素是( )。

A. 肌肉活动

B. 环境温度

C. 精神紧张

D. 进食

E. 食物的种类

3. 下列关于能量代谢率的叙述,哪些是正确的?( )

A. 体重相同的人,其基础代谢率相同。

B. 基础状态下的能量代谢率并非最低。

C. 基础代谢率的测定有助于对甲状腺疾病的诊断。

D. 实测值同正常值比较,相差在 ±10% ~15% 之内都属于正常。

E. 基础代谢率与体表面积之间具有比例关系。

4. 使能量代谢率增加的因素是( )。

A. 肌紧张增加

B. 环境温度过低

C. 全蛋白饮食

D. 环境温度过高

E. 恐惧

5. 当机体处于寒冷环境时,维持体热平衡的途径有( )。

A. 寒颤

B. 提高代谢率

C. 提高皮肤温度

D. 甲状腺激素分泌增多

E. 肾上腺激素分泌增多

6. 与辐射散热有关的直接因素是( )。

A. 风速

B. 皮下脂肪厚度

C. 体表面积

D. 皮肤与环境温差

E. 接触物导热性能

7. 风速能明显影响下列哪些散热方式?
（　　）
　　A. 传导　　　B. 对流
　　C. 辐射　　　D. 不感蒸发
　　E. 发汗

8. 属于体温生理性变动的是（　　）。
　　A. 每日体温的波动范围不超过 1℃
　　B. 女性比男性体温略高
　　C. 活动可使体温升高
　　D. 饮食可使体温升高
　　E. 麻醉可使体温升高

二、名称解释

1. 体温

2. 基础代谢率

第八单元　排　泄

一、选择题

A 型题

1. 正常成人的肾小球滤过率平均值约为（　　）。
    A. 100 mL/min 以下
    B. 125 mL/min
    C. 100～500 mL/min
    D. 1～2 L/min
    E. 180 L/day

2. 肾小球滤过率是指（　　）。
    A. 每分钟两侧肾脏生成的超滤液量
    B. 每分钟单侧肾脏生成的超滤液量
    C. 每分钟两侧肾脏生成的尿量
    D. 每分钟一侧肾脏生成的尿量
    E. 每分钟两侧肾脏的血浆流量

3. 与血浆相比,原尿中化学成分含量明显改变的是（　　）。
    A. 水　　　　　　B. Na^+、K^+
    C. 葡萄糖　　　　D. 蛋白质
    E. 尿素

4. 滤过分数是指肾小球滤过率与肾血浆流量的比值,正常成人流经肾脏的血浆约有（　　）被滤过。
    A. 10%　　　　　B. 19%
    C. 29%　　　　　D. 39%
    E. 49%

5. 正常情况下,以下哪种物质不能通过肾小球滤过膜?（　　）
    A. Na^+、K^+　　　B. 葡萄糖
    C. 血浆蛋白　　　D. 尿素

E. 水

6. 原尿中几乎不含蛋白质,原因是（　　）。
    A. 血浆蛋白分子较大,不能通过滤过膜上的孔道
    B. 滤过膜上带负电荷的成分排斥血浆蛋白滤过
    C. 滤过膜上带正电荷的成分排斥血浆蛋白滤过
    D. 肾小管和集合管可将滤过的蛋白质重吸收
    E. 滤过膜上孔的大小和带负电荷的成分共同作用

7. 促使肾小球内血浆滤出的直接动力是（　　）。
    A. 入球小动脉血压
    B. 肾小球毛细血管血压
    C. 出球小动脉血压
    D. 全身动脉血压
    E. 肾动脉血压

8. 下列哪种情况不会导致肾小球滤过率降低?（　　）
    A. 急性肾小球肾炎
    B. 严重缺血
    C. 严重缺氧
    D. 快速静脉滴注生理盐水
    E. 输尿管结石

9. 下列可使肾小球滤过率增加的是（　　）。
    A. 肾小球毛细血管血压降低
    B. 血浆胶体渗透压下降
    C. 肾小囊内压增高
    D. 血浆胶体渗透压升高
    E. 肾小球的血浆流量减少

10. 下列可使肾小球滤过率降低的是（　　）。

  A. 注射甘露醇

  B. 注射去甲肾上腺素

  C. 注射抗利尿激素

  D. 快速静脉滴注生理盐水

  E. 快速注射高浓度葡萄糖溶液

11. 临床上肾炎病人出现蛋白尿是因为（　　）。

  A. 有效滤过压升高

  B. 滤过膜面积增大

  C. 滤过膜通透性降低

  D. 肝脏合成蛋白质增加

  E. 滤过膜上的糖蛋白减少或消失

12. 正常情况下，肾小球的滤过率大小主要取决于（　　）。

  A. 肾血浆流量的改变

  B. 滤过膜面积的改变

  C. 滤过膜通透性的改变

  D. 毛细血管血压的改变

  E. 囊内压的改变

13. 急性肾小球肾炎患者出现少尿的主要原因是（　　）。

  A. 肾小球滤过率降低

  B. 肾小球滤过率升高

  C. 滤过膜的通透性降低

  D. 滤过膜的面积增大

  E. 肾血浆流量减少

14. 对于肾小球滤过作用的描述，不正确的是（　　）。

  A. 肾小球毛细血管静水压是促使超滤液生成的力量

  B. 肾小球毛细血管血浆胶体渗透压是对抗超滤液生成的力量

  C. 肾小囊内压是对抗超滤液生成的力量

  D. 肾小囊内液胶体渗透压是促使超滤液生成的力量

  E. 一般情况下肾小球毛细血管的全长均有超滤液生成

15. 各段肾小管中重吸收物质量最大的是（　　）。

  A. 近端小管 B. 髓袢降支

  C. 髓袢升支 D. 远端小管

  E. 集合管

16. 正常情况尿中并无葡萄糖是因为（　　）。

  A. 葡萄糖分子量大不能被肾小球滤过

  B. 原尿中的葡萄糖在近端小管被全部重吸收

  C. 原尿中的葡萄糖在远曲小管被全部重吸收

  D. 原尿中的葡萄糖在肾小管中被全部氧化利用

  E. 原尿中的葡萄糖在集合管被全部氧化利用

17. 正常人当血糖浓度达（　　）时，尿中开始出现葡萄糖，此时的血浆葡萄糖浓度称为肾糖阈。

  A. 80～100 mg/dL

  B. 100～120 mg/dL

  C. 120～160 mg/dL

  D. 160～180 mg/dL

  E. 180～200 mg/dL

18. 小管液中 $65\%～70\%$ 的 Na^+ 被重吸收的部位是（　　）。

  A. 近端小管 B. 髓袢降支

  C. 髓袢升支 D. 远端小管

  E. 集合管

19. 在肾小管中，对水容易通透而对 Na^+ 不容易通透的部位是（　　）。

  A. 近端小管

  B. 髓袢降支细段

  C. 髓袢升支细段

  D. 髓袢升支粗段段

  E. 远曲小管

20. 近端小管对 Na^+ 的重吸收可促进以下哪些物质的重吸收?(   )

    A. H^+、K^+

    B. H_2O、Cl^-、HCO_3^-

    C. K^+、Cl^-

    D. H^+、Cl^-

    E. H_2O、K^+

21. 下列哪项与肾小球滤过率无关?(   )

    A. 肾血浆流量

    B. 有效滤过压

    C. 血浆晶体渗透压

    D. 血浆胶体渗透压

    E. 滤过膜面积及通透性

22. 输尿管结石引起尿量减少的主要原因是(   )。

    A. 肾血浆流量减少

    B. 肾小球毛细血管血压降低

    C. 肾小囊内压升高

    D. 肾小球滤过膜面积减少

    E. 肾小球血浆胶体渗透压升高

23. 渗透性利尿现象是指(   )。

    A. 一次大量饮清水使尿量增多

    B. 静脉滴注大量液体使尿量增多

    C. 抗利尿激素分泌减少使尿量增多

    D. 肾小管液中溶质浓度升高使尿量增多

    E. 醛固酮分泌减少引起尿量增多

24. 糖尿病患者尿量增多的根本原因是(   )。

    A. 多饮摄入过多水分出现水利尿

    B. 抗利尿激素分泌减少

    C. 渗透性利尿

    D. 醛固酮的释放减少

    E. 肾素释放减少

25. 静脉注射甘露醇利尿的机制是(   )。

    A. 水利尿

    B. 渗透性利尿

    C. 抗利尿激素分泌减少

    D. 血浆胶体渗透压降低

    E. 肾小管内溶质浓度降低

26. 大量饮用清水后尿量增多的机制是(   )。

    A. 渗透性利尿

    B. 水利尿

    C. 血浆晶体渗透压升高

    D. 血浆胶体渗透压升高

    E. 肾血浆流量减少

27. 调节人体水平衡最重要的激素是(   )。

    A. ADH   B. 肾素

    C. 血管紧张素   D. 醛固酮

    E. 心房钠尿肽

28. 当出现严重腹泻时尿量也减少,最主要的原因是(   )。

    A. 肾血浆流量减少

    B. 肾小球滤过膜面积减小

    C. 肾小球有效滤过压减少

    D. ADH 分泌增加

    E. 醛固酮分泌增加

29. 当机体出现酸中毒时,可导致(   )。

    A. 血 Na^+ 升高   B. 血 K^+ 升高

    C. 血 Cl^- 升高   D. 循环血量增加

    E. 血压升高

30. 关于 Na^+ 重吸收的叙述,不正确的是(   )。

    A. 肾小管和集合管各段均能重吸收 Na^+

    B. Na^+ 的重吸收常伴有 Cl^- 和水的重吸收

    C. 远曲小管和集合管对 Na^+ 的重吸收受醛固酮调节

    D. Na^+ 的重吸收大部分在近端小管

    E. Na^+ 的重吸收常伴有 HCO_3^- 的重吸收

31. 正常人 K^+ 摄入多,由肾脏排出的也多,其主要原因是(   )。

    A. 近端小管分泌 K^+ 增多

    B. 近端小管重吸收 K^+ 减少

    C. 远曲小管和集合管分泌 K^+ 增多

    D. 远曲小管和集合管重吸收 K^+ 减少

    E. 髓袢重吸收 K^+ 减少

32. 决定终尿量多少的最关键部位是（　　）。
    A. 肾小球
    B. 近端小管
    C. 远端小管
    D. 髓袢
    E. 远曲小管和集合管

33. 实验中给家兔静脉注射20％葡萄糖溶液5 mL，引起尿量增多的机制是（　　）。
    A. 肾小球血浆流量增加
    B. 肾小球有效滤过压升高
    C. 血浆晶体渗透压升高
    D. 肾小管液中溶质浓度升高
    E. 血糖浓度增加

34. 以下能促进抗利尿激素释放的因素是（　　）。
    A. 血浆晶体渗透压升高
    B. 血浆晶体渗透压下降
    C. 血浆胶体渗透压升高
    D. 血浆胶体渗透压下降
    E. 循环血量增多

35. 调节抗利尿激素释放的渗透压感受器位于（　　）。
    A. 延髓
    B. 肾脏的球旁细胞
    C. 肾脏的致密斑
    D. 下丘脑
    E. 以上都是

36. 尿崩症的发生与下列哪种激素缺乏有关？（　　）
    A. 抗利尿激素
    B. 肾素
    C. 血管紧张素
    D. 醛固酮
    E. 心房钠尿肽

37. 运动后大量出汗时尿量减少主要是由于（　　）。
    A. 血浆晶体渗透压降低引起的血管升压素分泌增多
    B. 血浆晶体渗透压升高引起的血管升压素分泌增多
    C. 血浆晶体渗透压降低引起的血管升压素分泌减少
    D. 血浆晶体渗透压升高引起的血管升压素分泌减少
    E. 血容量减少

38. 以下哪种情况将使醛固酮分泌增多？（　　）
    A. 血 Na^+ 升高
    B. 血 Na^+ 降低
    C. 血 K^+ 降低
    D. 血 Cl^- 升高
    E. 水的重吸收增多

39. 血管升压素的主要生理作用是（　　）。
    A. 血中雌激素水平极低
    B. 减小肾小球滤过膜的通透性
    C. 增加远曲小管和集合管对水的通透性
    D. 促进肾小管对钠的重吸收
    E. 促进肾的保钠排钾作用

X 型题

1. 与 Na^+ 重吸收有关的是（　　）。
    A. H_2O 的重吸收
    B. 葡萄糖的重吸收
    C. Cl^- 的重吸收
    D. H^+ 的分泌
    E. K^+ 的分泌

2. 能促进肾上腺皮质球状带分泌醛固酮的是（　　）。
    A. 抗利尿激素
    B. 血管紧张素
    C. 血钾浓度升高
    D. 血钠浓度升高
    E. 心房钠尿肽

3. 影响肾小管、集合管对水调节性重吸收的因素是( )。

    A. 肾小球滤过功能

    B. 肾小管上皮细胞通透性

    C. 小管液溶质浓度

    D. 抗利尿激素

    E. 肾间质高渗梯度

4. 肾小管对 H^+ 分泌增多,可促使( )。

    A. K^+ 的分泌

    B. HCO_3^- 的重吸收

    C. Cl^- 的分泌

    D. NH_3 的分泌

    E. 葡萄糖的重吸收

5. 使尿量增多的方法有( )。

    A. 大量饮清水

    B. 剧烈运动

    C. 注射垂体后叶素

    D. 静脉输入大量生理盐水

    E. 静脉输入大量高渗葡萄糖

6. 尿生成的基本过程包括( )。

    A. 肾小球滤过

    B. 肾小管和集合管的重吸收

    C. 肾小管和集合管的分泌

    D. 膀胱的贮尿功能

    E. 排尿反射

7. 关于肾小管对 Na^+ 的重吸收,下列叙述正确的是( )。

    A. 近端小管的重吸收量最大

    B. 大多为主动重吸收

    C. 近端小管为等渗性. 定比性重吸收

    D. 在远端小管和集合管受醛固酮调节

    E. 常伴有其他物质的转运

二、名称解释

1. 肾小球滤过率

2. 滤过分数

3. 肾糖阈

4. 球—管平衡

5. 渗透性利尿

6. 水利尿

7. 多尿

8. 少尿

9. 无尿

三、简答题

1. 试述原尿生成的基本过程。

2. 试述影响肾小球滤过的因素。

3. 简述抗利尿激素的来源作用和分泌调节。

4. 简述肾素、血管紧张素、醛固酮的来源作用和分泌调节。

四、综合分析题

某人高温作业时大量出汗,请据此说明人体的功能变化及其调节过程。

第九单元　感觉器官

一、选择题

A 型题

1. 远处物体光线聚焦于视网膜之前称为（　　）。
   A. 正视　　　　　B. 近视
   C. 远视　　　　　D. 老视
   E. 散光

2. 眼的调节力大小主要取决于（　　）。
   A. 角膜　　　　　B. 瞳孔
   C. 房水　　　　　D. 晶状体
   E. 视网膜

3. 视黄醛可由下列哪种物质转变而来？
   （　　）
   A. 维生素 D　　　B. 维生素 E
   C. 维生素 A　　　D. 维生素 B_2
   E. 维生素 K

4. 正常情况下声波传向内耳的主要途径是
   （　　）。
   A. 外耳→鼓膜→听骨链→圆窗→内耳
   B. 外耳→鼓膜→听骨链→前庭窗→内耳
   C. 外耳→咽鼓管→中耳→内耳
   D. 颅骨→耳蜗内淋巴
   E. 外耳→鼓膜→鼓室内空气→圆窗→
      内耳

5. 远视眼患者应佩戴（　　）。
   A. 凹透镜　　　　B. 凸透镜
   C. 平面透镜　　　D. 圆柱透镜
   E. 棱镜

6. 近视眼患者应佩戴（　　）。
   A. 凹透镜　　　　B. 凸透镜
   C. 平面透镜　　　D. 圆柱透镜
   E. 棱镜

7. 散光患者应佩戴（　　）。
   A. 凹透镜　　　　B. 凸透镜
   C. 平面透镜　　　D. 圆柱透镜
   E. 棱镜

8. 有关近视的下列叙述错误的是（　　）。
   A. 近点较正视眼短
   B. 可因眼的折光力过强而形成
   C. 可因眼球前后径过长而形成
   D. 平行光线聚焦于视网膜之后
   E. 可用凹透镜矫正

9. 下列有关瞳孔对光反射的叙述，错误的是
   （　　）。
   A. 强光照射时，瞳孔缩小
   B. 反射效应为双侧性
   C. 阿托品可使该反射减弱或消失
   D. 传出神经在前庭神经之中
   E. 反射中枢在中脑

10. 椭圆囊斑毛细胞的适宜刺激是（　　）。
    A. 正负角加速运动
    B. 旋转变速运动
    C. 直线变速运动
    D. 水平方向直线匀速运动
    E. 垂直方向匀速运动

11. 鼓膜穿孔可引起（　　）。
    A. 感音性耳聋
    B. 传音性耳聋
    C. 听力不受影响
    D. 高频听力受损
    E. 低频听力受损

12. 全耳蜗病变可导致（　　）。
A. 感音性耳聋
B. 传音性耳聋
C. 听力不受影响
D. 高频听力受损
E. 低频听力受损

13. 耳蜗底部受损可导致（　　）。
A. 感音性耳聋
B. 传音性耳聋
C. 听力不受影响
D. 高频听力受损
E. 低频听力受损

X 型题

1. 眼视近物时，眼的调节会出现（　　）。
A. 瞳孔缩小
B. 晶状体凸透增加
C. 睫状肌收缩
D. 双眼球汇聚
E. 悬韧带松弛

2. 视杆细胞的特点有（　　）。
A. 光敏感度高
B. 对物体的分辨力强
C. 不能分辨颜色
D. 主要分布于视网膜周边
E. 与色盲的发生有关

3. 老视眼的特点有（　　）。
A. 近点远移
B. 折光体的折光力正常
C. 视近物不清
D. 视远物时不需调节
E. 视近物时需戴凸透镜

4. 视锥细胞的特点是（　　）。
A. 感光色素为视紫红质
B. 主要受强光刺激
C. 与夜盲症的发生有关
D. 主要分布于视网膜中央部
E. 可受不同颜色的光线刺激

5. 视近物时眼的调节包括（　　）。
A. 晶状体变凸
B. 眼球汇聚
C. 瞳孔近反射
D. 瞳孔对光反射
E. 其他

6. 下列有关视紫红质的叙述，正确的是
（　　）。
A. 为视杆细胞的视色素
B. 为视锥细胞的视色素
C. 由视蛋白和视黄醛在光照下合成
D. 在暗处分解为视蛋白和视黄醛
E. 为夜光觉的物质基础

7. 眼视近物时瞳孔缩小的意义是（　　）。
A. 减少入眼光量
B. 增加折光系统的折光能力
C. 减少球面像差
D. 减少色像差
E. 增加视觉清晰度

8. 与听觉形成有关的是（　　）。
A. 声波　　　　　B. 中耳
C. 前庭器官　　　D. 听神经
E. 皮层听觉中枢

9. 关于前庭器官描述正确的是（　　）。
A. 通过囊斑检测直线加速度
B. 经壶腹脊检测角加速度
C. 在膜质半规管中存在内淋巴
D. 经第 8 对脑神经与中枢神经联系
E. 壶腹脊中有毛细胞，对内淋巴改变
敏感

二、名称解释

1. 视力

2. 视野

第十单元　中枢神经系统

一、选择题

A型题

1. 兴奋性突触后电位是指突触后膜发生（　　）。

    A. K^+通透性增加

    B. Na^+通透性增加

    C. Ca^{2+}通透性增加

    D. Mg^{2+}通透性增加

    E. Cl^-通透性增加

2. 抑制性突触后电位是指突触后膜发生（　　）。

    A. 极化　　　　B. 去极化

    C. 超极化　　　D. 复极化

    E. 反极化

3. 神经纤维传导兴奋的特征不包括（　　）。

    A. 生理完整性　　B. 绝缘性

    C. 双向传导　　　D. 时间延搁

    E. 相对不疲劳性

4. 脑干网状结构严重损伤时,导致（　　）。

    A. 感觉过敏　　B. 极度疼痛

    C. 昏睡不醒　　D. 肌紧张

    E. 内脏活动增强

5. 维持躯体姿势最基本的反射是（　　）。

    A. 肌紧张

    B. 屈肌反射

    C. 对侧伸肌反射

    D. 脊髓中枢被破坏

    E. 传入和传出神经纤维被切断

6. 站立不稳,步态蹒跚,不能完成精巧动作,可能损伤的是（　　）。

    A. 丘脑　　　　B. 脑干

    C. 脊髓　　　　D. 小脑

    E. 大脑

7. 关于抑制性突触后电位的产生,叙述正确的是（　　）。

    A. 对 Ca^{2+}、K^+通透性增大

    B. 突触前轴突末梢超极化

    C. 突触后膜出现超极化

    D. 突触后膜出现去极化

    E. 突触后膜出现复极化

8. 支配肾上腺髓质的神经纤维为（　　）。

    A. 副交感节前纤维

    B. 副交感节后纤维

    C. 交感节前纤维

    D. 交感节后纤维

    E. 躯体运动神经纤维

9. 交感神经兴奋时可引起（　　）。

    A. 瞳孔缩小

    B. 逼尿肌收缩

    C. 消化道平滑肌收缩

    D. 有孕子宫收缩

    E. 子气管平滑肌收缩

10. 关于轴浆运输的叙述,以下哪一项是错误的?（　　）

    A. 具有逆向运输方式

    B. 具有顺向运输方式

    C. 缺氧对轴浆运输无影响

    D. 神经生长因子可以轴浆运输方式从末梢转运至胞体

    E. 狂犬病病毒可以轴浆运输方式从末梢转运至胞体

11. 关于突触传递的叙述,下列哪一项是正确的?(　　)

    A. 双向传递　　　B. 不易疲劳

    C. 突触延搁　　　D. 不能总和

    E. 刺激停止后,传出冲动也立即停止

12. 副交感神经兴奋时促进(　　)。

    A. 甲状腺激素分泌

    B. 胰高血糖素分泌

    C. 糖原分解

    D. 胰岛素分泌

    E. 肾上腺素

13. 脊髓前角 α 运动神经元释放的递质是(　　)。

    A. 乙酰胆碱

    B. 肾上腺素

    C. 去甲肾上腺素

    D. 多巴胺

    E. 5-羟色胺

14. 大多数交感神经节后纤维释放的递质是(　　)。

    A. 5-羟色胺

    B. 多巴胺

    C. 去甲肾上腺素

    D. 肾上腺素

    E. 乙酰胆碱

15. 兴奋性突触后电位与抑制性突触后电位的共同特征是(　　)。

    A. 突触前膜均去极化

    B. 突触后膜均去极化

    C. 突触前膜释放的递质性质一样

    D. 突触后膜对离子通透性一样

    E. 产生的突触后电位的最终效应一样

16. 抑制性突触后电位的产生主要是由于膜对(　　)的通透性增加了。

    A. K^+　　　　　B. Na^+

    C. Ca^{2+}　　　　D. Cl^-

    E. H^+

17. 特异投射系统的主要功能是(　　)。

    A. 引起特定感觉并激发电脑皮质发出神经冲动

    B. 维持大脑皮质的兴奋状态

    C. 调节内脏功能

    D. 协调肌紧张

    E. 维持觉醒

18. 感觉性投射系统传向大脑皮层的总的交换站是(　　)。

    A. 丘脑　　　　　B. 中脑

    C. 脑桥　　　　　D. 延髓

    E. 小脑

19. 突触后神经元兴奋时,动作电位一般首先在轴突始段爆发,主要原因是(　　)。

    A. EPSP 传导至此处时因总和而幅度最大

    B. 电压门控钠通道高密度表达在始段

    C. 此处的细胞膜静息电位最低

    D. 此处缺乏钾通道

    E. 此处无髓鞘包裹

20. 突然横断脊髓后,离断水平以下的随意运动将(　　)。

    A. 不变

    B. 暂时性增强

    C. 暂时性减弱甚至消失

    D. 永久丧失

    E. 永久增强

21. 患者出现大脑僵直,表示病损已侵犯(　　)。

    A. 大脑皮层　　　B. 纹状体

    C. 丘脑　　　　　D. 小脑

    E. 脑干

22. 有关牵张反射的叙述,错误的是(　　)。

    A. 感受器和效应器在同一块肌肉中

    B. 有肌紧张和键反射两种类型

    C. 均为单突触反射

    D. 感受器为肌梭

    E. 受高位中枢影响

23. 支配肾上腺素髓质的神经纤维是(　　)。
    A. 交感神经节前纤维
    B. 交感神经节后纤维
    C. 副交感神经节前纤维
    D. 副交感神经节后纤维
    E. 躯体运动神经纤维

24. 叩击跟腱引起与该肌腱相连的肌肉收缩,是由于刺激了下列哪种结构?(　　)
    A. 痛觉感受器
    B. 皮肤感受器
    C. 肌梭
    D. 腱器官
    E. 触—压觉感受器

25. 下列哪项属于副交感神经的作用?(　　)
    A. 瞳孔扩大
    B. 糖原分解增加
    C. 逼尿肌收缩
    D. 骨骼肌血管舒张
    E. 消化道平滑肌舒张

26. 哺乳动物与人相比,没有(　　)。
    A. 条件反射
    B. 非条件反射
    C. 植物性神经系统
    D. 第一信号系统
    E. 第二信号系统

27. 瞳孔对光反射中枢在(　　)。
    A. 脑桥　　　　　B. 延髓
    C. 下丘脑　　　　D. 中脑
    E. 脊髓

28. 体温调节的基本中枢在(　　)。
    A. 脑桥　　　　　B. 延髓
    C. 下丘脑　　　　D. 中脑
    E. 脊髓

29. 排尿与排便反射的初级中枢在(　　)。
    A. 脑桥　　　　　B. 延髓
    C. 下丘脑　　　　D. 中脑
    E. 脊髓

30. 生命活动的基本中枢在(　　)。
    A. 脑桥　　　　　B. 延髓
    C. 下丘脑　　　　D. 中脑
    E. 脊髓

31. 内脏痛与皮肤痛相比,以下不属于内脏痛的特点的是(　　)。
    A. 缓慢、持续、定位不清楚
    B. 快速、持续、定位清楚
    C. 对刺激的分辨能力差
    D. 机械性牵拉、缺血、痉挛和炎症刺激作用于内脏,能产生疼痛
    E. 可出现牵涉痛

32. 以下哪项不属于腱反射的特点?(　　)
    A. 属于单突触反射
    B. 腱反射减弱或消退,提示反射弧损害或中断
    C. 腱反射亢进提示高位中枢有病变
    D. 属于多突触反射
    E. 感受器和效应器在同一块肌肉上

33. 胆碱受体与乙酰胆碱结合发挥生理作用,以下说法错误的是(　　)。
    A. M 样作用主要是瞳孔括约肌、支气管、胃肠平滑肌收缩
    B. M 样作用主要是胃肠、胆管、膀胱括约肌舒张
    C. M 样参与心活动抑制,消化腺、汗腺分泌
    D. N_1 受体分布于骨骼肌终板膜,N_2 受体分布于神经节突触后膜上
    E. 筒箭毒是 N 受体阻断剂

34. 关于条件反射和非条件反射的说法,错误的是(　　)。
    A. 非条件反射是先天遗传,种族共有
    B. 条件反射的反射弧有极大的易变性,可以建立和消退
    C. 非条件反射具有精确而完善的高度适应性
    D. 条件反射是一种条件刺激
    E. 非条件反射数量上有限

35. 阿托品容易引起（　　）。
    A. 静息时的心率增加
    B. 骨骼肌无力
    C. 唾液过多
    D. 小肠过度活动
    E. 汗液分泌增多

36. 破坏下列哪一脑区,动物会出现食欲增加而逐渐肥胖?（　　）
    A. 边缘叶
    B. 中脑网状结构
    C. 丘脑后腹核
    D. 下丘脑腹内侧核
    E. 延髓背侧区

37. 下丘脑的防御反应区在（　　）。
    A. 视上核
    B. 室旁核
    C. 下丘脑腹内侧区
    D. 下丘脑后部
    E. 下丘脑外侧区

38. 以下哪项对神经递质描述是正确的?（　　）
    A. 凡能与受体结合的各种物质均可作为神经递质
    B. 只对突触传递效率起调节作用
    C. 一个神经元只释放一种递质
    D. 一种递质只作用于一种受体
    E. 与受体结合生效后很快被消除

39. 关于定向突触传递,叙述正确的是（　　）。
    A. 不能总和　　　B. 不易疲劳
    C. 突触延搁　　　D. 双向传递
    E. 刺激停止后,传出冲动也立即停止

40. 脑的高级功能中,以下哪项是错误的?（　　）
    A. 大脑皮层是机体各种功能活动的最高级调节部位
    B. 后天获得条件反射是在大脑皮层完成的

C. 条件反射不需要大脑的参与
D. 条件反射形成的基本条件是非条件刺激与无关刺激在时间上的结合
E. 条件反射的数目是无限的

X 型题

1. 突触按其作用效应可分为（　　）。
    A. 兴奋性突触
    B. 抑制性突触
    C. 电突触
    D. 化学性突触
    E. 非化学性突触

2. 胆碱能纤维有（　　）。
    A. 交感神经节前纤维
    B. 副交感神经节前纤维
    C. 交感神经节后纤维
    D. 副交感神经节后纤维
    E. 运动神经纤维

3. 副交感神经兴奋时（　　）。
    A. 心跳减慢减弱
    B. 支气管平滑肌舒张
    C. 肾上腺素分泌增加
    D. 胰岛素分泌增加
    E. 骨骼肌血管收缩

4. 关于骨骼肌的牵张反射的描述,正确的是（　　）。
    A. 包括腱反射和肌紧张
    B. 引起受牵拉肌肉收缩
    C. 感受器是肌梭
    D. 反射中枢位于脊髓
    E. 有多突触反射和单突触反射

5. 脊髓休克后不能恢复的是（　　）。
    A. 断面以下的随意运动
    B. 断面以下的腱反射
    C. 断面以下的肌张力
    D. 排便、排尿反射
    E. 断面以下的感觉

6. 小脑的功能包括(　　)。

    A. 维持身体平衡

    B. 调节肌张力

    C. 协调随意运动

    D. 发动精细运动

    E. 控制生长发育

7. 交感神经兴奋是(　　)。

    A. 心跳加强加快

    B. 支气管平滑肌舒张

    C. 胃肠运动增强

    D. 肾上腺素分泌增加

    E. 糖原合成加快

8. 脑干网状结构上行激动系统的特点是(　　)。

    A. 经过多次换元

    B. 引起特定感觉

    C. 投射到皮层广泛区域

    D. 有专一的传导途径

    E. 易受麻醉药物的影响

9. 交感神经系统的功能特点是(　　)。

    A. 作用较广泛

    B. 作用较局限

    C. 动员能量适应环境急剧变化

    D. 促进消化和吸收

    E. 机体安静活动较弱

10. 下列哪些为腱反射和肌紧张的共同点?(　　)

    A. 都是作用于肌腱所引起

    B. 感受器、中枢和传出神经都一样

    C. 都使受牵拉的同一肌肉发生收缩

    D. 都属于多突触反射

    E. 都引起躯体明显的位移

二、名称解释

1. 神经递质

2. 胆碱能神经

3. 脊休克

4. 去大脑僵直

5. 轴浆运输

6. 牵涉痛

7. 运动单元

8. 牵张反射

9. 突触前抑制

10. 特异性投射系统

三、简答题

1. 比较特异性和非特异性传入系统的不同点。

2. 说明交感神经和副交感神经的生理作用。

第十一单元　内分泌系统

一、选择题

A 型题

1. 不属于腺垂体分泌的激素的是（　　）。
    A. 生长素　　　　B. 催产素
    C. 催乳素　　　　D. 促甲状腺激素
    E. 促肾上腺皮质激素

2. 幼年时生长素分泌不足可引起（　　）。
    A. 肢端肥大症　　B. 巨人症
    C. 甲亢　　　　　D. 柯兴氏综合征
    E. 侏儒症

3. 调节胰岛素分泌最重要的因素是（　　）。
    A. 胰高血糖素
    B. 胃肠道激素
    C. 血糖浓度
    D. 肾上腺素
    E. 甲状腺激素

4. 下列哪项不属于生长素作用?（　　）
    A. 加速脂肪分解
    B. 加速蛋白质合成
    C. 促进脑的发育
    D. 促进软骨的生长发育
    E. 增加钙、磷的摄取与利用

5. 成年人生长激素过多将导致（　　）。
    A. 毒性腺瘤
    B. 单纯性甲状腺肿
    C. 黏液性水肿
    D. 肢端肥大症
    E. 巨人症

6. 影响神经系统发育的最重要的激素是（　　）。
    A. 糖皮质激素
    B. 盐皮质激素
    C. 去甲肾上腺素
    D. 甲状腺激素
    E. 糖皮质激素

7. 刺激机体产热效应最为显著的激素是（　　）。
    A. 胰高血糖素
    B. 肾上腺素
    C. 去甲肾上腺素
    D. 甲状腺激素
    E. 糖皮质激素

8. 能促进糖原和蛋白质合成,血钾进入细胞的激素是（　　）。
    A. 胰岛素　　　　B. 甲状腺素
    C. 生长素　　　　D. 盐皮质激素
    E. 甲状腺激素

9. 体内唯一降低血糖的激素是（　　）。
    A. 甲状腺激素
    B. 生长激素
    C. 糖皮质激素
    D. 盐皮质激素
    E. 胰岛素

10. 能增强机体对有害刺激耐受性的主要激素是（　　）。
    A. 胰岛素
    B. 甲状腺激素
    C. 糖皮质激素
    D. 甲状旁腺素
    E. 醛固酮

11. 甲亢时下列哪项指标不会升高?(　　)

　　A. 胆固醇　　　　B. 血糖

　　C. 基础代谢率　　D. 体温

　　E. 心率

12. 成年人甲状腺激素分泌不足会导致(　　)。

　　A. 脂肪分解加速

　　B. 蛋白质合成加速

　　C. 发育异常

　　D. 骨的生长发育异常

　　E. 黏液水肿

13. 先天性甲状腺激素分泌不足可引起(　　)。

　　A. 肢端肥大症

　　B. 巨人症

　　C. 甲亢

　　D. 柯兴氏综合征

　　E. 呆小症

14. 生理剂量的甲状腺激素可(　　)。

　　A. 促进蛋白质合成

　　B. 促进蛋白质分解

　　C. 升高血糖

　　D. 促进脂肪合成

　　E. 高血脂

15. 长期应用容易导致骨质疏松的激素是(　　)。

　　A. 胰岛素

　　B. 甲状腺激素

　　C. 糖皮质激素

　　D. 甲状旁腺素

　　E. 醛固酮

16. 能使红细胞、中性粒细胞、血小板增多的主要激素是(　　)。

　　A. 胰岛素

　　B. 甲状腺激素

　　C. 糖皮质激素

　　D. 甲状旁腺素

　　E. 醛固酮

17. 地方性甲状腺肿是由于(　　)。

　　A. 糖皮质激素分泌过多

　　B. 成年人甲状腺功能不足

　　C. 幼年时甲状腺功能不足

　　D. 食物中缺碘

　　E. 幼年时生长素分泌不足

18. 向心性肥胖可见于(　　)。

　　A. 糖皮质激素过多

　　B. 成年人甲状腺功能不足

　　C. 幼年时甲状腺功能不足

　　D. 食物中缺碘

　　E. 幼年时生长素不足

X 型题

1. 影响水盐代谢的激素有(　　)。

　　A. 甲状腺素

　　B. 氢化可的松

　　C. 抗利尿激素

　　D. 醛固酮

　　E. 雌激素

2. 胰岛素的作用是(　　)。

　　A. 促进脂肪酸转化成糖

　　B. 促进肝糖原分解

　　C. 促进组织对糖的利用

　　D. 促进脂肪合成,抑制脂肪分解

　　E. 抑制氨基酸进入细胞

3. 可引起血糖升高的激素有(　　)。

　　A. 糖皮质激素

　　B. 盐皮质激素

　　C. 胰高血糖素

　　D. 肾上腺素

　　E. 胰高血糖素

4. 甲状腺激素的作用是(　　)。

　　A. 加速组织细胞内的氧化分解

　　B. 提高神经系统的兴奋性

　　C. 维持机体的生长发育

　　D. 使心率加快

　　E. 婴幼儿期分泌不足引起侏儒症

5. 下列哪些因素可影响胰岛素的分泌?
( )

   A. 血糖浓度

   B. 胰高血糖素

   C. 肾上腺素

   D. 交感神经

   E. 迷走神经

6. 胰岛素可( )。

   A. 促进组织细胞对糖的利用

   B. 促进脂肪分解

   C. 促进肝糖原合成

   D. 促进糖异生作用

   E. 促进蛋白质的合成

二、名称解释

1. 激素

2. 允许作用

3. 下丘脑调节性多肽

4. 呆小症

5. 侏儒症

6. 肢端肥大症

三、简答题

1. 简述甲状腺激素的生理作用及分泌调节。

2. 简述胰岛素的生理作用及分泌调节。

3. 简述糖皮质激素的生理作用及分泌调节。

第十二单元　生殖系统

一、选择题

A 型题

1. 关于睾酮的生理作用中,以下的叙述哪项不正确?（　　）
   A. 刺激男性第二性征的出现
   B. 刺激生殖器官的生长发育
   C. 促进脂肪的合成
   D. 促进肌肉和骨骼生长
   E. 促进红细胞生成

2. 排卵后形成的黄体,它主要分泌（　　）。
   A. FSH　　　　　　B. 雌激素
   C. 孕激素　　　　　D. LH
   E. 雌激素和孕激素

3. 关于女子基础体温的叙述,错误的是（　　）。
   A. 随孕激素水平的波动而变化
   B. 随雌激素及其代谢产物变化而波动
   C. 在排卵后升高 10 天左右
   D. 在排卵日短暂降低
   E. 在黄体期一直维持在高水平上

4. 关于雌激素生理作用的叙述,下列哪项是错误的?（　　）
   A. 促进子宫内膜腺体分泌大量黏液,阻止精子穿透及存活
   B. 促进阴道上皮细胞增殖,角化
   C. 刺激乳腺导管和结缔组织增生
   D. 可以防止高血脂
   E. 保钠保水

5. 关于孕激素的作用,下列哪项是错误的?（　　）
   A. 使子宫平滑肌活动减弱
   B. 刺激乳腺腺泡发育
   C. 促子宫内膜上皮细胞增殖
   D. 促进能量代谢
   E. 使体温升高

6. 雌激素和孕激素作用的相同点是（　　）。
   A. 使子宫、输卵管平滑肌活动减弱
   B. 促进阴道上皮细胞角化
   C. 使子宫颈黏膜变稀薄
   D. 促进乳腺发育
   E. 使体温升高

7. 关于月经周期中月经期的叙述,下列哪项是正确的?（　　）
   A. 相当于卵泡期晚期
   B. 血中雌激素水平高孕激素水平
   C. 血中孕激素水平高雌激素水平低
   D. 血中雌激素,孕激素水平均低
   E. 子宫内膜功能层增殖

8. 在月经周期中出现两次分泌高峰的激素是（　　）。
   A. 绒毛膜促性腺激素
   B. 雌激素　　　　C. 孕激素
   D. 雄激素　　　　E. 催乳素

9. 排卵后子宫内膜的分泌期变化是由于（　　）。
   A. 高浓度雌激素的作用
   B. 高浓度孕激素的作用
   C. 孕激素和雌激素共同作用
   D. FSH 浓度升高
   E. LH 浓度升高

10. 排卵后黄体萎缩是血中哪种激素水平下降导致的?(　　)

    A. 前列腺素　　　　B. 雄激素

    C. 黄体生成素　　　D. 雌激素

    E. 孕激素

11. 在月经周期中控制排卵发生最重要的激素是(　　)。

    A. 雌激素　　　　　B. 孕激素

    C. 黄体生成素

    D. 卵泡刺激素

    E. 睾酮

12. 在月经周期的哪一段期间,优势卵泡产生大量雌激素?(　　)

    A. 第1~4天　　　B. 第5~14天

    C. 第15~20天　　D. 第21~25天

    E. 第26~28天

13. 如果未发生受精,在月经周期哪一段期间,黄体发生退化?(　　)

    A. 第1~4天　　　B. 第5~14天

    C. 第15~20天　　D. 第21~25天

    E. 第26~28天

14. 排卵前,血中黄体生成素(LH)出现高峰的原因是(　　)。

    A. 血中孕激素对腺垂体的正反馈作用

    B. 血中雌激素对腺垂体的正反馈作用

    C. 血中孕激素和雌激素共同的作用

    D. FSH 的促进作用

    E. 少量 LH 本身的短反馈作用

15. 女性月经期的发生是因为(　　)。

    A. 血中雌激素水平极低

    B. 血中孕激素和雌激素水平极低

    C. 血中黄体生成素水平极低

    D. 血中卵泡雌激素水平极低

    E. 血中促性腺激素释放激素水平极低

X 型题

1. 下列哪些是睾酮的生理作用?(　　)

    A. 刺激男性生殖器官的发育

    B. 提高性欲

    C. 促进男性副性征的出现

    D. 促进蛋白质合成

    E. 维持生精

2. 关于孕激素作用的叙述,正确的说法是(　　)。

    A. 刺激子宫内膜增生期变化

    B. 使子宫肌活动减弱

    C. 刺激乳腺腺泡发育

    D. 有产热作用

    E. 对腺垂体有反馈作用

3. 以下哪项不是雌激素和孕激素作用的共同点?(　　)

    A. 子宫内膜增生增厚

    B. 子宫内膜分泌

    C. 子宫输卵管活动减弱

    D. 刺激乳腺泡发育

    E. 卵巢活动减弱

4. 在正常的月经周期中(　　)。

    A. 雄激素分泌出现两次高峰

    B. 孕激素促子宫内膜上皮分泌

    C. 排卵后黄体分泌孕激素和雌激素

    D. 排卵一般在下次月经来潮前的 14 天

    E. 子宫内膜脱落是因失去雌、孕激素的支持

第三篇 临床医学概要

第一单元 症状学

一、选择题

A 型题

1. 关于发热的描述，以下不正确的是（　）。
    A. 口温的正常范围为 36.3 ℃～37.2 ℃
    B. 一天内清晨体温稍高，下午体温略低
    C. 妇女妊娠期体温略高于正常
    D. 老年人因代谢率偏低，体温相对低于青壮年
    E. 进食、劳动后体温可略有升高

2. 引起发热最常见的是（　）。
    A. 无菌性坏死物质吸收
    B. 抗原抗体反应
    C. 中枢性发热
    D. 感染性发热
    E. 内分泌代谢障碍

3. 体温在 39 ℃以上，且一天内波动大，达 2 ℃以上，此种热型称（　）。
    A. 波状热　　　　B. 不规则热
    C. 弛张热　　　　D. 稽留热
    E. 回归热

4. 败血症的常见热型是（　）。
    A. 稽留热　　　　B. 弛张热
    C. 波状热　　　　D. 间歇热
    E. 不规则热

5. 伤寒的常见热型为（　）。
    A. 弛张热　　　　B. 波状热
    C. 稽留热　　　　D. 回归热
    E. 不规则热

6. 退热期的热代谢特点是（　）。
    A. 产热大于散热
    B. 散热大于产热
    C. 产热等于散热
    D. 产热障碍
    E. 以上均不正确

7. 体温持续 39 ℃～40 ℃，达数天或数周，日温差在 1 ℃以内，属于（　）。
    A. 不规则热　　　　B. 稽留热
    C. 间歇热　　　　　D. 弛张热
    E. 回归热

8. 高热上指体温（口温）在（　）。
    A. 37.3 ℃～38 ℃
    B. 38.1 ℃～39 ℃
    C. 39.1 ℃～41 ℃
    D. 41 ℃以上
    E. ＞41 ℃

9. 干性咳嗽主要见于下列哪种疾病？（　）
    A. 胸膜炎
    B. 慢性支气管炎
    C. 肺脓肿
    D. 支气管扩张
    E. 肺水肿

10. 咳嗽伴有夜间阵发性呼吸困难见于( )。
    A. 肺气肿
    B. 肺结核
    C. 左心功能不全
    D. 右心功能不全
    E. 肺癌

11. 咳铁锈色痰可能是( )。
    A. 肺炎球菌肺炎
    B. 支气管哮喘
    C. 肺结核
    D. 气胸
    E. 肺癌

12. 咳嗽、随体位改变脓痰增加可见于( )。
    A. 左心功能不全
    B. 肺结核
    C. 肺炎
    D. 支气管扩张症
    E. 胸膜炎

13. 急性肺水肿时痰液常表现为( )。
    A. 鲜红色泡沫样
    B. 粉红色泡沫样
    C. 红棕色黏液样
    D. 铁锈色泡沫样
    E. 棕红色胶冻状

14. 大量恶臭痰见于( )。
    A. 肺结核   B. 肺癌
    C. 肺脓肿   D. 急性支气管炎
    E. 支气管哮喘

15. 慢性咳嗽伴杵状指见于( )。
    A. 肺结核   B. 肺炎
    C. 气胸   D. 二尖瓣狭窄
    E. 支气管扩张

16. 引起金属音调的咳嗽是( )。
    A. 纵隔肿瘤   B. 声带炎
    C. 喉炎   D. 喉癌
    E. 感冒

17. 真菌感染的痰液一般表现为( )。
    A. 铁锈色样痰
    B. 巧克力色痰
    C. 粉红色泡沫样痰
    D. 大量浓痰
    E. 白色黏痰且拉成丝

18. 阿米巴性肺脓肿的痰一般为( )。
    A. 铁锈色样痰
    B. 巧克力色痰
    C. 粉红色泡沫样痰
    D. 大量浓痰
    E. 白色黏痰且拉成丝

19. 可出现呼气性呼吸困难的是( )。
    A. 急性喉炎
    B. 气管异物
    C. 急性会厌炎
    D. 支气管哮喘
    E. 喉水肿

20. 三凹征最常见于( )。
    A. 气管异物
    B. 右心衰竭
    C. 癔症
    D. 肺气肿
    E. 发热

21. 关于心源性呼吸困难不正确的是( )。
    A. 左心衰为最早出现的症状
    B. 常于劳累时加重
    C. 坐位时减轻
    D. 休息时减轻
    E. 可出现夜间阵发性呼吸困难

22. 呼气性呼吸困难的临床表现特点为( )。
    A. 端坐呼吸
    B. 三凹征
    C. 呼吸深长,伴鼾音
    D. 呼气费力,伴哮鸣音
    E. 夜间阵发性呼吸困难

23. 突发于夜间的呼吸困难,伴咳粉红色泡沫样痰,最常见于( )。
    A. 急性左心衰
    B. 急性右心衰
    C. 急性气胸
    D. 支气管哮喘
    E. 肺癌

24. 吗啡中毒时,病人呼吸表现为( )。
    A. 呼吸缓慢
    B. 呼吸急促
    C. 吸气性呼吸困难
    D. 呼气性呼吸困难
    E. 混合性呼吸困难

25. 支气管哮喘出现的呼吸困难是( )。
    A. 吸气性　　B. 呼气性
    C. 混合性　　D. 夜间阵发性
    E. 劳力性呼吸困难

26. 呼吸带有刺激性大蒜味见于( )。
    A. 阿托品中毒
    B. 一氧化碳中毒
    C. 有机磷农药中毒
    D. 肝性脑病
    E. 尿毒症

27. 弥漫性肺间质纤维化的呼吸困难类型常为( )。
    A. 吸气性呼吸困难
    B. 呼气性呼吸困难
    C. 混合性呼吸困难
    D. 心源性呼吸困难
    E. 中毒性呼吸困难

28. 心前区及胸骨后疼痛,有时向左肩及左手放射者常见于( )。
    A. 肺癌
    B. 自发性气胸
    C. 干性胸膜炎
    D. 心绞痛
    E. 大叶性肺炎

29. 以下关于便秘的描述,不正确的是( )。
    A. 急性便秘者多有腹痛腹胀
    B. 慢性便秘一般粪便坚硬,排便时可伴有左下腹疼痛与下坠感
    C. 排便困难可加重痔疮或者引起肛裂而使大便带血
    D. 冠心病患者可因用力排便而诱发心绞痛或者心肌梗死
    E. 慢性习惯性便秘多发生在婴幼儿

30. 渗出性腹泻的特点是( )。
    A. 黏液脓血便
    B. 禁食后腹泻可在24～48小时后缓解
    C. 多无明显腹痛
    D. 水样便
    E. 果酱样大便

31. 李先生,49岁,咳嗽、痰少伴低热、盗汗、乏力、消瘦半年,痰中带血3天,今晨突然大量咯血而急诊入院,该病人咯血最可能的病因是( )。
    A. 肺结核　　B. 支气管扩张
    C. 支气管肺癌　　D. 支气管炎
    E. 风心病二尖瓣狭窄

32. 从咯血的颜色可提示病因,但下列哪项是不正确的?( )
    A. 急性左心衰竭时咯血为粉红色泡沫痰
    B. 支气管扩张咯血为鲜红色
    C. 典型大叶性肺炎咯血为铁锈色
    D. 二尖瓣狭窄合并肺淤血时咯血为铁锈色
    E. 肺栓塞时咳黏稠暗红色血痰

33. 大咯血过程出现烦躁不安、大汗淋漓、颜面青紫或意识障碍,应考虑( )。
    A. 窒息可能
    B. 肺不张
    C. 感染
    D. 失血性休克可能
    E. 气胸

34. 以下关于咯血的描述,不正确的是
（　　）。
　　A. 咯血是指喉以下的呼吸道、肺组织出血,经咳嗽动作从口腔排出
　　B. 中老年咯血患者,有长期吸烟史,应考虑支气管肺癌
　　C. 青壮年病人咯血多见于肺结核、二尖瓣狭窄等
　　D. 儿童慢性咳嗽伴少量咯血与贫血,须注意含铁血黄素沉着症
　　E. 无论出血量多少,只要出现窒息者,都属大量咯血

35. 小量咯血是指 24 小时咯血量小于
（　　）。
　　A. 100 mL　　　　B. 200 mL
　　C. 300 mL　　　　D. 500 mL
　　E. 800 mL

36. 咯血直接致死的重要原因为（　　）。
　　A. 肺部感染　　　B. 窒息
　　C. 肺不张　　　　D. 失血性休克
　　E. 疼痛

37. 下列关于咯血的描述错误的是（　　）。
　　A. 鲜红色
　　B. 血中混有痰液及泡沫
　　C. 常呈酸性
　　D. 常伴柏油样大便
　　E. 出血前常有喉部发痒,咳嗽等

38. 呕血与黑便的最常见病因是（　　）。
　　A. 食管—胃底静脉曲张破裂
　　B. 消化性溃疡
　　C. 急性胃黏膜病变
　　D. 胃癌
　　E. 急性胃肠炎

39. 判断呕血或黑便严重度最有价值的指标
是（　　）。
　　A. 呕血或黑便的量
　　B. 呕血或黑便的颜色
　　C. 血压和心率

　　D. 血液中红细胞计数和血红蛋白浓度
　　E. 发热

40. 呕吐时出现脉搏细弱、血压下降等周围循环衰竭表现,多示出血量超过循环血量的
（　　）。
　　A. 10%　　　　　B. 20%
　　C. 30%　　　　　D. 40%
　　E. 50%

41. 呕血为鲜红色,而且量多,常见于（　　）。
　　A. 胃溃疡出血
　　B. 胃癌出血
　　C. 肝硬化食管静脉曲张破裂
　　D. 急性胃炎
　　E. 十二指肠炎

42. 关于呕血,下列哪项不正确?（　　）
　　A. 病因最多见于消化性溃疡
　　B. 出血方式为呕出
　　C. 血中混有食物残渣、胃液
　　D. 酸碱反应为碱性
　　E. 血中可混有食物残渣

43. 颅内高压呕吐的特点是（　　）。
　　A. 呕吐前多有恶心
　　B. 呕吐剧烈呈喷射状
　　C. 呕吐后有轻松感
　　D. 呕吐量不多
　　E. 呕吐有恶臭味

44. 高位肠梗阻呕吐的特点是（　　）。
　　A. 进餐后即刻发生
　　B. 呕吐物粪臭味
　　C. 呕吐频繁,且量大
　　D. 与体位有关
　　E. 呕吐物无胆汁

45. 意识障碍患者发生剧烈呕吐时,应首先评估（　　）。
　　A. 体位　　　　　B. 血压
　　C. 营养状况　　　D. 意识状态
　　E. 脉搏

46. 谵妄的临床特点是（　　）。

   A. 深睡状态,不易唤醒

   B. 回答问题缓慢,正确

   C. 无自主运动

   D. 意识模糊,胡言乱语,躁动

   E. 昏迷,深、浅反射均消失

47. 下列关于浅昏迷的描述错误的是（　　）。

   A. 生命体征可无变化

   B. 吞咽、咳嗽反射存在

   C. 压迫眶上神经有痛苦表情

   D. 大声呼唤可睁眼,但不能回答

   E. 对声、光刺激无反应

48. 患者,男,59岁,肝硬化9年,近3天来受凉后发热、咳嗽、咳黄色脓性痰,今日突然意识不清,呼之不应。查体:双侧瞳孔等大等圆,对光反射存在,角膜反射存在,压眶时面部有痛苦表情,该患者的意识状态为（　　）。

   A. 嗜睡　　　　　　B. 昏睡

   C. 意识模糊　　　　D. 浅昏迷

   E. 深昏迷

49. 患者,男,55岁,因急性脑出血入院2天,连续睡眠19小时,其间呼之能醒,可进行简单对话,过后很快又入睡,此时患者处于（　　）。

   A. 浅昏迷状态　　　B. 昏睡状态

   C. 深昏迷状态　　　D. 嗜睡状态

   E. 清醒状态

50. 深昏迷与浅昏迷最有价值的鉴别是（　　）。

   A. 是否能被唤醒

   B. 意识全部丧失,深浅反射均消失

   C. 排便、排尿失禁

   D. 肌肉松弛

   E. 是否有定向力障碍

51. 以中枢神经兴奋性增高为主的急性脑功能失调,称为（　　）。

   A. 意识模糊　　　　B. 癔症

   C. 幻觉　　　　　　D. 谵妄

   E. 昏迷

52. 意识障碍伴瞳孔散大可见于（　　）。

   A. 颠茄类中毒

   B. 吗啡类中毒

   C. 巴比妥类中毒

   D. 有机磷农药中毒

   E. 毒蕈类中毒

53. 意识障碍伴瞳孔缩小可见于（　　）。

   A. 颠茄类中毒　　　B. 有机磷农药中毒

   C. 酒精中毒　　　　D. 氰化物中毒

   E. 癫痫

X 型题

1. 可出现中毒性呼吸困难的是（　　）。

   A. 重度贫血　　　　B. 糖尿病酮症酸中毒

   C. 癔症　　　　　　D. 脑出血

   E. 吗啡中毒

2. 以下关于胸痛的描述,正确的是（　　）。

   A. 带状疱疹常呈刀割样或者烧灼样剧痛

   B. 食管炎多呈烧灼痛

   C. 心绞痛可呈压榨样痛并伴有窒息感

   D. 气胸为突然出现的撕裂样痛

   E. 夹层动脉瘤常呈突然发生胸背部撕裂样剧痛或锥痛

3. 引起功能性便秘的常见原因有（　　）。

   A. 进食食物的量少

   B. 进食缺乏纤维素

   C. 工作紧张压力大

   D. 结肠运动功能紊乱

   E. 腹肌盆肌张力不足

4. 以下关于腹泻的描述,正确的是（　　）。

   A. 渗出性腹泻者粪便量少,可有黏液或脓血

   B. 分泌性腹泻者多为水样便,量大,无黏液及脓血,与进食无关

   C. 渗透性腹泻与吸收不良性腹泻者粪便含有未消化的食物、泡沫,可有恶臭

   D. 霍乱常引起米泔水样腹泻

   E. 阿米巴痢疾的粪便多呈暗红色或果酱样

5. 咯血前一般不伴有（　　）。
    A. 咳嗽   B. 恶心
    C. 胸闷   D. 喉痒
    E. 呕吐

6. 以下哪几项属于中枢性呕吐？（　　）
    A. 中枢神经系统感染
    B. 糖尿病酮症酸中毒
    C. 一氧化碳中毒
    D. 颅脑损伤
    E. 脑血管病

7. 以下关于呕吐的描述,正确的是（　　）。
    A. 喷射状呕吐多为颅内高压性疾病
    B. 进食过程中或餐后即刻发生少量多次呕吐,可能为精神因素所致
    C. 餐后 1 小时以上呕吐称延迟性呕吐,提示胃张力下降或胃排空延迟
    D. 餐后较久或数餐后呕吐,呕吐物可有隔夜宿食,见于幽门梗阻
    E. 呕吐物常有粪臭味多见于高位小肠梗阻

8. 中度昏迷的临床表现（　　）。
    A. 瞳孔对光反射迟钝
    B. 全身肌肉松弛
    C. 对强烈刺激有防御反射
    D. 角膜反射正常
    E. 眼球运动存在

3. 发热

4. 热型

5. 咯血

6. 大量咯血

7. 端坐呼吸

8. 腹泻

9. 意识障碍

10. 谵妄

二、名称解释

1. 牵涉痛

2. 三凹征

三、简答题

简述咯血与呕血的鉴别。

四、综合分析题

王某,男,50 岁。2 天前饮酒后出现心前区闷痛,持续约 20 分钟,未服药而自行缓解。昨夜 12 时突然心前区压榨性疼痛,伴左上肢麻木,全身大汗,疼痛持续 3 小时不缓解,来医院急诊。表情痛苦。急诊心电图:V1～V4 导联呈较深的 Q 波。入院时体温 37 ℃,第二天上午 7 时体温升至 38.5 ℃。

分析:该病人胸痛为何种原因所致？判断依据是什么？病人体温为何升高？

第二单元　实验室和其他检查

一、选择题

A 型题

1. 心电图中,代表心室晚期快速复极电位变化的波是(　　)。
   - A. P 波
   - B. QRS 波
   - C. S－T 段
   - D. P－R 间期
   - E. T 波

2. 正常心电图中,任何一个导联 S－T 段下移不应超过(　　)。
   - A. 0.01 mV
   - B. 0.02 mV
   - C. 0.03 mV
   - D. 0.04 mV
   - E. 0.05 mV

3. 血糖正常而糖尿阳性又称(　　)。
   - A. 应激性糖尿肾性糖尿
   - B. 肾性糖尿
   - C. 皮质醇增多症
   - D. 糖尿病
   - E. 一过性糖尿

4. QRS 波群代表(　　)。
   - A. 心室肌除极过程
   - B. 心房肌除极过程
   - C. 心室肌复极过程
   - D. 心房肌复极过程
   - E. 房室交界区的兴奋性

5. 在心电图中,代表心房肌除极电变化的是(　　)。
   - A. P 波
   - B. P－R 间期
   - C. QRS 波群
   - D. S－T 段
   - E. T 波

6. 在心电图上计算心率,如 R－R 间期为 0.8 s,其心率是(　　)。
   - A. 75 次/分
   - B. 80 次/分
   - C. 78 次/分
   - D. 85 次/分
   - E. 88 次/分

7. 急性心肌梗死发生后,最早升高的血清心肌酶是(　　)。
   - A. 肌酸磷酸激酶
   - B. 天门冬酸氨基转移酶
   - C. 乳酸脱氢酶
   - D. 肌酸磷酸激酶同工酶
   - E. 肌钙蛋白 T

8. 下列哪一项不是右房肥大的心电图改变?(　　)
   - A. P 波高而尖
   - B. P 波幅度>0.11 s
   - C. 因心房除极时间延长,P 波宽度>0.12 s
   - D. P 波改变在Ⅱ、Ⅲ、aVF 导联最显著
   - E. P 波改变在 V1、V2 导联最显著

9. 某患者,心电图表现为:Ⅱ、Ⅲ、avF 导联有病理性 Q 波,ST 段上抬 0.2 mV,T 波倒置,应考虑为(　　)。
   - A. 急性下壁心肌梗死
   - B. 急性前间壁心肌梗死
   - C. 陈旧性下壁心肌梗死
   - D. 急性前壁心肌梗死
   - E. 急性侧壁心肌梗死

10. 下列关于溶血性黄疸的说法正确的是(　　)。
   - A. 总胆红素正常,结合胆红素升高
   - B. 总胆红素升高,结合胆红素升高
   - C. 总胆红素正常,游离胆红素升高
   - D. 总胆红素升高,游离胆红素正常
   - E. 总胆红素升高,结合胆红素正常

11. 下列哪项不是"窦性 P 波"的指标?
( )

A. P 波时限 0.10 s

B. P 波电压肢导 0.25 mV

C. Ⅰ、Ⅱ、aVF 导联直立,aVR 导联倒置

D. P-R 间期 0.12 s

E. Ⅰ、Ⅱ、aVF 导联倒置,aVR 导联直立

12. 胆酶分离现象提示为( )。

A. 肝硬化

B. 慢性肝炎

C. 急性重症肝炎

D. 胆道梗阻性疾病

E. 慢性胃炎

13. 诊断急性心肌梗死特异性最高的是
( )。

A. 乳酸脱氢酶

B. 肌红蛋白

C. 肌钙蛋白

D. 肌酸激酶同工酶

E. 天门冬氨酸氨基转移酶

14. 正常血清蛋白与球蛋白比值为( )。

A.(1.0~2.0)∶1

B. 1∶(1.0~1.5)

C.(1.5~2.5)∶1

D. 1∶(1.0~1.5)

E. 1∶(1.0~2.0)

15. 血清蛋白与球蛋白比值倒置伴总蛋白降低见于( )。

A. 慢性感染

B. 严重营养不良

C. 严重肾功能损害

D. 严重肝功能损害

E. 严重心功能不全

16. 甲胎蛋白明显升高,对下列哪一疾病最有诊断意义?( )

A. 慢性活动性肝炎

B. 原发性肝癌

C. 肝转移癌

D. 原发性肝内胆管细胞癌

E. 肝硬化

17. 反映肝脏损害最敏感的酶学指标是
( )。

A. ALT　　　　B. AST

C. ALP　　　　D. GGT

E. LDH

18. 属于肾小球滤过功能的检查项目是
( )。

A. 尿比密测定

B. 血清肌酐测定

C. 尿浓缩山稀释试验

D. 尿渗量测定

E. 血清尿素氮测定

19. 患者内生肌酐清除率在下述哪种情况下应开始限制蛋白质摄入( )。

A. <80~120 mL/min

B. <40~70 mL/min

C. <30~40 mL/min

D. <60~100 mL/min

E. <80~100 mL/min

20. 下列哪种情况说明乙型肝炎患者病毒已恢复?( )

A. HBsAg(+)

B. 抗-HBs(+)

C. 抗-HBC(+)

D. HBeAg(+)

E. 抗 HBe

21. 对动脉粥样硬化的形成有抵抗作用的载脂蛋白是( )。

A. 高密度脂蛋白

B. 低密度脂蛋白

C. 极低密度脂蛋白

D. 胆固醇

E. 甘油三酯

22. 可作为糖尿病诊断和长期监控指标的是（　　）。

    A. 空腹血糖

    B. 餐后两小时血糖

    C. 糖化血红蛋白

    D. 尿糖

    E. 随机血糖

23. 血清淀粉酶增高最常见于（　　）。

    A. 急性胰腺炎

    B. 慢性胰腺

    C. 胰腺脓肿

    D. 胰腺癌

    E. 肝癌

24. 心电图可见在正常窦性心律后，提前出现一宽大畸形的 QRS 波群，时限 0.14s，其前无相关的 P 波，T 波与 QRS 波群主波方向相反，代偿间歇完全，应诊为（　　）。

    A. 房性早搏

    B. 房室交界性早搏

    C. 室性早搏

    D. 室性阵发性心动过速

    E. 左束支传导阻滞

25. 在心电图上，下列哪项能提示为Ⅲ度房室传导阻滞？（　　）

    A. P-R 间期固定性延长

    B. P-R 间期逐渐延长

    C. 部分 P 波后无 QRS 波群

    D. P 波与 QRS 波群无固定关系

    E. P 波频率高于 QRS 波群频率

26. 二度房室传导阻滞，Ⅰ型与Ⅱ型的区别在于后者有（　　）。

    A. P-R 间期固定

    B. P-R 间期逐渐延长

    C. P 与 QRS 波群无关

    D. 可见 QRS 波群脱漏

    E. P-P 间期＜P-R 间期

27. 患者女 19 岁，上感后 2 周出现心悸、心前区不适和胸闷，心电图检查为窦性心律，108 次/分，P-R 间期 0.22 s，其诊断为（　　）。

    A. 窦性心动过速

    B. 窦性心律不齐

    C. 一度房室传导阻滞

    D. 窦性心动过速合并一度房室传导阻滞

    E. 二度房室传导阻滞

28. 心电图不能提供直接诊断依据的一项是（　　）。

    A. 心律失常　　　　B. 心肌梗死

    C. 高钾血症　　　　D. 心肌缺血

    E. 心脏收缩力

29. 判断急性肾功能衰竭的早期诊断和病情变化的敏感指标是（　　）。

    A. Ccr　　　　　　B. BUN

    C. Cr　　　　　　D. Ch_2O

    E. CO_2-CP

30. 肾病患者内生肌酐清除率为 40 mL/min，应选择的治疗方案是（　　）。

    A. 噻嗪类利尿剂

    B. 限制蛋白质摄入

    C. 人工透析

    D. 应用袢利尿剂

    E. 实施肾移植手术

31. 慢性肾炎患者检测结果：Ccr 为 40 mL/min、Cr 为 200 μmol/L、BUN 为 10 mmol/L，肾功能状态为（　　）。

    A. 肾功能轻度受损

    B. 肾功能衰竭失代偿期

    C. 尿毒症期

    D. 尿毒症前期

    E. 肾功能正常

32. 清蛋白减少到何值以下易产生腹水？（　　）

    A. 10 g/L　　　　B. 20 g/L

    C. 25 g/L　　　　D. 30 g/L

    E. 50 g/L

33. 作为乙型肝炎病毒携带者在血清中检出最重要的标志是（　　）。

　　A. HBcAg　　　　B. HBsAg

　　C. HBeAg　　　　D. 抗-HBe

　　E. 抗-HBc

X 型题

1. 急性心肌梗死心电图基本图形有（　　）。

　　A. 缺血型表现 T 波倒置

　　B. 损伤型改变 ST 段抬高

　　C. 坏死型改变异常 Q 波

　　D. 宽大畸形 QRS 波

　　E. U 波出现

2. 心电图的阅读分析方法是（　　）。

　　A. 大致浏览,排除各种伪差

　　B. 根据 P 波在各导联的形状,确定其心律

　　C. 测定 P-P 或 R-R 间隔,找出房律与室律的关系,并测定心率

　　D. 观察各导联的 P 波,QRS 波群,ST 段和 T 波的性态、方向、时间和振幅

　　E. 测定心电轴

3. 肝细胞性黄疸时胆红素代谢特点是（　　）。

　　A. 血清总胆红素含量增高

　　B. 血清非结合胆红素含量增高

　　C. 尿胆原增多尿胆红素阳性

　　D. 结合胆红素/总胆红素比值<20%

　　E. 尿胆原增多

4. 胆汁淤积性黄疸的表现有（　　）。

　　A. 白陶土样大便

　　B. 血中结合胆红素升高

　　C. 血中非结合胆红素升高

　　D. 尿胆红素明显增加

　　E. 尿胆原增加

5. 血清尿素氮（BUN）增高可见于（　　）。

　　A. 尿毒症　　　　B. 脱水

　　C. 胃肠大出血　　D. 脓毒血症

　　E. 尿路梗阻

6. 心房颤动的特点是（　　）。

　　A. 心律完全不规则

　　B. 心律规则

　　C. 第一心音强弱不等

　　D. 第一心音减弱

　　E. 脉搏短绌

二、名称解释

1. 胆酶分离

2. 甲胎蛋白（AFP）

3. 病理性 Q 波

4. 肺型 P 波

5. 文氏现象

三、简答题

1. 简述肾功能不全的分期及判定标准。

2. 血清蛋白与球蛋白比值倒置可见与哪些疾病?

3. 哪些酶学检查有利于急性心肌梗死的早期诊断?

4. 急性心肌梗死的心电图特征性改变有哪些？

5. 简述口服葡萄糖耐量试验（OGTT）在诊断糖尿病的临床应用。

四、案例题

某女，32岁，因"发作性胸闷、心悸10余年，加重一周入院"。该患者自述幼时有"关节炎"病史，入院后辅助检查ECG发现"快速性房颤"；2-DE发现有"二尖瓣狭窄伴轻度主动脉瓣关闭不全"及相关的房室变化。

问题：

1. 简述该患者快速性房颤的心电图特点。

2. 该患者的心电图除出现房颤外，还可能出现哪些心电图变化？请简述这些改变的ECG特点。

第三单元 呼吸系统疾病

一、选择题

1. 急性上呼吸道感染最常见的病原体是
( )。
   A. 肺炎链球菌
   B. 呼吸道合胞病毒
   C. 肺炎支原体
   D. 轮状病毒
   E. 金黄色葡萄球菌

2. 关于急性上呼吸道感染说法错误的是
( )。
   A. 通常病情较重,预后不良
   B. 发病率较高,可影响工作和生活
   C. 有时还可伴有严重并发症
   D. 有一定传染性
   E. 免疫功能低下者易感

3. 慢性支气管炎合并肺气肿临床特征是
( )。
   A. 咳嗽、咳痰
   B. 喘息
   C. 进行性加重呼吸困难
   D. 呼气延长
   E. 呼吸运动减弱

4. 以下哪项不符合肺气肿体征?( )
   A. 桶状胸
   B. 呼吸运动减弱
   C. 叩诊过清音
   D. 吸气延长
   E. 心音遥远

5. COPD病人氧疗宜采用( )。
   A. 酒精湿化

   B. 高流量吸氧
   C. 持续吸氧
   D. 间断给氧
   E. 长期持续低流量给氧

6. 慢性肺源性心脏病的最常见病因是
( )。
   A. COPD
   B. 支气管扩张
   C. 重症肺结核
   D. 严重的脊柱后凸
   E. 肺血管疾病

7. 肺心病病人肺动脉高压产生的最重要因
素的是( )。
   A. 缺氧
   B. 高碳酸血症
   C. 水钠潴留
   D. 血管炎
   E. 肺毛细血管损伤

8. 某患者,男,45岁,吸烟10年,慢性支气管
炎病史5年,近一周来发热、咳嗽、咳痰加重,护士
为患者进行健康宣教,欠妥的是( )。
   A. 加强营养
   B. 注意保暖
   C. 戒烟
   D. 积极锻炼身体
   E. 经常预防性使用抗生素

9. 患者女性,63岁,诊断为COPD,经治疗病
情好转后出院,护士在进行出院指导时,告知患者
腹式呼吸锻炼,其中有误的是( )。
   A. 慢呼快吸
   B. 呼气时尽力收腹
   C. 用鼻吸用口呼
   D. 吸气时尽力挺腹
   E. 取俯卧屈膝位

10. 支气管哮喘的典型表现是（　　）。

　　A. 发作性伴有哮鸣音的呼气性呼吸困难

　　B. 混合性呼吸困难

　　C. 突发性胸痛伴呼吸困难

　　D. 吸气性呼吸困难

　　E. 咯血

11. 下列哪一项不是支气管哮喘的临床表现？（　　）

　　A. 呼吸困难伴有三凹征

　　B. 胸闷　　　　C. 干咳

　　D. 哮鸣音　　　E. 颈静脉怒张

12. 治疗支气管哮喘最有效的药物是（　　）。

　　A. β_2 受体激动剂

　　B. 茶碱类药物

　　C. 抗胆碱能药物

　　D. 白三烯拮抗剂

　　E. 糖皮质激素

13. 支气管哮喘病人环境管理不应出现（　　）。

　　A. 空气流通

　　B. 温、湿度适宜

　　C. 放置鲜花

　　D. 减少尘埃

　　E. 避免动物毛

14. 某病人，男，20 岁，突发呼气性呼吸困难，呼气费力，呼气时间延长，两肺满布哮鸣音，端坐体位，休息时明显呼吸困难。既往有类似病史，该病人保持呼吸道通畅的最主要的措施是（　　）。

　　A. 氧疗

　　B. 机械通气

　　C. 支气管扩张剂

　　D. 机械吸痰

　　E. 体位引流

15. 患者，女性，28 岁。因外出春游去植物园后，出现咳嗽、咳痰伴喘息 1 天入院。体检：体温 36.5 ℃，脉搏 90 次/分，呼吸 28 次/分，血压 110/80 mmHg，喘息貌，口唇发绀，在肺部可闻及广泛哮鸣音，该患者发病最可能的诱因是（　　）。

　　A. 花粉　　　　B. 尘螨

　　C. 动物毛屑　　D. 病毒感染

　　E. 精神因素

16. 患者男性，35 岁，中度哮喘。就诊时下述指标中，哪项对于判断哮喘程度更为准确？（　　）

　　A. 心率 110 次/分

　　B. 偶发房性期前收缩

　　C. 血压 150/90 mmHg

　　D. 奇脉

　　E. 房室传导阻滞

17. 肺炎球菌肺炎的临床特征是（　　）。

　　A. 胸痛、咳嗽、咳痰、呼吸困难

　　B. 寒颤、高热、咳嗽、咳脓痰、呼吸困难

　　C. 寒颤、高热、咳嗽、咳脓痰、胸膜摩擦音

　　D. 寒颤、高热、胸痛、咳嗽、咳铁锈色痰

　　E. 寒颤、高热、胸痛、咳嗽、体温退后复升

18. 医院内获得性肺炎最常见的致病菌是（　　）。

　　A. 真菌

　　B. 病毒

　　C. 革兰阳性杆菌

　　D. 革兰阴性杆菌

　　E. 支原体

19. 医院获得性肺炎描述正确的是（　　）。

　　A. 入院时存在或处于潜伏期

　　B. 多见于健康人

　　C. 常为混合感染

　　D. 病死率低

　　E. 病原体主要是肺炎球菌

20. 肺炎球菌肺炎痰的典型性状为（　　）。

　　A. 红棕色

　　B. 翠绿色

　　C. 铁锈色

　　D. 粉红色

　　E. 白色

21. 肺炎球菌肺炎的患者首选的抗菌治疗是（　　）。

　　A. 青霉素　　　　B. 链霉素
　　C. 氯霉素　　　　D. 庆大霉素
　　E. 红霉素

22. 肺炎球菌性肺炎患者出感染性休克时的首选治疗是（　　）。

　　A. 补充血容量
　　B. 血管活性物质的应用
　　C. 糖皮质激素的应用
　　D. 纠正水、电解质及酸碱平衡
　　E. 抗感染

23. 适宜于肺炎伴胸痛病人的体位是（　　）。

　　A. 健侧卧位　　　B. 患侧卧位
　　C. 仰卧位　　　　D. 半坐卧位
　　E. 俯卧位

24. 患者，男性，20 岁。淋雨后受凉高热，查血常规：WBC 19×10^9/L，胸片示大叶性肺炎。该肺炎最常见的致病菌是（　　）。

　　A. 肺炎球菌　　　B. 葡萄球菌
　　C. 大肠杆菌　　　D. 绿脓杆菌
　　E. 支原体

25. 72 小时观察结核菌素实验结果，局部硬解直径在 6～9 mm，表示结核菌素试验（　　）。

　　A. 阴性　　　　　B. 弱阳性
　　C. 阳性　　　　　D. 强阳性
　　E. 可疑阳性

26. 肺结核患者痰菌检查阴性，提示（　　）。

　　A. 空洞愈合
　　B. 可恢复正常工作
　　C. 病变痊愈
　　D. 已无隔离必要
　　E. 可停用抗结核药物率

27. 易引起周围神经炎的抗结核药物为（　　）。

　　A. 异烟肼　　　　B. 利福平
　　C. 链霉素　　　　D. 对氨基水杨酸

　　E. 乙胺丁醇

28. 确诊肺结核的主要依据是（　　）。

　　A. X 线检查
　　B. 血沉检查
　　C. 痰结核菌检查
　　D. 结核菌素试验
　　E. B 超

29. 可以早期发现肺结核的检查是（　　）。

　　A. X 线检查
　　B. 血沉检查
　　C. 痰结核菌检查
　　D. 结核菌素试验
　　E. B 超

30. 对判断有无结核菌感染的检查是（　　）。

　　A. X 线检查
　　B. 血沉检查
　　C. 痰结核菌检查
　　D. 结核菌素试验
　　E. B 超

31. 患者男性，50 岁。拟诊"肺结核"入院。咳出痰液送检，痰中检查出抗酸杆菌，X 线检查可见右侧有 2 个空洞。此患者最可能的临床诊断（　　）。

　　A. 原发型肺结核
　　B. 浸润性肺结核
　　C. 血行播撒型肺结核
　　D. 慢性纤维空洞型肺结核
　　E. 结核性胸膜炎

32. 患者女性，49 岁，乏力、盗汗、咳嗽 2 个月入院。痰涂片抗酸杆菌（＋），治疗过程中患者出现视物不清，视力减退，应立即停用下列哪种药物？（　　）

　　A. 利福平　　　　B. 异烟肼
　　C. 乙胺丁醇　　　D. 链霉素
　　E. 吡嗪酰胺

33. 某肺结核患者,突然出现喷射性大咯血,继而突然中断,表情恐怖,大汗淋漓,此时首要的措施是(　　)。

    A. 立即取半卧位

    B. 加压给氧

    C. 立即气管插管

    D. 保持呼吸道通畅,清除血块

    E. 人工呼吸

34. 下列哪类人群,肺癌最好发?(　　)

    A. 40 岁以下女性人群

    B. 40 岁以上女性人群

    C. 40 岁以下男性人群

    D. 40 岁以上男性人群

    E. 以上人群肺癌发生率基本持平

35. 下列因素中,肺癌最重要的风险因素是(　　)。

    A. 长期大量吸烟

    B. 大气污染

    C. 烹饪油烟

    D. 化工厂工作史

    E. 遗传因素

36. 肺癌好发部位(　　)。

    A. 左肺上叶　　　B. 左肺下叶

    C. 右肺上叶　　　D. 右肺中叶

    E. 右肺下叶

37. 在下列肺癌类型中哪一种最为常见?(　　)

    A. 鳞状细胞癌

    B. 腺癌

    C. 小细胞癌

    D. 大细胞癌

    E. 细支气管泡癌

38. 在肺癌类型中哪一种预后较好?(　　)

    A. 鳞状细胞癌

    B. 腺癌

    C. 小细胞癌

    D. 大细胞癌

    E. 燕麦细胞癌

39. 下列哪一个肺癌分类是小细胞肺癌?(　　)

    A. 鳞状细胞癌

    B. 细支气管肺泡癌

    C. 燕麦细胞癌

    D. 大细胞癌

    E. 腺癌

40. 目前对小细胞肺癌的治疗原则是(　　)。

    A. 单纯手术治疗

    B. 化学治疗＋放射治疗

    C. 单纯靶向药物治疗

    D. 手术治疗＋放疗

    E. 多学科综合治疗

41. 下列肺癌类型中,淋巴转移最早的是(　　)。

    A. 鳞状细胞癌

    B. 腺癌

    C. 小细胞癌

    D. 大细胞癌

    E. 未分化癌

42. 男性,57 岁,刺激性咳嗽 1 个月,头痛 10 天。胸片显示左肺门块状阴影;颅脑 CT 发现颅内占位性病变。考虑肺癌脑转移,肺内原发癌最可能的病理类型是(　　)。

    A. 鳞状细胞癌

    B. 腺癌

    C. 小细胞癌

    D. 大细胞癌

    E. 细支气管肺泡癌

43. 61 岁男性患者,反复咳嗽、咳痰,痰中带血三周。体温 38.6℃,WBC 12×10^9/L,胸片右肺门肿块影,伴远端大片状阴影,抗炎治疗后阴影不吸收。该患者最有可能的诊断是(　　)。

    A. 肺炎

    B. 肺脓肿

    C. 肺癌

    D. 肺结核

    E. 支气管扩张

44. 男性,49 岁,18 年前患过肺结核,平素健康,近 3 个月来有刺激性咳嗽,痰中偶有血丝,有时发热。X 线示右肺上叶前段有 2 cm×3 cm 的块状阴影,边缘不整呈分叶状,有毛刺;痰液检查脱落细胞 3 次均阴性。诊断首先考虑( )。

    A. 肺脓肿　　　　　B. 肺结核

    C. 肺囊肿　　　　　D. 肺癌

    E. 肺良性肿瘤

45. 最常见的肺癌的肺外体征有( )。

    A. 指端发绀　　　　B. 心动过缓

    C. 心率增快　　　　D. 桶状胸

    E. 杵状指

46. 下列胸部 X 线征象哪一项不是周围型肺癌的特征?( )

    A. 呈较小的分叶或切迹

    B. 边缘模糊,有细短毛刺

    C. 呈现为厚壁的空洞,内壁凹凸不平

    D. 边缘光滑、清晰

    E. 肺野周围孤立性圆形或椭圆形阴影轮廓不规则

47. 55 岁男性患者,反复痰中带血一月余。体温 38.5 ℃,WBC $11×10^9$/L,胸片右肺门肿块影,伴远端大片状阴影,抗炎治疗阴影不吸收。为尽快明确诊断,首选检查为( )。

    A. CT　　　　　　　B. 磁共振

    C. 胸腔镜　　　　　D. 支气管镜

    E. 痰脱落细胞学检查

48. 目前对周围型肺癌,最常用的手术方式是( )。

    A. 肺段切除术

    B. 肺叶切除术+系统性肺门纵隔淋巴结清扫术

    C. 支气管袖状切除成形肺叶切除术

    D. 扩大的肺癌切除术

    E. 单纯肺叶切除术

49. 下列药物中哪种不是常用于肺癌的化疗药物?( )

    A. 顺铂与卡铂等铂类药物

    B. 紫杉

C. 吉西他滨

D. 长春碱类药物

E. 氧氟沙星

X 型题

1. 上呼吸道感染临床表现类型有( )。

    A. 普通感冒

    B. 急性病毒性咽炎和喉炎

    C. 急性疱疹性咽峡炎

    D. 急性咽结膜炎

    E. 急性咽扁桃体炎

2. 下列哪些因素与肺气肿的发病机制有关?( )

    A. 肺部慢性炎症,损害肺组织和肺泡壁

    B. 支气管慢性炎症,使管腔狭窄,形成不完全阻塞

    C. 肺小动脉受压,血液供应减少,肺组织营养障碍

    D. 慢性炎症破坏肺泡间质,使其失去支架作用,促使肺泡膨胀

    E. 上呼吸道炎症累及肺泡

3. 慢性支气管炎急性发作的治疗包括( )。

    A. 控制感染

    B. 祛痰、止咳、平喘

    C. 气雾疗法

    D. 免疫治疗

    E. 呼吸功能锻炼

4. 慢性阻塞性肺疾病的病因主要有( )。

    A. 吸烟

    B. 职业粉尘和化学物质

    C. 空气污染

    D. 感染因素

    E. 免疫功能紊乱

5. 重度哮喘的处理包括( )。

    A. 补液

    B. 给予糖皮质激素

    C. 注射毛花苷 C(西地兰)

    D. 吸氧

    E. 静点氨茶碱

6. 哮喘的临床表现有( )。
   A. 呼气性呼吸困难
   B. 胸闷气促
   C. 咳嗽
   D. 哮鸣音
   E. 喘息

7. 关于肺炎球菌肺炎的说法正确的是( )。
   A. 发病前常有受凉疲劳史
   B. 血白细胞计数升高,中性粒细胞多在80%以上
   C. 首选青霉素治疗
   D. 补充足够的蛋白质、热量及维生素
   E. 若持续发热应寻找其他原因

8. 肺炎球菌的临床特点包括( )。
   A. 冬季和初春多见
   B. 常与呼吸道病毒相伴行
   C. 早期肺部体征即有明显异常
   D. 病人呈急性热病容
   E. 重症感染时可伴休克

9. 下列抗结核药物中,属于杀菌药的是( )。
   A. 异烟肼   B. 利福平
   C. 吡嗪酰胺   D. 对氨基水杨酸
   E. 链霉素

10. 肺结核患者有痰菌阳性,下列哪项错误?( )
    A. 肺内病灶具有活动性,需化疗
    B. 需补种卡介苗,提高机体免疫力
    C. 系结核病的传染源,痰液需无菌处理
    D. 需作结核菌素试验
    E. 痰结核菌检查是确诊肺结核的主要方法

11. 结核菌素试验阴性可见于( )。
    A. 结核性脑膜炎
    B. 儿童结核
    C. 癌症合并结核
    D. 营养不良合并结核

E. HIV 合并结核

12. 肺癌的病理组织学分类包括( )。
    A. 鳞状细胞癌
    B. 腺癌
    C. 小细胞癌
    D. 大细胞癌
    E. 未分化癌

13. 下列哪些是肺癌的早期症状?( )
    A. 刺激性咳嗽   B. 痰中带血
    C. 胸腔积液   D. 阵发性干咳
    E. 少量咯血

14. 下列哪些是晚期肺癌病人可能出现的表现?( )
    A. 膈肌麻痹
    B. 声音嘶哑
    C. 颈部静脉怒张
    D. 胸膜腔积液
    E. 吞咽困难

15. 下列病人中怀疑肺癌的是( )。
    A. 出现刺激性咳嗽持续 2～3 周,治疗后无明显好转
    B. 反复在短期内痰中带血而无原因可解释者
    C. 局限而固定的喘鸣音或湿啰音,随咳嗽而改变者
    D. 原因不明的肺脓肿,中毒症状轻、痰量少,抗炎治疗效果不明显者
    E. 近期出现原因不明的四肢关节痛及杆状指者

16. 男性,42 岁,右上叶肺癌切除术后 24 小时,肺癌的非转移性全身症状即逐渐消失。此类症状包括( )。
    A. 重症肌无力
    B. 骨关节痛
    C. 男性乳腺增大
    D. Cushing 综合征
    E. 颈交感神经综合征

17. 下列哪些是肺癌晚期表现?( )
    A. 咳嗽   B. 声嘶
    C. 咯血   D. 恶病质
    E. 骨转移

18. 男性,52岁,长期吸烟史,刺激性咳嗽1月余,发现左锁骨上肿物1个月,胸片显示左肺门4 cm×5 cm肿物,下列相关描述哪些是正确的?( )
    A. 尽早行支气管镜检查
    B. 必要时可行左锁骨上肿物活检术
    C. 考虑小细胞肺癌的可能性较大
    D. 剖胸探查行肿物切除术
    E. 肺部抗炎治疗为主

19. 肺癌X线表现有( )。
    A. 肺炎   B. 肺不张
    C. 肿瘤钙化   D. 肿块分叶
    E. 肿块内出现空洞

二、名称解释

1. 急性上呼吸道感染

2. 普通感冒

3. COPD

4. 肺源性心脏病

5. 肺性脑病

6. 哮喘

7. 肺源性呼吸困难

8. 社区获得性肺炎

9. 重症肺炎

10. 肺结核

11. 浸润性肺结核

12. 副瘤综合征

13. 靶向治疗

14. 颈交感神经综合征

三、简答题

1. 简述上呼吸道感染的治疗原则。

2. 简述COPD并发Ⅱ型呼吸衰竭患者的氧疗原则及其机制。

3. 缩唇呼吸及腹式呼吸如何进行?

4. 哮喘患者如何做好自我管理？

5. 简述定量雾化器（MDI）的使用方法。

6. 如何救治休克型肺炎的病人？

7. 怎样预防肺结核病人的传染？

8. 如何指导肺结核患者采取积极有效的消毒隔离措施以防传播？

9. 肺癌压迫或侵犯邻近器官时可产生哪些症状和体征？

10. 肺癌的标准化疗方案。

四、综合分析题

病案 1　病人，男，79 岁，因"反复胸闷气喘 8 年余，加重伴嗜睡 1 天"入院。患者有"慢性阻塞性肺疾病"20 余年。入院时患者嗜睡，偶有咳痰，可少量白色黏痰，胸闷气喘明显，唇甲发绀，双下肢水肿，偶有心慌心悸。血气分析显示：PaO_2 40 mmHg、$PaCO_2$ 80 mmHg。

结合上述病例请思考：

1. 患者如出现头晕、头痛、神志恍惚、四肢抽搐时，应警惕患者出现何种并发症？

2. 如何处理？

病案 2　病人,男,66 岁,因反复咳痰喘 20 年,加重伴呼吸困难 3 天拟支气管哮喘急性发作入院。20 年前无明显诱因出现咳嗽、胸闷气喘症状,以呼气性呼吸困难为主,不规律使用沙美特罗。3 天前患者劳累后出现咳嗽。咯少量白色黏痰,未重视。今凌晨 4 点出现呼吸困难加重,急诊入院,入院时患者端坐呼吸,咳少量白色黏痰,口唇指甲发绀。入院 P 122 次/分,R 33 次/分,末梢血氧饱和度为 88%,两肺布满哮鸣音,立即予患者半卧位,予氧气 3 L/min 吸入,布地奈德、特布他林雾化,甲基泼尼松龙静脉滴注。

请思考:

1. 该患者 2 年前确诊后,每年平均发作 4～5 次,发作时在医院治疗,平时不能坚持服药,你会如何对患者进行指导?

2. 该患者入院 5 天经积极治疗,症状缓解,入院第 7 天下午 4 点在医院花园散步,突发哮喘,患者端坐呼吸,烦躁不安,大汗淋漓,测心率 135 次/分,呼吸 40 次/分,血气分析示:PaO_2 50 mmHg、$PaCO_2$ 70 mmHg,请问该患者目前病情处于何种状态? 如何护理?

病案 3　男性,29 岁,淋雨后寒颤、高热 2 天,偶有咳嗽,咳少量铁锈色痰。今起病情加重,测体温为 39.5 ℃,呼吸 26 次/分,脉搏 120 次/分,血压 90/60 mmHg,急性病容,精神萎靡,胸片提示:大叶性肺炎,拟以"肺炎"收治入院。

试问:为警惕中毒性肺炎的发生,护士应注意监测病人哪些体征?

病案 4　女性,49 岁,间断咳嗽、咳痰 4 年,加重伴咯血 1 个月,经诊断为"浸润型肺结核"。

试问:目前患者最主要的护理问题是什么,并针对此问题有何相关护理措施?

病案 5 病人男性,60 岁,因咳嗽两个月入院,既往无结核史,有 15 年吸烟史。体检:一般情况良好,颈及锁骨上未触及淋巴结,心肺(一),肝脾未触及,腹部及四肢未见异常。X 线胸片及胸部 CT 发现左肺上叶团块状阴影 4 cm×4 cm,密度较高,边缘不整齐,有毛刺。脑 CT、PET、腹部及肝脏 B 超检查均未发现异常。

请思考:

1. 该病人初步临床诊断。

2. 该病人主要治疗方案。

病案 6 病人男性,50 岁,因咳嗽、咳痰带血丝一个月余入院。吸烟 30 年,每日 30 支。体检:一般情况好,颈及锁骨上均未触及淋巴结,心肺腹未见异常。X 线胸片示左肺门肿块阴影。

试述:

1. 对该病人的初步诊断。

2. 对该病人可采取的进一步特殊检查项目及其目的。

第四单元 循环系统

一、选择题

A型题

1. 急性心肌梗死
2. 高血压
3. 主动脉瓣关闭不全
4. 肺源性心脏病
5. 肺动脉瓣狭窄

上述 1～5 情况发生心功能不全的原因分别是(　　)。

    A. 左心室前负荷加重

    B. 右心室后负荷加重

    C. 肺循环阻力增高

    D. 心肌收缩力明显减弱

    E. 左心室后负荷加重

患者,女性,63 岁。风湿性心脏瓣膜病,二尖瓣狭窄21年。5天前受凉后出现咳嗽,咳黄色脓痰,伴发热、心悸、胸闷、气短,上 3 层楼梯需中间休息12 分钟,自服感冒药后未见好转,急诊以"风湿性心脏瓣膜病、心力衰竭、肺部感染"收入院。

6. 导致该患者发生心力衰竭的主要诱因是(　　)。

    A. 缺乏休息

    B. 上呼吸道感染

    C. 恶劣的气候

    D. 心律失常

    E. 用药不当

7. 根据患者目前的情况,护士判断其心功能分级属于(　　)。

    A. Ⅰ级　　　　　　B. Ⅱ级

    C. Ⅲ级　　　　　　D. Ⅳ级

    E. Ⅴ级

8. 某心衰患者体力活动明显受限,休息时无症状,稍事活动即出现呼吸困难等症状,其心功能为(　　)。

    A. 心功能Ⅰ级

    B. 心功能Ⅱ级

    C. 心功能Ⅲ级

    D. 心功能Ⅳ级

    E. 心衰Ⅲ度

9. 左心衰竭的最早出现的症状为(　　)。

    A. 水肿　　　　　　B. 呼吸困难

    C. 发绀　　　　　　D. 乏力

    E. 咳铁锈色痰

10. 风湿性二尖瓣狭窄时,若出现右心衰竭时,原有肺循环淤血程度可(　　)。

    A. 加重　　　　　　B. 减轻

    C. 不变　　　　　　D. 消失

    E. 发展为肺水肿

11. 提示左心衰的临床表现是(　　)。

    A. 奇脉

    B. 平脉

    C. 水冲脉

    D. 脉搏短绌

    E. 交替脉

患者,女,58 岁。风湿性心脏病二尖瓣狭窄32 年。受凉后出现发热,咳嗽、咳痰,稍活动就出现心慌、憋气等表现,查体:体温 39.5 ℃,呼吸30 次/分,血压 130/85 mmHg;口唇发紫,端坐呼吸,大汗淋漓;心率 128 次/分,律不齐,心音强弱不等;双肺底湿啰音,双下肢轻度水肿。

12. 该患者可能主要发生了（   ）。
    A. 心律失常
    B. 急性心肌梗死
    C. 慢性心力衰竭
    D. 肥厚型心肌病
    E. 急性心力衰竭

13. 给该患者静脉注射西地兰前，应重点测量该患者的是（   ）。
    A. 呼吸
    B. 体温
    C. 血压
    D. 脉搏
    E. 体重

14. 出现上述症状应首选的措施是（   ）。
    A. 给予高浓度鼻导管吸氧
    B. 将患者扶起坐床边，两腿自然下垂
    C. 遵医嘱使用利多卡因
    D. 遵医嘱使用利尿剂
    E. 停用洋地黄类药物

15. 患者男，62岁。高血压10年。夜间睡眠中突然憋醒，大汗淋漓，被迫坐起。喘息，咳粉红色泡沫痰。双肺闻及广泛哮鸣音。给予乙醇湿化吸氧。采用乙醇湿化吸氧的目的是（   ）。
    A. 湿化气道
    B. 净化气道
    C. 降低通气阻力
    D. 降低肺泡表面张力
    E. 降低肺泡内泡沫的表面张力

16. 抢救急性肺水肿伴休克患者，下列哪项措施须禁用？（   ）
    A. 静脉注射快速洋地黄类药物
    B. 皮下注射吗啡
    C. 酒精湿化吸氧
    D. 静脉注射地塞米松
    E. 静脉缓慢注射氨茶碱

17. 下列哪种情况下，心力衰竭患者适合选用β受体阻滞剂？（   ）
    A. 支气管哮喘
    B. 心动过缓

    C. Ⅱ度房室传导阻滞
    D. 高血压
    E. 低血压

患者，女性，38岁，患风湿性心脏病二尖瓣狭窄，心房颤动5年，近来体力活动后胸闷、气短，下肢水肿，在门诊给予地高辛药物治疗。

18. 为减轻心脏负荷采取的护理措施是（   ）。
    A. 照常活动，增加间歇休息时间
    B. 稍事活动，增加间歇休息时间
    C. 限制活动，多卧床休息
    D. 绝对卧床休息
    E. 逐渐增加活动量

19. 给地高辛的主要目的是（   ）。
    A. 减慢心率
    B. 扩张动脉
    C. 扩张静脉
    D. 增强心肌收缩力
    E. 利尿作用

20. 在服药过程中出现下列情况时，应考虑地高辛中毒（   ）。
    A. 脉率减慢为78次/分
    B. 无心慌、气短
    C. 脉律转规则
    D. 水肿消退
    E. 体重减轻

21. 消除水钠潴留最有效的药物是下列哪一种？（   ）
    A. 利尿剂
    B. ACEI制剂
    C. β受体阻滞剂
    D. 地高辛
    E. 钙离子阻滞剂

22. 高血压分为原发性和继发性两种。后者约占高血压的（   ）。
    A. 20%
    B. 30%
    C. 95%
    D. 5%
    E. 50%

23. 患者女 50 岁。最近血压波动在 160～170/90～95 mmHg,诊断为高血压,属于( )。

    A. 舒张期高血压

    B. 收缩期高血压

    C. 一级高血压

    D. 二级高血压

    E. 三级高血压

24. 根据血压水平的定义和分类,血压 130/88 mmHg 属于( )。

    A. 正常血压   B. 正常高值

    C. 1 级高血压   D. 2 级高血压

    E. 3 级高血压

25. 原发性高血压可引起下列( )脏器并发症。

    A. 心、肝、肾

    B. 心、肝、脑

    C. 心、脑、肾

    D. 肝、肾、脑

    E. 心、肺、脑

26. 关于硝普钠的主要药理作用,正确叙述的是( )。

    A. 利尿

    B. 减慢心率

    C. 心输出量增加

    D. 增强心肌收缩力

    E. 扩张动、静脉减轻心脏负荷

27. 患者女性,62 岁,高血压 1 年,使用降压药时应注意( )。

    A. 最好睡前服用

    B. 从小剂量开始

    C. 两周测量血压一次

    D. 血压正常后即可停药

    E. 短期内将血压降至正常

患者,男性,67 岁,高血压病史 20 余年,近 1 周劳累过度,今日出现剧烈头痛、头晕,恶心,测血压 205/120 mmHg。住院一周后症状消失,血压恢复至 140/90 mmHg。

28. 告知患者高血压预防措施中,错误的一项是( )。

    A. 保持乐观的情绪

    B. 避免体力活动

    C. 清淡饮食

    D. 戒烟

    E. 控制摄入总钠量

29. 出院前,向患者介绍服用降压药的注意事项,其内容应除外( )。

    A. 合理控制体重

    B. 应遵医嘱用药,不可自行增减或停药

    C. 降压药需长期服用,不可停药

    D. 服药期间可不采用非药物治疗

    E. 改变不良生活行为

30. 患者,男性,62 岁,有高血压病史,与别人争吵时突感心前区不适,持续 3～5 分钟,经休息后自行缓解。考虑可能是( )。

    A. 心肌炎   B. 心肌梗死

    C. 心绞痛   D. 胸膜炎

    E. 胃炎

31. 急性心肌梗死患者发病后 24 小时内的主要的死亡原因是( )。

    A. 心脏破裂   B. 心律失常

    C. 心力衰竭   D. 心源性休克

    E. 室壁瘤

32. 急性心肌梗死患者,血压 80/50 mmHg,中心静脉压 4 厘米水柱,尿少,可能的诊断是( )。

    A. 心源性休克   B. 肾功能衰竭

    C. 有效循环血量不足

    D. 急性左心衰   E. 急性心包炎

33. 张先生,56 岁,突发胸骨后压榨性疼痛 4 h 急诊入院,心电图示"急性广泛前壁心肌梗死"。有可能导致该患者 24 h 内死亡的最常见原因是( )。

    A. 心源性休克   B. 心力衰竭

    C. 心律失常   D. 心脏破裂

    E. 脑部栓塞

34. 心绞痛发作时宜应用(　　)。
    A. 索米痛片　　　B. 阿托品
    C. 硝酸酯类制剂
    D. 吗啡　　　　　E. 吲哚美辛

35. 患者男性,49岁。因活动后持续胸骨后疼痛5小时,向左肩部放射,伴恶心、呕吐、大汗,含服硝酸甘油不能缓解,急诊住院。心电图示:V3～V6导联ST段弓背向上抬高,可见病理性Q波。患者如在病程中出现心力衰竭,以下处理不当的是(　　)。
    A. 利尿剂
    B. 血管扩张剂
    C. 尽早使用洋地黄制剂
    D. 小剂量使用多巴酚丁胺
    E. 低盐饮食

患者男性,45岁,半年来于剧烈活动时或饱餐后发作心前区疼痛,持续数分钟可自行缓解,1周内发作频繁,3小时来晚饭后疼痛剧烈不能缓解,伴憋闷大汗。

36. 该患者应考虑为(　　)。
    A. 急性胰腺炎
    B. 急性心包炎
    C. 自发性气胸
    D. 急性心肌梗死
    E. 心肌炎

37. 给予该患者吸氧的主要目的是(　　)。
    A. 改善心肌缺氧,减轻疼痛
    B. 减少心律失常
    C. 预防心源性休克
    D. 防止心力衰竭
    E. 促进坏死组织吸收

38. 在监护的过程中发现患者烦躁不安、皮肤湿冷、脉搏细弱、尿量减少,应警惕发生(　　)。
    A. 严重心律失常
    B. 急性左心衰竭
    C. 心源性休克
    D. 并发感染
    E. 紧张、恐惧

39. 男,50岁,心前区剧痛2小时。检查血压120/80 mmHg,端坐呼吸,两肺底细湿啰音,心率120次/分,律齐,S1减弱,ECGV1、V2、V3、V4、V5病理性Q波及S-T段上抬。紧急处理时,不应该使用的药物是(　　)。
    A. 吗啡
    B. 异山梨酯
    C. 多巴酚丁胺
    D. 氢氯噻嗪
    E. 毛花苷C

40. 慢性心房颤动的常见并发症是(　　)。
    A. 阿—斯综合征
    B. 静脉栓塞
    C. 动脉栓塞
    D. 肺炎
    E. 心搏骤停

41. 患者,男性,70岁。患者既往有糖尿病史9年、胃溃疡20年、吸烟50年。本次因突发心前区疼痛难忍,伴有胸闷、憋气,来医院就诊。经检查诊断为"广泛前壁心肌梗死",入院后有心律失常,病情不稳定。急性心肌梗死患者预示室颤发生的心律失常是(　　)。
    A. 房性心动过速
    B. 室上性心动过速
    C. 室性心动过速
    D. 室性期前收缩
    E. 房性期前收缩

42. 心室颤动的临床表现一般不包括(　　)。
    A. 意识丧失　　　B. 面色苍白
    C. 血压测不清　　D. 脉搏摸不到
    E. 心音消失

43. 下列哪一项不是Ⅲ度房室传导阻滞的心电图表现?(　　)
    A. P波与QRS波无关
    B. R波频率大于P波频率
    C. P-P间期相等
    D. R-R间期相等
    E. 心室率多在30～40次/分

44. 病人 23 岁,心悸 5 天,心率 98 次/分,心电图示 P-R 间期为 0.21 秒,应诊断为( )。

    A. 窦性心律

    B. 窦性心动过速

    C. Ⅰ度房室传导阻滞

    D. Ⅱ度Ⅰ型房室传导阻滞

    E. Ⅱ度Ⅱ型房室传导阻滞

45. 心电图示心律不规则,P 波有脱落,宽大畸形的 QRS 波提早出现。判断为( )。

    A. 房性期前收缩

    B. 交界性期前收缩

    C. 室性期前收缩

    D. 阵发性室上性心动过速

    E. 房室传导阻滞

46. 患者男性,33 岁,反复阵发性心动过速史 12 年,每次心动过速突然发作,持续数十分钟至数小时,此次心动过速发作 1 h 而来医院就诊。体检:BP 100/70 mmHg,心脏无扩大,HR 200 次/分,节律规则。最可能的临床诊断是( )。

    A. 阵发性室上性心动过速

    B. 非阵发性交界性心动过速

    C. 阵发性室性心动过速

    D. 阵发性房扑

    E. 阵发性房颤

47. 阵发性室上性心动过速的心电图诊断,下列哪项不正确?( )

    A. 心室率 150~250 次/分

    B. 节律一般规则,但也可有不规则

    C. QRS 波群形态可不正常

    D. 可见到逆行 P 波

    E. 起始及终止突然

48. 下图心电图为( )。

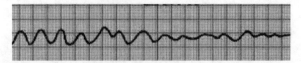

    A. 心房颤动

    B. 心室颤动

    C. 室性期前收缩

    D. 室性心动过速

    E. 室上性心动过速

49. 下图心电图为( )。

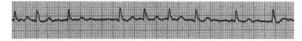

    A. 心房颤动

    B. 心室颤动

    C. 室性期前收缩

    D. 室性心动过速

    E. 室上性心动过速

50. 下图心电图为( )。

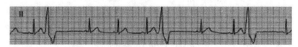

    A. 房性期前收缩

    B. 交界性期前收缩

    C. 室性期前收缩

    D. Ⅲ度房室传导阻滞

    E. Ⅰ度房室传导阻滞

X 型题

1. 心力衰竭时使用血管扩张剂的机理是( )。

    A. 减轻前负荷   B. 降低后负荷

    C. 加强心肌收缩   D. 减慢心率

    E. 加快心率

2. 长期服用地高辛患者出现下列哪些反应应怀疑洋地黄中毒( )。

    A. 食欲不振、恶心、呕吐

    B. 头晕、头痛、黄视

    C. 心前区不适、烦躁不安

    D. 室性期前收缩、偶有二联律

    E. 心悸、气短、双下肢水肿

3. 以下关于高血压病人用药指导的叙述,正确的是( )。

    A. 一般从小剂量开始

    B. 一般不主张联合用药

    C. 监测血压变化

    D. 血压降至正常方可停药

    E. 防止直立性低血压

4. 冠心病的主要危险因素有(　　)。

  A. 高血压   B. 血脂异常

  C. 痛风   D. 超重、肥胖

  E. 糖尿病

5. 老年男性患者,主诉胸痛,如为心绞痛还要具备(　　)。

  A. 劳累时发作

  B. 胸骨后闷痛

  C. 持续数分钟

  D. 持续数小时

  E. 心尖区刺痛

6. 以下关于心房颤动临床特点的叙述,正确的是(　　)。

  A. 第一心音强弱不等

  B. 水冲脉

  C. 心室律绝对不规则

  D. 毛细血管搏动征

  E. 脉搏短绌

7. 典型预激综合征的表现是(　　)。

  A. P-R 间期延长

  B. P-R 间期缩短

  C. QRS 时间延长

  D. QT 间期延长

  E. R 波起始部分粗钝

二、名称解释

1. 心力衰竭

2. 劳力性呼吸困难

3. 端坐呼吸

4. 高血压病

5. 高血压危象

6. 高血压脑病

7. 恶性高血压

8. 冠心病

9. 劳力性心绞痛

10. 心肌梗死

11. 心律失常

三、简答题

1. 简述急性心肌梗死的并发症。

2. 简述心力衰竭的常见诱因。

3. 简述慢性左、右心脏功能不全的临床表现。

4. 简述心力衰竭的 NYHA 分级法。

5. 简述慢性心力衰竭的治疗原则及方法。

6. 简述慢性心力衰竭患者利尿剂使用注意事项。

7. 简述急性肺水肿的治疗原则。

8. 简述高血压病的治疗原则。

9. 简述稳定型心绞痛胸痛的临床特征。

10. 简述稳定型心绞痛的治疗原则。

11. 简述急性心肌梗死的治疗原则。

12. 简述室性期前收缩的心电图特征。

13. 简述心房纤颤的心电图特征。

14. 简述心室颤动的心电图特征。

15. 简述二度 I 型房室传导阻滞的心电图特征。

16. 简述二度 II 型房室传导阻滞的心电图特征。

17. 简述三度房室传导阻滞的心电图特征。

四、综合分析题

病案 1 患者,男,70 岁,吸烟史 30 年,2 年来劳累时感到胸骨后压榨性疼痛,常在休息或含硝酸甘油 5 分钟内缓解,今晨突然胸骨后持续疼痛,休息、含硝酸甘油均无效,持续 3 小时,伴有烦躁、出汗,家属搀扶步行入急诊室。查体:面色苍白,出汗多,BP 90/60 mmHg,心率 100 次/分,偶有早搏,余(-),心电图 V1~V5 段抬高,弓背向上,且出现深宽 Q 波。

1. 写出可能的医疗诊断。

2. 家属送病人入急诊室方式是否正确? 说明理由。

3. 写出该患者的治疗要点。

病案 2 患者,女性,55 岁,患风湿性心瓣膜病 25 年。一周前发生急性上呼吸道感染,未予重视。4 天前开始出现乏力、心慌、呼吸困难逐渐加重,直至休息时也感到呼吸费力,并伴有食欲不振,咳嗽,咯白色泡沫痰及双踝水肿而入院。查体:T 37 ℃,P 80 bpm,BP 110/70 mmHg。半卧位,肺部清音,听诊双肺底可闻湿啰音。心脏叩诊向两侧增大,心率 110 bpm,节律不齐,第一心音强弱不等,心尖部可闻及舒张期隆隆样杂音。肝脏触诊肋下两指并有压痛,双下肢凹陷性水肿。心肺 X 线示心脏向两侧增大,肺纹理增加。心电图如下。

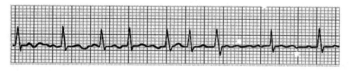

问题:

1. 此患者完整的医疗诊断是什么?

2. 该患者目前心脏功能几级?

3. 患者入院后突发严重呼吸困难,端坐呼吸,咯粉红色泡沫痰,该患者可能发生了什么情况? 如何抢救?

第五单元　消化系统

一、选择题

A 型题

1. 男,45 岁,反酸,胃灼热 2 个月,间断胸痛,咳嗽,无吞咽困难。可能的疾病为(　　)。
   - A. 消化性溃疡
   - B. 胃食管反流病
   - C. 慢性胃炎
   - D. 胃癌
   - E. 食管癌

2. 确诊慢性胃炎的主要依据是(　　)。
   - A. 胃液分析
   - B. X 线钡餐检查
   - C. 粪便潜血试验
   - D. 病史和临床表现
   - E. 胃镜及胃黏膜活检

3. 我国慢性胃炎的主要病因是(　　)。
   - A. 药物
   - B. 食物
   - C. 胆汁反流
   - D. 幽门螺杆菌感染
   - E. 物理因素

4. 慢性胃炎的主要表现是(　　)。
   - A. 易饥饿感
   - B. 黑便
   - C. 体重减轻
   - D. 呕血
   - E. 上腹痛或不适

5. 下列说法错误的是(　　)。
   - A. 早期胃癌病变可限于黏膜层
   - B. 早期胃癌病变可限于黏膜下层
   - C. 早期胃癌病变一定不超过黏膜下层
   - D. 早期胃癌病变一定不超过浆膜层

   - E. 早期胃癌一定无淋巴转移

6. 下列不是进展期胃癌病理类型的是(　　)。
   - A. 息肉型
   - B. 溃疡型
   - C. 弥漫浸润型
   - D. 皮革胃
   - E. 凹陷型

7. 下列类型胃癌发病率最高的是(　　)。
   - A. 腺癌
   - B. 印戒细胞癌
   - C. 腺鳞癌
   - D. 鳞状细胞癌
   - E. 小细胞癌

8. 胃癌的主要转移途径是(　　)。
   - A. 直接浸润
   - B. 血行转移
   - C. 淋巴转移
   - D. 腹腔种植
   - E. 骨转移

9. 早期胃癌的概念是(　　)。
   - A. 局限在胃窦内
   - B. 局限于黏膜或黏膜下层
   - C. 直径在 2 cm 以内
   - D. 无淋巴结转移
   - E. 未侵犯浆膜层

10. 男性,60 岁,上腹部隐胀不适 2 个月,加重伴呕吐宿食半月入院。体检于上腹部扪及约 5 cm×3 cm 包块,质地较硬,尚可推动。该病人最可能的诊断是(　　)。
   - A. 胃溃疡
   - B. 幽门梗阻
   - C. 胰腺癌
   - D. 胃窦癌
   - E. 萎缩性胃炎

11. 下列叙述中,哪项是正确的?(　　)
    A. 残胃癌是指胃癌手术 5 年后发生的胃癌。
    B. 胃癌根治术要求切缘距癌边缘 5 cm 以上。
    C. 胃癌的好发部位依次是贲门胃底、胃窦、胃大弯。
    D. 目前国内早期胃癌占胃癌住院病人的比例超过 30%。
    E. 早期胃癌病人往往无明显症状。

12. 男性,45 岁,上腹隐痛,大便隐血试验阳性,钡餐见胃窦小弯侧黏膜纹理紊乱,胃壁僵直,首先考虑(　　)。
    A. 胃溃疡　　　　B. 慢性胃炎
    C. 胃癌　　　　　D. 胃淋巴肉瘤
    E. 萎缩性胃炎

13. 下列方法哪项是诊断胃癌最可靠的手段?(　　)
    A. 大便隐血试验
    B. 纤维胃镜检查+病理活检
    C. X 线钡餐检查
    D. CT 检查
    E. MRI 检查

14. 早期胃癌最有效的检查方法是(　　)。
    A. X 线钡餐检查
    B. 纤维胃镜
    C. 胃液细胞学检查
    D. 大便隐血试验
    E. B 超

15. 提高胃癌疗效的关键在于(　　)。
    A. 术前、术中、术后化疗
    B. 早期发现、早期诊断
    C. 根治性手术
    D. 放射治疗
    E. 综合治疗

16. 确诊胃癌的病人,没有幽门梗阻,检查发现左锁骨上淋巴结有转移(已取病理确诊),其治疗选用(　　)。

    A. 无手术指征,给予适当的化疗
    B. 作姑息性胃空肠吻合术
    C. 作根治性胃癌切除加左锁骨上淋巴结清扫术
    D. 放射治疗
    E. 全胃切除术

17. 女性,62 岁,反复黑粪、呕吐咖啡色液体 1 月余,消瘦、腹胀,未触及肿块,血红蛋白 55 g/L,白细胞 $6.3×10^9$/L,纤维胃镜显示胃窦部有溃疡,周围黏膜僵硬,临床诊断考虑胃癌,采取下列哪种治疗手段有可能治愈?(　　)
    A. 根治性手术
    B. 胃大部切除术
    C. 化疗
    D. 放疗
    E. 靶向药物治疗

18. 男性,52 岁,胃痛十余年,近半年症状加重持续上腹痛,能进食,上腹部偏右可扪及 5 cm×6 cm 肿块,移动浊音阳性,肛诊检查时在直肠前壁触及质坚硬节,临床诊断为胃癌,选择下列哪项治疗?(　　)
    A. 胃大部切除术
    B. 胃癌根治性手术
    C. 胃癌姑息性切除术
    D. 胃空肠吻合术
    E. 不宜手术

19. 胃癌的治疗方法哪项正确?(　　)
    A. 早期胃癌做胃癌根治术
    B. 早期胃癌做胃大部切除术
    C. 优先采取化疗+放疗
    D. 胃癌均采取化疗
    E. 扪到肿块者做全胃切除

20. 患者女,45 岁,消化性溃疡。近来感上腹饱胀,疼痛于餐后加重,且反复大量呕吐。该患者可能出现了(　　)。
    A. 出血　　　　　B. 穿孔
    C. 癌变　　　　　D. 幽门梗阻
    E. 营养不良

21. 十二指肠溃疡的发病主要原因为（   ）。

    A. 胃酸、胃蛋白酶等侵蚀因素增强

    B. 黏膜屏障减弱

    C. 黏膜血流量减低

    D. 细胞更新能力减弱

    E. 表皮生长因子减少

22. 关于胆囊结石描述不正确的是（   ）。

    A. 进食油腻食物后症状加重

    B. 胆绞痛向右肩部放射

    C. 右上腹或上腹部绞痛

    D. 结石嵌顿于胆囊壶腹后，导致急性胆囊炎

    E. 胆囊结石均有症状

23. 女性，46 岁，突发右上腹刀割样绞痛伴阵发性加剧 1 天，发病后 10 小时出现寒颤、高热，巩膜黄染，剑突偏右侧深压痛，右上腹轻度肌紧张，体温 38 ℃。血白细胞 $14 \times 10^9/L$，血清总胆红素 30 $\mu mol/L$，尿胆原（－），尿胆素（＋＋）。应诊断为（   ）。

    A. 急性胰腺炎   B. 溃疡病穿孔

    C. 急性胆囊炎   D. 胆总管结石

    E. 急性阑尾炎

24. 查科三联征（Charcot）三联征是指（   ）。

    A. 右上腹阵发性绞痛，胆囊肿大

    B. 上腹部绞痛，黄疸，低血压

    C. 剑突下绞痛，寒颤高热，黄疸

    D. 右上腹部闷胀，高热

    E. 右上腹持续疼痛伴阵发性加剧，发热

25. 女性病人，45 岁，三年前以胆石症行胆囊切除及胆总管探查术，二个月前因进油腻饮食突发绞痛，伴恶心，呕吐，有寒颤，高烧，近来发作频繁，体检：巩膜黄染，剑突下压痛明显，首先应考虑（   ）。

    A. 胆石症复发

    B. 胆道蛔虫症

    C. 黄疸型肝炎

    D. 急性胰腺炎

    E. 十二指肠溃疡

26. 急性胆囊炎的最典型阳性体征是（   ）。

    A. 压痛

    B. 反跳痛

    C. 腹肌紧张

    D. 墨菲征（Murphy sign）阳性

    E. 移动性浊音

27. 急性胆管结石引起的发热以哪种热型为主？（   ）

    A. 稽留热   B. 弛张热

    C. 间歇热   D. 波状热

    E. 不规则热型

28. 女性，49 岁，近半年数次发作性右上腹疼痛，恶心呕吐。多为夜间睡眠后发作，并向右肩部放射。检查：肥胖体质，BP 110/80 mmHg，P 90 次/分，右上腹轻度压痛，无腹肌紧张。此次入院后，病情进一步加重，并出现黄疸，考虑病人的诊断是（   ）。

    A. 从胆囊结石，发展为合并急性胆管结石

    B. 从胆囊结石，发展为合并急性胰腺炎

    C. 从胆囊结石，发展为合并胆囊癌

    D. 从胆囊结石，发展为合并肝坏死

    E. 从胰腺炎，发展为合并急性胆管结石

29. 急性梗阻性化脓性胆管炎（AOSC）最常见的原因是（   ）。

    A. 胆道肿瘤

    B. 胆管结石并发感染

    C. 胆道蛔虫

    D. 胆管狭窄

    E. 原发性硬化性胆管炎

30. 急性梗阻性化脓性胆管炎的急诊手术是（   ）。

    A. 胆囊切除术

    B. 胆囊造口术

    C. 胆总管切开减压，T 管引流术

    D. 肝叶切除术

    E. 胆肠吻合内引流术

31. 引起急性胆囊炎的常见病因是( )。
    A. 胆囊结石堵塞胆囊管
    B. 胆道蛔虫进入胆囊
    C. 胆囊息肉继发感染
    D. 胰腺炎致胰液反流
    E. 胆总管下端梗阻

32. 患者,男,32岁,因突发剑突下钻顶样剧痛入院,疼痛发作时,大汗淋漓,可突然停止缓解。考虑诊断为( )。
    A. 急性胆囊结石
    B. 急性胆囊炎
    C. 急性胰腺炎
    D. 胆道蛔虫症
    E. 急性胃穿孔

33. 下列属于肝硬化门脉高压表现的是( )。
    A. 肝掌   B. 蜘蛛痣
    C. 脾肿大   D. 肝肿大
    E. 男性乳房发育

34. 肝硬化时下列临床表现中与内分泌失调有关的是( )。
    A. 夜盲   B. 黄疸
    C. 全身恶液质   D. 蜘蛛痣
    E. 出血点或出血斑

35. 肝硬化失代偿期时肝功能减退的表现是( )。
    A. 脾肿大
    B. 肝掌、蜘蛛痣
    C. 腹壁静脉曲张
    D. 腹水
    E. 食管胃底静脉曲张

36. 我国肝硬化最常见的是( )。
    A. 慢性酒精中毒
    B. 乙型病毒性肝炎
    C. 自身免疫性肝炎
    D. 丙型病毒性肝炎
    E. 药物中毒

37. 对肝硬化门脉高压最有诊断意义的是( )。
    A. 下肢浮肿
    B. 食管胃底静脉曲张
    C. 胸水和腹水
    D. 脾大
    E. 肝大

38. 肝硬化患者出现全血细胞减少,最主要是因为( )。
    A. 上消化道出血
    B. 肝肾综合征
    C. 脾功能亢进
    D. 下消化道出血
    E. 肝功能衰竭

39. 肝硬化内分泌失调引起的表现是( )。
    A. 出血   B. 贫血
    C. 腹水   D. 营养障碍
    E. 皮肤色素沉着

40. 肝硬化最常见的死亡原因是( )。
    A. 肝性脑病
    B. 上消化道出血
    C. 原发性肝癌
    D. 自发性腹膜炎
    E. 肝肾综合征

41. 肝硬化最常见的并发症是( )。
    A. 上消化道出血
    B. 感染
    C. 肝性脑病
    D. 原发性肝癌
    E. 门静脉血栓形成

42. 提示肝脏对雌激素灭活功能减退的是( )。
    A. 蜘蛛痣
    B. 皮肤紫癜
    C. 腹壁静脉曲张
    D. 脾大
    E. 巩膜黄染

43. 患者男,28 岁,酗酒后突发剧烈上腹绞痛 10 h 伴呕吐、冷汗、面色苍白入院,查体:T 39.1 ℃, P 110 次/分,BP 83/60 mmHg。腹上区压痛及反跳痛阳性,腹肌紧张,Grey-Turner 征阳性。实验室检查:血清淀粉酶升高,血钙降低,下面最可能的诊断是(   )。
    A. 急性水肿型胰腺炎
    B. 出血坏死型胰腺炎
    C. 急性胃穿孔
    D. 胃溃疡
    E. 胆石症

44. 与急性胰腺炎发病无关的是(   )。
    A. 胆道疾病
    B. 上消化道出血
    C. 胰管堵塞
    D. 酗酒
    E. 暴饮暴食

45. 急性胰腺炎的治疗原则是(   )。
    A. 静脉快速补液
    B. 抗休克
    C. 应用抗生素
    D. 抑制胰液分泌
    E. 纠正体液失衡

46. 急性水肿型胰腺炎最主要的临床表现是(   )。
    A. 腹痛   B. 腹胀
    C. 呕吐   D. 发热
    E. 休克

47. 下列有关急性胰腺炎的各项检查中,最早出现异常的是(   )。
    A. 血清脂肪酶
    B. 血清正铁血白蛋白
    C. 血清淀粉酶
    D. 尿淀粉酶
    E. 血清乳酸脱氢酶

48. 急性胰腺炎最不恰当的治疗措施是(   )。
    A. 抗胆碱能药物
    B. 吗啡镇痛
    C. 补液
    D. 胃肠减压
    E. 控制饮食

49. 预防急性胰腺炎的措施不包括(   )。
    A. 积极治疗胆道疾病
    B. 戒酒
    C. 常用抑制酶活性的药物
    D. 避免服用引起急性胰腺炎的药物
    E. 避免暴饮暴食

50. 在中国,急性胰腺炎最常见的诱发因素是(   )。
    A. 暴饮暴食   B. 酗酒
    C. 胆道结石   D. 胃肠炎
    E. 甲状旁腺功能亢进

X 型题

1. 下列因素与胃癌发病有关的是(   )。
    A. 病人地处我国西北地区
    B. 病人喜好腌制食物
    C. 病人 HP 阳性
    D. 病人有胃息肉
    E. 病人叔叔患有胃癌

2. 下列属于早期胃癌病理分型的是(   )。
    A. 隆起型   B. 凹陷型
    C. 浅表型   D. 浅表平坦型
    E. 息肉型

3. 目前治疗胃癌常用的靶向药物有哪些?(   )
    A. 曲妥珠单抗
    B. 贝伐珠单抗
    C. 西妥昔单抗
    D. 培唑帕尼
    E. 舒尼替尼

4. 能造成消化性溃疡的药物是(   )。
    A. 阿司匹林   B. 保泰松
    C. 吲哚美辛   D. 甲苯磺丁脲
    E. 糖皮质激素

5. 男性,62 岁,胃溃疡多年,2 个月来上腹痛发作频繁,无规律,食欲下降。该患者需要进行的检查有(　　)。

  A. 大便潜血检查

  B. 胃酸测定

  C. 胃镜检查并活检

  D. 腹部平片

  E. HP 检查

6. 胆囊结石可能出现下列哪些表现?(　　)

  A. 恶心、呕吐

  B. 嗳气呃逆

  C. 胆囊化脓、穿孔

  D. 胆囊积液(白胆汁)

  E. 查科三联征

7. 下列有关胆囊结石、胆囊炎的说法不正确的是(　　)。

  A. 急性胆囊炎可以合并急性腹膜炎

  B. 急性胆囊炎可以发生在睡眠中

  C. 急性胆囊结石可以演变成胆管结石

  D. 胆囊结石不可能导致胆囊癌变

  E. 胆囊炎不会导致便秘

8. 胆道蛔虫症患者可采取的治疗措施有(　　)。

  A. 口服硫酸镁或注射阿托品

  B. 可采取口服食醋或注入氧气的措施

  C. 可使用甲硝唑预防感染

  D. 可以采用 ERCP 取虫

  E. 必要时可行胆总管切开探查术

二、名称解释

1. 胃食管反流

2. 早期胃癌

3. 进展期胃癌

4. 胃癌根治术

5. 皮革胃

6. 消化性溃疡

7. 查科三联症(Charcot)

8. Reynolds 五联症

9. 肝硬化

10. 急性胰腺炎

三、简答题

1. 简述胃癌的治疗原则。

2. 简述胃溃疡和十二指肠溃疡腹痛的特点。

3. 简述胆囊结石的治疗原则。

4. 简述门静脉高压的临床表现。

四、综合分析题

病案 1　男性,58 岁,反复上腹部隐痛不适多年,近半个多月加重伴消瘦,服用奥美拉唑后有所缓解,食欲一般。粪便隐血(++)。钡餐检查见胃角部黏膜纹理紊乱,局部胃壁僵硬,蠕动中断。

试问:

1. 该病人最可能的诊断是什么? 主要依据是什么?

2. 应选择什么检查方法确诊?

3. 该病人的治疗原则是什么?

病案 2　李某,男,45 岁,3 年前起中上腹部隐痛,呈间歇性,通常于饭前或饭后 4～5 小时发生,偶尔睡眠时发生疼痛,进食后疼痛可好转,有时嗳气、反酸,未予治疗。此后每年冬天出现上述症状,尤其是饮食不当、劳累或心情不佳时易发生。昨日午夜又腹痛发作,故来院诊治。实验室检查:WBC 5.0×10^9/L,Hb 100 g/L 尿常规(一),大便隐血(++)。

试问:患者可能的医疗诊断是什么? 为明确诊断,可做何检查?

病案3 男性病人,55岁,因反复上腹疼痛10余年,今油腻饮食后加重伴皮肤巩膜黄染两天入院,间或有畏寒、发热。体检:神志淡漠,体温39.5 ℃,血压75/50 mmHg,P 130次/分,皮肤巩膜黄染。上腹有压痛,反跳痛(±),血常规示 WBC 23×10⁹/L,N 0.85。

请问:

1. 患者可能的医疗诊断是什么?

2. 需进一步做哪些检查? 治疗原则是什么?

病案4 患者女性,44岁。胆囊结石病史3年,主诉晚餐后突然出现右上腹阵发性剧烈疼痛,向右肩背部放射。伴有腹胀、恶心和呕吐等症状。体格检查:体温38.8℃,脉搏115次/分,血压110/85 mmHg,右上腹部有压痛、反跳痛、肌紧张。实验室检查:WBC 10.6×10⁹/L,中性粒细胞79%,Murphy 征阳性。

试问:

1. 作为接诊者,患者首选的检查方法是什么?

2. 初步诊断为什么疾病? 其诊断依据是什么?

第六单元　泌尿系统

一、选择题

A 型题

1. 急性肾炎的主要临床表现是（　　）。
   A. 水肿、蛋白尿、高血压、高脂血症
   B. 高血压、血尿、蛋白尿、低蛋白血症
   C. 水肿、血尿、少尿、高血压
   D. 少尿、水肿、蛋白尿、高脂血症
   E. 少尿、水肿、血尿、低蛋白血症

2. 急性肾炎必有的临床表现是（　　）。
   A. 血尿　　　　　B. 大量蛋白尿
   C. 水肿　　　　　D. 高血压
   E. 血肌酐升高

3. 肾病综合征最基本的表现是（　　）。
   A. 尿蛋白定量＞3.5 g/24 小时
   B. 尿颗粒管型
   C. 血浆白蛋白＜35 g/L
   D. 高度浮肿
   E. 高脂血症

4. 肾病综合征病人的尿蛋白大多（　　）。
   A. ＞3.5 g/d　　B. ＞2.0 g/d
   C. ＜3.5 g/d　　D. ＜2.0 g/d
   E. ＜1.0 g/d

5. 肾病综合征并发血栓形成和栓塞,最多见于（　　）。
   A. 下肢深静脉
   B. 上肢深静脉
   C. 肺血管
   D. 肾静脉
   E. 脑血管

6. 肾盂肾炎最常见的致病菌是（　　）。
   A. 变形杆菌
   B. 大肠埃希菌
   C. 葡萄球菌
   D. 肠球菌
   E. 粪链球菌

7. 肾盂肾炎最常见的感染途径是（　　）。
   A. 上行感染
   B. 血行感染
   C. 淋巴道感染
   D. 外伤直接感染
   E. 肾周围器官直接感染蔓延

8. 对肾盂肾炎的诊断有意义的是（　　）。
   A. 白细胞管型
   B. 红细胞管型
   C. 透明管型
   D. 蜡样管型
   E. 上皮细胞管型

9. 患者,女,20 岁。游泳后出现腰疼、发热,T 39 ℃,尿频、尿急、尿痛,尿沉渣白细胞＞5/HP,此患者可能的诊断是（　　）。
   A. 慢性肾小球肾炎
   B. 急性肾小球肾炎
   C. 慢性肾盂肾炎
   D. 急性肾盂肾炎
   E. 隐匿性肾炎

10. 某女士,28 岁,因畏寒,发热 1 日,腰痛伴尿路刺激征半日入院,初步诊断为急性肾盂肾炎。鼓励病人多饮水主要目的是（　　）。
   A. 加速退热
   B. 保持口腔清洁
   C. 维持体液平衡
   D. 减少药物毒素不良反应
   E. 促进细菌、毒素排出

11. 可引起肾绞痛的结石为（　　）。

    A. 肾盏结石

    B. 肾盂结石

    C. 输尿管结石

    D. 膀胱结石

    E. 尿道结石

12. 膀胱结石的典型症状为（　　）。

    A. 排尿突然中断

    B. 肉眼血尿

    C. 肾绞痛

    D. 会阴下坠

    E. 腹部疼痛

13. 泌尿系结石血尿特点是（　　）。

    A. 无痛性全程肉眼血尿

    B. 终末血尿伴膀胱刺激征

    C. 初始血尿

    D. 绞痛伴血尿

    E. 大多是肉眼血尿

14. 11 岁男孩，一年来时有尿频、尿急、尿痛和排尿困难、尿流中断，改变体位后又能继续排尿，首先应考虑（　　）。

    A. 急性膀胱炎

    B. 肾结石

    C. 尿道结石

    D. 膀胱结石

    E. 输尿管结石

15. 男性，38 岁，因反复右腰绞痛，并有时向右下腹放射 3 个月，由门诊收治，门诊检查血，尿常规正常，疼痛发作多在运动后发作，本人无烟酒嗜好。查体时作为拟诊肾绞痛而最一致的发现是（　　）。

    A. 触及右肾下缘肝大

    B. 右上腹压痛

    C. 右下腹及腹股沟区压痛

    D. 右肋脊角压痛，叩痛

    E. 右肾区肌张力正常

16. 男性，35 岁。右肾疼痛 2 天，尿常规红细胞充满/HP，白细胞 2～3/HP，尿路平片可见右下段输尿管走行区高密度阴影 0.6 cm，IVU 可见右输尿管下段结石，其上输尿管轻度扩张，右肾轻度积水。患者药物治疗和大量饮水及活动后绞痛解除，突然出现尿流中断及排尿终末痛，原因是（　　）。

    A. 急性前列腺炎

    B. 结石在输尿管间壁段

    C. 结石到膀胱

    D. 结石到尿道

    E. 尿道炎

17. 上尿路结石典型的症状是（　　）。

    A. 腰痛＋脓尿

    B. 腰痛＋血尿

    C. 血尿＋尿痛

    D. 尿频＋血尿

    E. 腰痛＋尿痛

18. 下列哪项是输尿管结石的主要症状？（　　）

    A. 排尿困难

    B. 尿痛尿频

    C. 无痛性全血尿

    D. 肾绞痛伴血尿

    E. 尿潴留

19. 慢性肾衰患者最早、最常见的症状是（　　）。

    A. 高血压   B. 胃肠道症状

    C. 贫血   D. 皮肤瘙痒

    E. 疲乏

20. 慢性肾衰竭引起的贫血的主要原因是（　　）。

    A. 缺铁

    B. 缺蛋白质

    C. 血尿

    D. 促红细胞生成素减少

    E. 缺少维生素

21. 慢性肾衰最常见的死亡原因是( )。

    A. 严重感染

    B. 消化道大出血

    C. 心血管并发症

    D. 代谢性碱中毒

    E. 代谢性酸中毒

22. 下列关于慢性肾衰患者水、电解质和酸碱平衡失调的叙述正确的是( )。

    A. 容易脱水或水肿

    B. 易发生呼吸性酸中毒

    C. 易发生代谢性碱中毒

    D. 低钾高钙血症

    E. 高钾低磷血症

23. 尿毒症病人高血压最主要的原因是( )。

    A. 肾素增多

    B. 促红素减少

    C. 血管升压素增多

    D. 水钠潴留

    E. 交感神经兴奋

X 型题

1. 对于泌尿系结石对泌尿系的损害,下述哪些是正确的?( )

    A. 泌尿系梗阻

    B. 直接损害

    C. 泌尿系感染

    D. 恶性变

    E. 肾积水

2. 尿道结石可以出现哪些表现?( )

    A. 急性尿潴留

    B. 排尿呈点滴状

    C. 男性患者可以扪及结石

    D. 直肠指检可触及结石

    E. 排尿中断

3. 慢性肾衰竭时,常有以下哪几种改变?( )

    A. 代谢性酸中毒

    B. 高钙血症

    C. 贫血

    D. 低磷血症

    E. 脱水或水肿

二、名称解释

1. 肾病综合征

2. 尿路感染

3. 尿路刺激征

4. 肾绞痛

5. 慢性肾衰竭

三、简答题

简述尿路感染的易感因素。

四、综合分析题

病案 1　某女性 40 岁,突然发冷、高热、伴腰痛,尿频、尿急、尿痛。肾区有压痛及叩击痛。体温 40 ℃,尿蛋白(＋)。镜检:白细胞成堆,白细胞管型可见,肾功能正常,中段尿培养有大肠埃希菌,菌落计数＞10^9/mL。写出可能的医疗诊断,及此疾病的感染途径。

病案 2　病人,男,38 岁。突发左上腹部、腰部剧痛,呈阵发性,向同侧下腹部、外生殖器及股内侧放射,伴有恶心、呕吐、面色苍白、出冷汗。2 小时后化验尿常规,每高倍镜下红细胞 5～8 个。该病人最可能的诊断是什么?

第七单元 血液系统疾病

一、选择题

A 型题

1. 重度贫血的值为（　　）。
   A. 45～59 g/L
   B. 30～59 g/L
   C. 30～60 g/L
   D. 35～55 g/L
   E. ＜30 g/L

2. 巨幼细胞贫血属于（　　）。
   A. 大细胞性贫血
   B. 正常细胞性贫血
   C. 小细胞低色素性贫血
   D. 缺铁性贫血
   E. 溶血性贫血

3. 贫血病人最早、最常见的症状（　　）。
   A. 呼吸困难
   B. 气短
   C. 疲乏无力
   D. 恶心、呕吐
   E. 高热

4. 关于贫血的说法，下列不正确的是（　　）。
   A. 通常测定红细胞浓度来判断
   B. 是一种独立的疾病
   C. 也可见于其他系统疾病
   D. 需要了解患者既往治疗史
   E. 从不同视角，有多种分类方法

5. 女性，48 岁，体检时查血红蛋白 80 g/L，属于哪类贫血？（　　）
   A. 轻度
   B. 中度
   C. 重度
   D. 极重度
   E. 正常

6. 贫血患者今日出院，护士给予出院指导，下列不适宜的是（　　）。
   A. 暴饮暴食
   B. 避免劳累
   C. 定期复查
   D. 加强营养
   E. 增强保健意识

7. 缺铁性贫血口服铁剂后，最早升高的是（　　）。
   A. 血红蛋白
   B. 白细胞数
   C. 红细胞数
   D. 网织红细胞
   E. 中性粒细胞

8. 女性，48 岁，诊断为缺铁性贫血，其特殊表现不包含以下哪项？（　　）
   A. 呕吐
   B. 皮肤干燥
   C. 口角炎
   D. 食管蹼
   E. 头痛

9. 进行注射铁剂治疗的患者，下列不适宜的措施是（　　）。
   A. 深部肌肉注射
   B. 不需更换针头注射
   C. 首次注射备好急救药物
   D. 经常更换注射部位
   E. 必要时局部热敷

10. 某缺铁性贫血的患者来就诊，护士给予饮食指导，以下不恰当的是（　　）。
    A. 瘦肉
    B. 海带
    C. 茶叶水
    D. 橘子
    E. 山楂

11. 某溃疡病病人经常胃出血,经医院检验血红蛋白 86 g/L,红细胞 3.5×10^{12}/L,确诊为缺铁性贫血,关于缺铁性贫血,下列说法不正确的是（　　）。

　　A. 首选治疗方法是病因治疗

　　B. 慢性失血是最常见的病因

　　C. 补充铁剂后最先上升的是网织红细胞

　　D. 待贫血纠正后,尚需要继续用药 1个月

　　E. 呈小细胞低色素性贫血

12. 患者女,27 岁。月经增多 6 个月,诊断为缺铁性贫血入院。最主要的治疗措施是（　　）。

　　A. 铁剂治疗　　　B. 增加营养

　　C. 病因治疗　　　D. 少量输血

　　E. 改变饮食习惯

13. 患者男性,40 岁,经医院检验血红蛋白 90 g/L,红细胞 3.8×10^{12}/L,确诊为缺铁性贫血,成人缺铁性贫血最主要的原因为（　　）。

　　A. 铁需要量增加

　　B. 铁摄入不足

　　C. 铁吸收不良

　　D. 铁利用障碍

　　E. 慢性失血

14. 急性白血病病人主要治疗手段一般不包括下列哪一项?（　　）

　　A. 放疗　　　　　B. 一般治疗

　　C. 化学治疗　　　D. 造血干细胞移植

　　E. 免疫治疗

15. 急性白血病的常见症状不包括以下哪项?（　　）

　　A. 贫血　　　　　B. 感染

　　C. 出血　　　　　D. 器官和组织浸润

　　E. 关节痛

16. 急性白血病引起的贫血最主要的原因是（　　）。

　　A. 正常红细胞生成受抑制

　　B. 红细胞寿命缩短

　　C. 造血原料不足

　　D. 骨髓造血功能衰竭

　　E. 以上都不是

17. 区别急性与慢性白血病的主要依据是（　　）。

　　A. 病程长短

　　B. 发病年龄、性别

　　C. 贫血程度

　　D. 骨髓幼稚白细胞的成熟程度

　　E. 血白细胞剧增的程度

18. 有关白血病病人的叙述,下列哪项不正确?（　　）

　　A. 贫血

　　B. 发热

　　C. 正常造血不受影响

　　D. 出血

　　E. 可浸润全身各组织器官

19. 诊断为急性粒细胞性白血病的患者,出现感染的原因多见于（　　）。

　　A. 缺乏正常的白细胞

　　B. 机体免疫力减退

　　C. 严重贫血

　　D. 化疗效果差

　　E. 以上都不是

20. 某急性白血病患者,女性,51 岁,入院治疗一个疗程病情进入临床缓解期,此病人缓解期出现中枢神经系统白血病的主要原因是（　　）。

　　A. 免疫功能低下

　　B. 多数化疗药不能通过血脑屏障

　　C. 疗程不够

　　D. 化疗药剂量不足

　　E. 对化疗药产生耐药性

21. 某急性白血病患者,女性,51 岁,入院治疗一个疗程病情进入缓解期,但近日病人出现白血病细胞浸润症状。此白血病细胞浸润的临床表现没有（　　）。

　　A. 脑膜白血病　　　B. 淋巴结肿大

　　C. 肝脾肿大　　　　D. 腹痛

　　E. 胸骨压痛

22. 患者男性,33岁,不明原因贫血,伴有皮肤瘀点瘀斑,疑为急性白血病入院检查。急性白血病的主要表现不包括( )。

    A. 组织器官浸润

    B. 不同程度发热

    C. 早期即可出血

    D. 进行性贫血

    E. 功能性呕吐

23. 某急性白血病患者,男性,19岁。出现皮肤瘀点瘀斑伴有贫血,急性白血病发生出血的主要原因为( )。

    A. 血小板减少

    B. 白血病细胞浸润血管

    C. 凝血异常

    D. 纤维蛋白溶解亢进

    E. 血小板功能障碍

24. 特发性血小板减少性紫癜主要见于( )。

    A. 青少年

    B. 婴幼儿

    C. 40岁以下成年女性

    D. 40岁以上成年女性

    E. 老年女性

25. 特发性血小板减少性紫癜首选的治疗是( )。

    A. 肾上腺糖皮质激素

    B. 脾切除

    C. 免疫抑制剂

    D. 免疫球蛋白

    E. 血浆置换

26. 成人血小板破坏的主要部位是( )。

    A. 肝脏   B. 脾脏

    C. 骨髓   D. 肾脏

    E. 以上都是

27. 有关急性型ITP的叙述,不正确的是( )。

    A. 2～6岁多见

    B. 多在发病前1～3周有感染史

    C. 起病突然

    D. 出血严重

    E. 反复发作

28. 出血性疾病患者如发生以下哪项症状应考虑有颅内出血可能?( )

    A. 皮肤大片瘀点瘀斑

    B. 牙龈、口腔黏膜出血不止

    C. 突发剧烈头痛、双侧瞳孔不等大

    D. 恶心、呕吐

    E. 咯血、呕血

29. 小儿,12岁。因突起高热伴皮肤、黏膜出血就诊,结合该患儿1周前曾患流感,经医生查体与实验室检查,确诊为急性型特发性血小板减少性紫癜予激素治疗。特发性血小板减少性紫癜用激素治疗的机制不包括( )。

    A. 改善毛细血管脆性

    B. 刺激骨髓造血

    C. 抑制抗体产生及抗原体反应

    D. 预防感染

    E. 抑制单核—巨噬细胞系统对血小板的吞噬破坏

X型题

1. 小细胞低色素性贫血可见于( )。

    A. 缺铁性贫血

    B. 海洋性贫血

    C. 铁粒幼红细胞性贫血

    D. 再生障碍性贫血

    E. 溶血性贫血

2. 应用铁注射剂时,应注意下列哪些事项?( )

    A. 深部肌内注射

    B. 总剂量应精确计算

    C. 过敏性休克的可能性

    D. 首次用总量的1/2

    E. 必要时可局部热敷

3. 在缺铁性贫血的防治中,下列哪些是错误的?( )

    A. 维生素C能促进食物中铁的吸收

    B. 稀盐酸能促进亚铁的吸收

    C. 诊断性治疗时最好注射铁剂

    D. 血红蛋白正常后应继续用铁剂1～2个月

    E. 右旋糖酐铁是最常用的注射铁剂

4. 治疗急性淋巴细胞性白血病,可选用如下哪些药物?（　　）

    A. 泼尼松

    B. 长春新碱

    C. 门冬酰胺酶

    D. 高三尖杉酯碱

    E. 阿糖胞苷

5. 治疗急性髓系白血病,可选用如下哪些药物?（　　）

    A. 泼尼松

    B. 长春新碱

    C. 柔红霉素

    D. 高三尖杉酯碱

    E. 阿糖胞苷

6. 下列选项中,符合成人特发性血小板减少性紫癜表现的有（　　）。

    A. 紫癜四肢对称分布

    B. 多有中度脾大

    C. 可有口腔颊黏膜血疱

    D. 可有牙龈和鼻出血

    E. 月经过多较常见

7. 特发性血小板减少性紫癜的治疗包括（　　）。

    A. 糖皮质激素

    B. 注意休息,避免外伤

    C. 血小板输注

    D. 静脉输注丙种球蛋白

    E. 免疫抑制药物

二、名称解释

1. 贫血

2. 缺铁性贫血

3. 急性白血病

4. 中枢神经系统白血病

5. 特发性血小板减少性紫癜

三、简答题

1. 简述贫血的治疗要点。

2. 如何做好贫血患者的健康指导?

3. 简述缺铁性贫血的特殊表现。

4. 口服铁剂时的注意事项是什么?

5. 何谓高白细胞血症? 如何紧急处理?

6. 如何做好急性白血病病人的健康指导?

7. 简述 ITP 出血的表现。

8. ITP 的用药护理包括哪些?

四、综合分析题

病案 1 病人,男性,52 岁。周期性上腹痛 8 年,腹痛多在饭后 1～2 小时发生,曾到医院就诊,诊断为"胃溃疡"。病人未予以重视,未正规治疗。近 1 个月来,常感头晕、耳鸣、疲乏无力、活动后心悸、食欲下降等。体检:慢性病容,面色苍白,皮肤干燥、无光泽。P 97 次/分,R 20 次/分,BP 125/84 mmHg,经实验室检查诊断为:胃溃疡,缺铁性贫血。

请思考:该病人发生缺铁性贫血的主要原因是什么? 护士对该病人的健康指导主要有哪些?

病案 2 患者,男性,40 岁,因乏力伴发热 3 天,门诊查血常规:WBC 86.6×10^9/L、HGB 52 g/L、PLT 32×10^9/L,骨髓报告示急性粒细胞性白血病 M2 型收住入院。入院后查体,T 37.8 ℃,重度贫血貌;胸骨下段压痛(＋),肝肋下 0.5 cm,脾肋下 1.5 cm;双肺呼吸音清。予抗感染、输注红细胞、血小板,行 PICC 置管术后行 IA 方案诱导化疗。化疗中复查血常规:WBC 0.33×10^9/L、HGB 60 g/L、PLT 8×10^9/L,血钾 6.2 mmol/L,尿酸 500 μmol/L,伴有反复呕吐,口腔左颊部一 0.1 cm ×0.1 cm 溃疡,齿龈渗血,肛周外痔疼痛,T 38.9 ℃、P 98 次/分、BP 110/70 mmHg、R 22 次/分、SpO$_2$ 99％;咳嗽,咳白色痰,胸部 CT 提示支气管肺炎,患者情绪焦虑。

请思考:

1. 简述急性粒细胞性白血病化疗期间的观察及护理要点。

2. 急性粒细胞性出血病患者在粒缺期如出现高热并伴寒颤,应警惕患者会出现什么情况? 原因有哪些? 观察要点是什么?

病案 3 女性,35 岁。反复发生皮肤瘀点、瘀斑和牙龈出血多年,月经量明显增多,为此感到焦虑不安。血红蛋白 90 g/L,红细胞 3.0×10^{12}/L,血小板 60×10^9/L。临床诊断为:特发性血小板减少性紫癜。

请思考:如何做好该患者的皮肤黏膜护理? 针对该患者,健康教育内容包括哪些?

第八单元 内分泌及代谢性疾病

一、选择题

1. 甲亢患者消化系统一般不出现的身体状况为（ ）。
    A. 易饥多食　　B. 肝脏肿大
    C. 体重减轻　　D. 营养不良
    E. 便秘

2. 患者，女，40 岁，在数天劳累后，逐渐出现心悸胸闷怕热多汗，多食消瘦，腹泻，每天大便 4～6 次，情绪易激动，既往体健。该患者最有可能的原因是（ ）。
    A. 糖尿病
    B. 恶性肿瘤
    C. 甲状腺功能亢进症
    D. 肺结核
    E. 更年期综合征

3. 下述不属于 Graves 病患者单纯性突眼的表现是（ ）。
    A. 双眼看近物时，眼球辐辏不良
    B. 双眼上看时，前额皮肤不能皱起
    C. 眼睑肿胀、肥厚、结膜充血、水肿
    D. 瞬目减少
    E. 眼球向前突出

4. 女性，35 岁，诊断甲亢后即行甲状腺次全切手术，术后患者出现高热，心率 160 次/分，烦躁不安，大汗淋漓，腹泻，应首先考虑的诊断是（ ）。
    A. 甲亢术后感染
    B. 甲亢危象前期
    C. 甲亢症状加重

    D. 甲亢术后感染性腹泻
    E. 甲亢危象

5. 甲状腺功能亢进心脏病心律失常最常见的是（ ）。
    A. 房室传导阻滞
    B. 阵发性房颤
    C. 交界性期前收缩
    D. 室性期前收缩
    E. 房性期前收缩

6. 男性，50 岁，心悸，消瘦 2 年，查体：血压 160/90 mmHg，甲状弥漫性肿大，震颤（＋），血管杂音（＋），心界向左扩大，心尖部 II 级收缩期杂音，心率 110 次/分，心律绝对不齐，T_3、T_4 增高，诊断为（ ）。
    A. 风湿性心脏病
    B. 甲亢性心脏病
    C. 心肌病
    D. 冠心病
    E. 以上都不是

7. 下列哪一项检查结果不符合弥散性甲状腺功能亢进症的诊断？（ ）
    A. 血清 TT_3 增高
    B. TRAb 阳性
    C. 甲状腺[131]I 吸收率增高
    D. TSH 高
    E. 血清 TT_4 增高

患者男性，56 岁。发现大便次数增多 1 年，4～6 次/日，低热、消瘦，无腹痛，抗生素治疗无明显疗效。甲状腺结节性肿大，心率 96 次/分，血压 150/70 mmHg，肝可触及。大便潜血阴性，甲状腺摄[131]I 率：3 小时 35％，24 小时 52％。

8. 该患者诊断考虑是（　　）。

　　A. 消化道肿瘤

　　B. 慢性肝病

　　C. 慢性消化不良

　　D. 慢性结肠炎

　　E. 甲状腺功能亢进症

9. 有助于功能诊断的检查是（　　）。

　　A. 基础代谢率测定

　　B. $FT_3\uparrow$,$FT_4\uparrow$,$TSH\downarrow$

　　C. TRH 兴奋试验

　　D. T_3 抑制试验

　　E. 甲状腺摄^{131}I率

10. 抗甲状腺药物的主要副作用是（　　）。

　　A. 药疹　　　　　　B. 肝脏损害

　　C. 粒细胞减少　　　D. 过敏反应

　　E. 消化道反应

11. 甲亢患者进行服用甲硫氧嘧啶的用药指导，用药后1～2个月需要观察的主要作用是（　　）。

　　A. 静脉炎　　　　　B. 粒细胞减少

　　C. 肾功能损害　　　D. 胃肠道不适

　　E. 听神经损伤

12. 患者女，35 岁。因甲亢接受放射性^{131}I治疗。治疗后护士应嘱患者定期复查，以便及早发现（　　）。

　　A. 甲状腺癌变

　　B. 诱发甲状腺危象

　　C. 粒细胞减少

　　D. 突眼恶化

　　E. 永久性甲状腺功能减退

13. 甲状腺功能亢进症者服用甲巯咪唑出现药物反应，下列何项是停药观察的重要指征？（　　）

　　A. 胃肠道反应

　　B. 肝肿大

　　C. 头昏、乏力

　　D. 突眼加重

　　E. 中性粒细胞$<1.5\times10^9$/L

14. 14 岁初中二年级女学生，患 Graves 病。治疗宜选用（　　）。

　　A. 镇静药

　　B. 抗甲状腺药物

　　C. ^{131}I 治疗

　　D. 立即手术治疗

　　E. 鼓励多食海带

15. 甲状腺功能亢进症的患者，抗甲状腺药物治疗第 10 个月，白细胞降至 3.0×10^9/L，多形核中性粒细胞降至 0.40。应采取下列何种方案（　　）。

　　A. 继续原有治疗

　　B. 停用抗甲状腺药物，并加强观察

　　C. 停抗甲状腺药物，用升白细胞药或加用泼尼松，观察白细胞变化

　　D. 减少抗甲状腺药物用量，加用甲状腺片

　　E. 继续用抗甲状腺药物，加升白细胞药，并密切观察白细胞变化

16. 抗甲状腺药物治疗前，最必须检查的项目是（　　）。

　　A. 血中白细胞计数

　　B. 甲亢程度

　　C. 突眼度

　　D. 心率

　　E. 甲状腺大小

17. 用甲巯咪唑治疗甲亢，其用量、疗程为（　　）。

　　A. 30～40 mg/d,病情缓解,FT_3、FT_4 恢复正常后递减,疗程 1.5～2 年

　　B. 30～40 mg/d,疗程一年可停药

　　C. 30～40 mg/d,血中 TSH 正常即停药

　　D. 30～40 mg/d,FT_3、FT_4 恢复正常即停药

　　E. 30～40 mg/d,症状消失,酌情停药

患者女，48 岁。确诊甲亢，放射性碘治疗 1 周后突发高热、心慌。体格检查：T 40 ℃，心率 160 次/分，心房颤动，呼吸急促，大汗淋漓，烦躁不安。实验室检查：血 WBC↑，N↑，$FT_3\uparrow$，$FT_4\uparrow$，$TSH\downarrow$。

18. 该患者最可能的诊断是（　　）。
    A. 甲亢性心脏病
    B. 甲亢复发
    C. 放射性甲状腺炎
    D. 甲状腺危象
    E. 心力衰竭

19. 对其进行药物治疗时应首选（　　）。
    A. MTU　　　　　B. CMZ
    C. MMI　　　　　D. TH
    E. PTU

20. 甲状腺危象的治疗原则是（　　）。
    A. 强心、利尿、去除诱因
    B. 强心、利尿、对症治疗
    C. 强心、利尿、抗感染
    D. 抗甲状腺药物治疗
    E. 抑制 TH 合成和释放、降低周围组织
       对 TH 的反应、支持与对症、去除诱因

21. 患儿，男，14 岁。患 1 型糖尿病 2 年，今
日在家中用胰岛素治疗后突然出现昏迷。其昏迷
原因最可能是（　　）。
    A. 高渗性昏迷
    B. 乳酸性酸中毒
    C. 酮症酸中毒
    D. 呼吸性酸中毒
    E. 低血糖昏迷

22. 糖尿病酮症酸中毒的临床表现是
（　　）。
    A. 原有症状加重或首次出现"三多"伴
       乏力
    B. 有代谢性酸中毒症状
    C. 严重脱水伴循环衰竭体征
    D. 食欲减退，恶心，呕吐，极度口渴，尿量
       增多
    E. 以上都是

23. 属于糖尿病微血管病变的是（　　）。
    A. 脑血管意外
    B. 冠心病
    C. 肾动脉狭窄

    D. 下肢坏疽
    E. 糖尿病肾病

24. 目前糖尿病死亡的主要原因是（　　）。
    A. 糖尿病肾病
    B. 多发性周围神经病变
    C. 冠心病和脑血管意外
    D. 严重感染引起败血症
    E. 酮症酸中毒

25. 1 型糖尿病的主要急性并发症为
（　　）。
    A. 糖尿病酮症酸中毒
    B. 糖尿病高渗性昏迷
    C. 低血糖昏迷
    D. 感染
    E. 乳酸性酸中毒

26. 2 型糖尿病的主要急性并发症为
（　　）。
    A. 糖尿病酮症酸中毒
    B. 糖尿病高渗性昏迷
    C. 低血糖昏迷
    D. 感染
    E. 乳酸性酸中毒

27. 1 型糖尿病的主要慢性并发症为
（　　）。
    A. 心血管病变
    B. 糖尿病肾病变
    C. 糖尿病视网膜病变
    D. 脑血管病变
    E. 酮症酸中毒

28. 患者，男，65 岁，糖尿病病史 10 余年，近
两年内经常出现活动后心慌，气短，伴有心前区疼
痛，休息后可缓解。考虑该病患者可能合并
（　　）。
    A. 微血管病变
    B. 周围神经病变
    C. 白内障
    D. 大血管病变
    E. 酮症酸中毒

29. 患者女,56 岁。糖尿病酮症酸中毒。患者排出的尿液气味可能为(　　)。

    A. 烂苹果味   B. 氨臭味

    C. 大蒜味   D. 苦杏仁味

    E. 苯酚味

30. 患者男,58 岁。糖尿病病史 30 余年。目前使用胰岛素治疗,但血糖未规律检测。近 3 个月出现眼睑及下肢浮肿来诊。尿常规检查:尿糖＋＋,WBC 2/HP,尿蛋白＋＋＋。应优先考虑的是(　　)。

    A. 胰岛素性水肿

    B. 肾动脉硬化

    C. 肾盂肾炎

    D. 急性肾炎

    E. 糖尿病肾病

31. 糖尿病病人的"三多一少"中的"一少"是指(　　)。

    A. 贫血   B. 低蛋白血症

    C. 少尿   D. 体重减轻

    E. 少食

32. 糖化血红蛋白的测定可反映(　　)期间内的血糖。

    A. 2~4 周   B. 4~6 周

    C. 6~8 周   D. 8~12 周

    E. 6~8 个月

33. 糖尿病诊断标准为(　　)。

    A. 空腹血糖≥7.0 mmol/L

    B. 空腹血糖≥11.1 mmol/L

    C. 餐后血糖≥7.0 mmol/L

    D. 餐后血糖≥7.8 mmol/L

    E. 空腹血糖≥7.8 mmol/L

34. 患者,男,48 岁,诊断为糖尿病。患者拟在家中自行检测血糖,应告知患者其餐后 2 小时血糖的正常值是(　　)。

    A. <4.8 mmol/L B. <5.8 mmol/L

    C. <6.8 mmol/L D. <7.8 mmol/L

    E. <8.8 mmol/L

35. 诊断早期糖尿病肾病较有意义的检查是(　　)。

    A. 双肾 B 超

    B. 尿微量白蛋白测定

    C. 尿常规检查

    D. 尿渗透压测定

    E. 肌酐清除率

36. 糖尿病诊断标准是:症状＋静脉血浆葡萄糖值(　　)。

    A. 随机≥11.1 mmol/L 或空腹≥7.0 mmol/L或 OGTT 中 2 小时≥11.1 mmol/L

    B. 随机≥7.8 mmol/L 或空腹≥7.0 mmol/L

    C. 随机≥11.1 mmol/L 或空腹≥7.8 mmol/L

    D. 随机≥6.1 mmol/L 或空腹≥7.0 mmol/L

    E. 随机≥6.1 mmol/L 或空腹≥7.8 mmol/L

37. 诊断糖尿病的主要依据是(　　)。

    A. 症状   B. 血糖

    C. 尿糖   D. 糖化血红蛋白

    E. 胰岛素水平

38. 胰岛素的主要副作用是(　　)。

    A. 低血糖反应

    B. 胃肠道反应

    C. 乳酸性酸中毒

    D. 水肿

    E. 过敏反应

39. 某患者,男性,20 岁,有 1 型糖尿病史 5 年。餐前突感饥饿难忍、全身无力、心慌、出虚汗。护士应采取的措施是(　　)。

    A. 静脉采血测血糖

    B. 建立静脉通路

    C. 协助病人饮糖水

    D. 心电监护

    E. 注射胰岛素

40. 胰岛素促泌剂的主要不良反应是（　　）。

    A. 胃肠道反应　　B. 低血糖

    C. 乳酸酸中毒　　D. 水肿

    E. 肝功能损害

41. 治疗糖尿病药物拜糖平正确的服药时间是（　　）。

    A. 空腹服用

    B. 饭前一小时服用

    C. 饭后一小时服用

    D. 餐时服用

    E. 睡前服用

42. 女性，38岁，糖尿病12年，每日皮下注射混合胰岛素治疗，早餐前30U，晚餐前24U，每日进餐规律，主食量300g。近来查空腹血糖12.5 mmol/L，餐后血糖7.6～9.0 mmol/L。较为合适的处理是（　　）。

    A. 调整进餐量

    B. 改用口服降糖药

    C. 加磺脲类降糖药物

    D. 胰岛素调整剂量

    E. 加双胍类降糖药物

43. 磺脲类药物的主要副作用是（　　）。

    A. 肝功能损害

    B. 皮肤瘙痒

    C. 白细胞减少

    D. 低血糖反应

    E. 恶心，呕吐

44. 女性，26岁，1型糖尿病。因感冒食量减少而中断胰岛素治疗3日，突发昏迷，Kussmaul呼吸，皮肤弹性差，脉细速，血压下降，尿量减少，血糖33.3 mmol/L，血尿素氮、肌酐偏高，白细胞15×10^9/L，中性粒细胞86%，尿糖、尿酮强阳性。治疗上首选药物是（　　）。

    A. 注射普通胰岛素

    B. 注射胰岛素后＋口服降糖药

    C. 注射珠蛋白胰岛素

    D. 注射鱼精蛋白锌胰岛素

    E. 口服降糖药

45. 下列属于长效胰岛素的是（　　）。

    A. 赖脯胰岛素

    B. 门冬胰岛素

    C. 鱼精蛋白锌胰岛素

    D. 低精蛋白锌胰岛素

    E. 普通胰岛素

46. 中效胰岛素是（　　）。

    A. 特慢胰岛素锌悬液、鱼精蛋白锌胰岛素

    B. 慢胰岛素锌悬液、鱼精蛋白锌胰岛素

    C. 半慢胰岛素锌悬液、中性鱼精蛋白锌胰岛素

    D. 慢胰岛素锌悬液、中性鱼精蛋白锌胰岛素

    E. 锌结晶胰岛素、半慢胰岛素锌悬液

47. 糖尿病饮食治疗下列哪种是正确的？（　　）

    A. 有并发症者不用饮食治疗

    B. 肥胖者宜给高热量饮食治疗

    C. 不论病情轻重都需饮食治疗

    D. 病情轻可以不用饮食治疗

    E. 用药治疗时，可不用饮食治疗

48. 肥胖型糖尿病首选的降糖药为（　　）。

    A. 格列本脲　　B. 阿卡波糖

    C. 胰岛素　　　D. 二甲双胍

    E. 罗格列酮

患者，男，46岁。患糖尿病12年。昨天因高热出现咳嗽、咳黄痰，感到极度口渴、厌食、恶心、呼吸加速，呼气有烂苹果味。晚上出现四肢厥冷、脉搏细速、血压下降，随即意识不清，紧急送往医院。

49. 应首先给予该患者的处理措施是（　　）。

    A. 静脉补充生理盐水

    B. 静脉应用呼吸兴奋剂

    C. 加大口服降糖药剂量

    D. 静脉注射5%葡萄糖溶液

    E. 小剂量持续静脉滴注速效胰岛素

50. 此患者这时是出现了( )。
    A. 低血糖反应
    B. 酮症酸中毒
    C. 乳酸酸中毒
    D. 急性脑血管意外
    E. 低血容量性休克

患者,男性,46 岁。发现口渴、多饮、消瘦 3 个月,突发昏迷 2 日。血糖 30 mmol/L,血钠 132 mmol/L,血钾 4.0 mmol/L,尿素氮 9.8 mmol/L,CO_2 结合力 18.3 mmol/L,尿糖＋＋＋＋、尿酮体＋＋＋。

51. 此时正确的治疗是( )。
    A. 静滴生理盐水＋小剂量胰岛素
    B. 静滴高渗盐水＋小剂量胰岛素
    C. 静滴低渗盐水＋小剂量胰岛素
    D. 静滴生理盐水＋大剂量胰岛素
    E. 静滴碳酸氢钠＋大剂量胰岛素

52. 治疗 8 小时后,患者神志渐清,血糖降至 12.8 mmol/L,血钾 3.2 mmol/L,尿量 42 mL/h。此时,可采用的治疗是( )。
    A. 输 5％葡萄糖＋普通胰岛素
    B. 输 5％葡萄糖＋普通胰岛素＋适量钾
    C. 输 10％葡萄糖＋普通胰岛素
    D. 输碳酸氢钠＋普通胰岛素
    E. 输生理盐水＋普通胰岛素＋适量钾

53. 该患者最可能的诊断是( )。
    A. 糖尿病高渗性昏迷
    B. 糖尿病酮症酸中毒
    C. 糖尿病乳酸性酸中毒
    D. 糖尿病合并脑血管意外
    E. 应激性高血糖

1 型糖尿病患者,因重感冒发热,体温达 39 ℃,出现食欲减退、恶心呕吐及腹痛。患者嗜睡,呼吸加深加快,皮肤干燥。

54. 考虑可能并发( )。
    A. 酮症酸中毒
    B. 低血糖

C. 急性胃炎
D. 急性肠炎
E. 急性脑炎

55. 经积极救治,患者清醒,血糖逐渐下降,尿量逐渐增加。此时应尤其注意监测( )。
    A. 血钠水平
    B. 血 pH 值
    C. 血氯水平
    D. 血钾水平
    E. 血氧分压

56. 该患者病情逐渐平稳后,转为皮下注射胰岛素治疗。患者主诉近半年来,经常感到双足趾针扎样刺痛,足部有穿着袜子的异常感觉。根据患者的病史,应考虑患者出现了何种并发症( )。
    A. 下肢动脉粥样硬化
    B. 糖尿病肾病
    C. 周围神经病变
    D. 低血糖
    E. 自主神经功能紊乱

57. 为了预防糖尿病足的发生,患者采取的措施中,错误的是( )。
    A. 每日温水洗脚
    B. 每日检查足部
    C. 修剪趾甲宜短,以利于清洁
    D. 鞋要舒适、宽松
    E. 袜子柔软、透气

58. 下列哪些食物该患者不宜食用? ( )
    A. 粗粮   B. 水果
    C. 海鲜   D. 动物脂肪
    E. 植物油

59. 当尿酸析出结晶并在组织内沉积时,理论上血尿酸值应大于( )。
    A. 360 μmol/L
    B. 380 μmol/L
    C. 400 μmol/L
    D. 420 μmol/L
    E. 440 μmol/L

60. 痛风病人常出现的生化异常是(   )。
    A. 尿尿酸增多
    B. 尿尿酸减少
    C. 高尿酸血症
    D. 高脂血症
    E. 尿素氮升高

61. 急性痛风性关节炎最常受累的部位是(   )。
    A. 踝关节　　　　B. 膝关节
    C. 腕关节　　　　D. 肘关节
    E. 第一跖趾关节

患者,男,55岁,进食海鲜后3小时出现右足拇指的跖趾关节红肿及疼痛,查白细胞15.8×10⁹/L,血尿酸682 μmol/L,血沉52 mm/h。

62. 该患者最可能的原因是(   )。
    A. 风湿性关节炎
    B. 痛风性关节炎
    C. 类风湿关节炎
    D. 多发性骨髓瘤
    E. 化脓性关节炎

63. 该患者首选的治疗药物是(   )。
    A. 别嘌醇　　　　B. 阿司匹林
    C. 秋水仙碱　　　D. 糖皮质激素
    E. 丙磺舒

64. 患者治疗原则中,一般治疗措施描述不正确的是(   )。
    A. 控制饮食总热量,适当运动
    B. 控制饮酒和高嘌呤饮食
    C. 进食碱性食物
    D. 多饮水,每天2 000 mL以上
    E. 使用抑制尿酸排泄的药物

65. 痛风的首发症状是(   )。
    A. 痛风石
    B. 急性关节炎
    C. 痛风性肾病
    D. 尿路结石
    E. 以上均不是

66. 对痛风有诊断性治疗价值的是(   )。
    A. 秋水仙碱　　　B. 别嘌醇
    C. 吲哚美辛　　　D. 泼尼松
    E. 丙磺舒

67. 嘌呤含量较低的食物是(   )。
    A. 酵母　　　　　B. 肾
    C. 肝脏　　　　　D. 蔬菜
    E. 豆制品

68. 骨质疏松症的概念的正确的是(   )。
    A. 骨组织微结构破坏
    B. 骨量降低
    C. 骨脆性增加
    D. 容易骨折
    E. 以上均对

69. 关于骨质疏松症的临床表现不正确的是(   )。
    A. 多发部位为胫骨、腓骨
    B. 轻者可无症状
    C. 较重患者常诉腰背疼痛、乏力、全身骨痛
    D. 可发生轻微活动后骨折
    E. 可发生驼背等并发症

70. 骨质疏松症的确诊主要依赖于(   )。
    A. X线检查及BMD测定
    B. 血钙浓度
    C. CT
    D. MRI
    E. 血磷浓度

71. 关于血脂异常,下列说法错误的是(   )。
    A. 血浆中的胆固醇升高
    B. 血浆中的甘油三酯升高
    C. 血浆中的高密度脂蛋白胆固醇升高
    D. 血浆中的低密度脂蛋白胆固醇升高
    E. 增加动脉硬化和心血管疾病的风险

72. 高脂血症的诊断,总胆固醇或血三酸甘油酯值超过(　)者即可诊断为高脂血症。
　　A. 50 mg/dl　　　　B. 200 mg/dl
　　C. 500 mg/dl　　　D. 1 000 mg/dl
　　E. 1 500 mg/dl

X 型题

1. 甲亢治疗的主要方法有(　　)。
　　A. 抗甲状腺药物
　　B. 放射性^{131}I
　　C. 复方碘溶液
　　D. 甲状腺次全切除
　　E. 甲状腺片

2. 甲亢浸润性突眼的治疗措施叙述正确的是(　　)。
　　A. 首选抗甲状腺药物
　　B. 使用利尿剂、高枕卧位、限制食盐减轻球后水肿
　　C. 使用糖皮质激素和免疫抑制剂抑制免疫反应
　　D. 眼眶减压术或球后放射治疗减轻眶内和球后浸润
　　E. 睡眠时使用抗生素眼膏

3. 糖尿病的治疗原则有(　　)。
　　A. 饮食管理　　　B. 体育锻炼
　　C. 药物治疗　　　D. 血糖监测
　　E. 糖尿病健康教育

4. 骨质疏松的表现有哪些?(　　)
　　A. 腰酸背痛　　　B. 手足抽搐
　　C. 出现驼背　　　D. 骨折
　　E. 体力下降

二、名称解释

1. 甲状腺功能亢进症

2. Graves病

3. 甲状腺危象

4. 糖尿病酮症酸中毒

5. 糖尿病足

6. 低血糖

7. 高尿酸血症

8. 骨质疏松症

9. 血脂异常

三、简答题

1. 简述 Graves 病的常见临床表现。

2. 简述 Graves 病的治疗原则与方法。

3. 简述抗甲状腺药物使用的注意事项。

4. 简述甲亢患者放射性^{131}I 治疗的注意事项。

5. 简述甲状腺危象的治疗。

9. 简述糖尿病足的防治方法。

6. 简述糖尿病的分型。

10. 简述糖尿病酮症酸中毒的处理方法。

7. 简述糖尿病常见并发症。

11. 简述糖尿病低血糖反应的处理。

8. 简述糖尿病酮症酸中毒（DKA）的常见诱因和临床表现。

12. 简述糖尿病运动治疗的注意事项。

13. 简述高渗性非酮症糖尿病昏迷的临床表现。

四、综合分析题

刘某，男，18 岁，口干、多饮、多尿、体重减轻 10 个月，近 2 天因劳累，食欲减退、恶心、呕吐、腹痛。体检：T 36℃，P 98 次/分，R 18 次/分，Bp 100/70 mmHg，呼吸深大，可闻到烂苹果味，皮肤干燥，烦躁和嗜睡交替。空腹血糖：8.7 mmol/L；餐后 2 h 血糖：13.4 mmol/L；甘油三酯、胆固醇升高；高密度脂蛋白胆固醇降低。PH<7.0，尿酮（++）。

问：

1. 该患者可能的诊断是什么？

2. 抢救措施有哪些？

第九单元　风湿性疾病

一、选择题

A 型题

王先生,50 岁。居住潮湿,数年前出现多个小关节肿胀疼痛,伴晨僵 1 年,10 天前加重入院。诊断为类风湿关节炎。

1. 王先生在疾病后期可能出现的特征性体征是(　　)。
   A. 晨僵
   B. 腕关节固定在曲位
   C. 脊柱强直
   D. 手指尺侧偏斜畸形
   E. 面部红斑

2. 王先生体内最常见的自身抗体是(　　)。
   A. 抗单链 DNA 抗体
   B. 抗 M 抗体
   C. 类风湿因子
   D. 抗红细胞抗体
   E. 抗双链 DNA 抗体

3. 患者女性,45 岁。患类风湿关节炎 12 年。三天前再次出现双手腕肿痛。下列检查中,提示患者病情活动的指标是(　　)。
   A. 血沉偏低
   B. C 反应蛋白增高
   C. 关节腔滑液增多
   D. 关节 X 线检查示关节端骨质
   E. RF 阳性

4. 患者,女性,32 岁。因"反复发作双侧腕掌关节疼痛伴晨僵 1 年,加重 10 日"入院。查体:腕掌关节肿胀,活动障碍。实验室检查:血沉 80 mm/h,RF+,WBC 5.0×10^9/L,RBC $3.0 \times$

10^{12}/L。该患者可能是(　　)。
   A. 风湿性关节炎
   B. 类风湿关节炎
   C. SLE
   D. 干燥综合征
   E. 骨性关节炎

5. 系统性红斑狼疮最易累及的器官是(　　)。
   A. 肺
   B. 心脏
   C. 神经系统
   D. 肾脏
   E. 眼底

6. 系统性红斑狼疮易侵犯关节,常受累及的关节是(　　)。
   A. 脊柱
   B. 髋关节
   C. 肘关节
   D. 腕关节
   E. 膝关节

7. SLE 的皮肤损害最常见的部位是(　　)。
   A. 暴露部位　　　B. 口腔
   C. 胸部　　　　　D. 腹部
   E. 下肢

8. 诊断系统性红斑狼疮最有意义的实验室检查是(　　)。
   A. 血沉增快
   B. 免疫球蛋白增高
   C. 抗核抗体阳性
   D. 狼疮细胞现象阳性
   E. 抗双链 DNA 抗体阳性

9. 患者,女性,21岁,腕、踝关节疼痛及脱发1年,今晨在海边游泳时发现面部出现紫红斑,遂就医。查体:头发稀疏,面颊及颈部均有不规则圆形红斑,口腔有溃疡。化验:血中查出狼疮细胞。如果从血中查出抗Sm抗体阳性,应考虑何病?
( )

    A. 风湿性关节炎

    B. SLE

    C. 类风湿关节炎

    D. 脂溢性皮炎

    E. 痛风

X 型题

10. 关于系统性红斑狼疮的描述正确的是
( )。

    A. 青年女性多见,尤以育龄女性为多

    B. 临床表现可有典型面部蝶形红斑

    C. 病因不明,可能与精神刺激、创伤等应激因素有关

    D. 受累脏器只有肾脏,约半数病人有狼疮性肾炎

    E. 反复发作,常迁延不愈

二、名称解释

1. 类风湿性关节炎

2. 晨僵

3. 系统性红斑狼疮

第十单元 脑血管疾病

一、选择题

A 型题

1. 引起脑出血的最常见原因是（　　）。
   - A. 高血压
   - B. 脑动脉硬化
   - C. 颈动脉硬化
   - D. 脑动脉瘤
   - E. 脑血管畸形

2. 导致短暂脑缺血发作最常见病因是（　　）。
   - A. 情绪流动
   - B. 高血压
   - C. 吸烟
   - D. 饮酒
   - E. 动脉粥样硬化

3. 关于短暂性脑缺血发作，下列哪项是不正确的？（　　）
   - A. 常反复发作
   - B. 恢复不完全
   - C. 发作突然
   - D. 持续时间短暂
   - E. 好发年龄 50～70 岁

4. 患者男，59 岁。晨起出现右侧肢体活动不利、言语不清，持续 20 分钟左右自行恢复正常，头颅 CT 检查未见异常。其最可能的诊断是（　　）。
   - A. 腔隙性脑梗死
   - B. 高血压脑病
   - C. 短暂性脑缺血发作
   - D. 壳核出血

E. 脑栓塞

5. 短暂性脑缺血发作指（　　）。
   - A. 持续时间不超过 1 h
   - B. 持续时间不超过 24 h
   - C. 持续时间不超过 2 天
   - D. 持续时间不超过 1 周
   - E. 持续时间不超过 3 周

6. 患者男，65 岁，睡醒后发现一侧偏瘫，神志清楚，血压 150/95 mmHg，脑脊液正常。该患者最早显示典型 CT 图像和时间为（　　）。
   - A. 起病 24～48 h 后见脑室扩大
   - B. 起病后即可见低密度影
   - C. 起病 24～48 h 后见低密度影
   - D. 起病后即可见高密度影
   - E. 起病 24～48 h 后见高密度影

7. 脑血栓形成患者溶栓治疗最好选择在（　　）。
   - A. 2 h 以内
   - B. 4 h 以内
   - C. 6 h 以内
   - D. 12 h 以内
   - E. 24 h 以内

8. 患者男，64 岁。既往有糖尿病病史 20 余年。今晨起发现左侧肢体不能活动，且进行性加重，急来医院，头颅 CT 未见明显异常。下列处理错误的是（　　）。
   - A. 抗凝治疗
   - B. 脱水降颅压
   - C. 静脉滴注止血药物
   - D. 保持呼吸道通畅
   - E. 溶栓治疗

9. 反复发作的短暂脑血发作将会导下列何种结果？（　　）

　　A. 脑出血

　　B. 蛛网膜下腔出血

　　C. 脑梗死

　　D. 脑膜炎

　　E. 脑栓塞

10. 患者男，65 岁。有高血压及糖尿病多年。一天前发现左侧肢体活动受限，吐字不清，神志清楚。无明显头痛、呕吐，检查发现左侧上、下肢肌力均为 3 级，左侧半身痛觉减退，头颅 CT 未见异常。临床上考虑最可能的疾病是（　　）。

　　A. 脑梗死

　　B. 动脉血栓性脑栓塞

　　C. 脑出血

　　D. 短暂性脑缺血发作

　　E. 蛛网膜下腔出血

11. 脑梗死的治疗中，目前尚不作为常规治疗的是（　　）。

　　A. 应用低分子量肝素抗凝

　　B. 控制血压、血糖

　　C. 应用巴曲酶等降纤治疗

　　D. 应用尿激酶溶栓治疗

　　E. 抗血小板治疗

12. 男性，62 岁，清晨起床时，家人发现其口角歪斜，自述左侧上、下肢麻木，自行上厕所时摔倒。患者神志清楚，左侧偏瘫，此患者发生的情况最可能是（　　）。

　　A. 脑血栓形成

　　B. 脑挫伤

　　C. 癫痫

　　D. 脑出血

　　E. 蛛网膜下腔出血

13. 患者男，65 岁，睡醒后发现一侧偏瘫，神志清楚，血压 150/95 mmHg，脑脊液正常。最可能的诊断为（　　）。

　　A. 脑出血

　　B. 脑血栓形成

　　C. 脑栓塞

　　D. 蛛网膜下腔出血

　　E. 高血压脑病

14. 产生脑栓塞最多见的栓子来源是（　　）。

　　A. 空气栓子

　　B. 脂肪栓子

　　C. 心脏病栓子

　　D. 肺动脉血栓

　　E. 大动脉硬化斑块脱落

15. 脑栓塞最常见的病因是（　　）。

　　A. 脑动脉硬化

　　B. 脑动脉炎

　　C. 心脏瓣膜病伴房颤

　　D. 高血压性动脉硬化

　　E. 脑底囊性动脉瘤

16. 脑出血最多见于（　　）。

　　A. 蛛网膜下腔

　　B. 内囊

　　C. 脑桥

　　D. 小脑

　　E. 椎—基底动脉

17. 脑出血病人的诱发因素不包括（　　）。

　　A. 情绪激动

　　B. 重体力劳动

　　C. 酗酒

　　D. 血液黏稠度增高

　　E. 用力排便

18. 脑出血病人死亡的主要原因是（　　）。

　　A. 坠积性肺炎

　　B. 压疮感染

　　C. 脑疝

　　D. 上消化道出血

　　E. 中枢性高热

19. 内囊出血的典型表现是（　　）。

　　A. 进行性头痛加剧

　　B. "三偏征"

　　C. 频繁呕吐

　　D. 大小便失禁

　　E. 呼吸深沉而有鼾声

20. 内囊出血典型表现的"三偏"症状是（　　）。

　　A. 伸舌偏、嘴角偏、拾眼偏

　　B. 偏瘫、偏身麻木、偏身疼痛

　　C. 偏侧面瘫、偏侧肢瘫、偏侧感觉障碍

　　D. 偏瘫、偏身感觉障碍、偏盲

　　E. 嘴偏、舌偏、偏瘫

21. 男，70 岁，原有高血压病血压为 23.9/12.6 kPa，某日因故与人争吵，突然跌倒，立即昏迷，伴四肢抽搐，待医务人员赶到检查发现口眼歪斜、左侧上下肢不能活动，尚未送 CT 室时，仅上述表现可考虑（　　）。

　　A. 脑梗死

　　B. 脑血栓形成

　　C. 高血压脑出血

　　D. 蛛网膜下腔出血

　　E. 短暂脑缺血发作

22. 患者，男性，65 岁，高血压病史 30 年，糖尿病史 10 年。情绪激动后突然倒地，呼之不醒，即送医院急诊。检查发现，患者意识不清，瞳孔缩小，双眼凝视一侧，一侧肢体偏瘫，血压 160/90 mmHg，呼吸 24 次/分，心率 98 次/分，初步诊断为脑出血。要确定诊断，最有价值的检查是（　　）。

　　A. 脑部同位素扫描

　　B. 脑血管造影

　　C. 头颅 X 线检查

　　D. 头颅超声波检查

　　E. 头颅 CT 检查

23. 男性，68 岁。有高血压病史 10 年。2 h 前看电视突然跌倒在地，神志不清，急诊入院。查体：浅昏迷，血压 150/100 mmHg，脉搏 64 次/分。头颅 CT 示左侧基底节区高密度影。该患者最有可能发生了（　　）。

　　A. 脑血栓形成

　　B. 高血压脑病

　　C. 脑栓塞

　　D. 脑出血

　　E. 脑梗死

24. 男性患者，58 岁，外出途中突然头痛，眩晕，伴呕吐，走路不稳，查血压 180/105 mmHg，心率 62 次/分，双眼向右震颤，右侧指鼻欠稳准，右侧巴氏征阳性。最可能的疾病是（　　）。

　　A. 脑桥出血

　　B. 基底节区出血

　　C. 小脑出血

　　D. 大脑中动脉梗死

　　E. 脑血栓形成

25. 脑桥出血表现为（　　）。

　　A. 典型"三偏"征

　　B. 三偏征以感觉障碍明显

　　C. 交叉性瘫

　　D. 眩晕、呕吐、步履不稳、共济失调

　　E. 头痛、呕吐、脑膜刺激征

26. 脑出血的预后与哪种因素有关（　　）。

　　A. 出血量

　　B. 并发症严重程度

　　C. 出血部位

　　D. 出血量和部位

　　E. 出血量、部位及并发症严重程度

27. 男性，68 岁。有高血压病史 10 年。2 h 前看电视突然跌倒在地，神志不清，急诊入院。查体：浅昏迷，血压 150/100 mmHg，脉搏 64 次/分。头颅 CT 示左侧基底节区高密度影。目前针对该患者最重要的急救措施是（　　）。

　　A. 肢体按摩

　　B. 防治脑疝

　　C. 气管插管

　　D. 防治压疮

　　E. 防治感染

28. 脑出血急性期处理的重要环节是（　　）。

　　A. 积极准备手术

　　B. 控制脑水肿，降低颅内压

　　C. 止血治疗

　　D. 应用降压药物降血压

　　E. 重症监护

29. 患者,男性,58岁,有高血压病史,某日,在与朋友共进晚餐时,饮白酒半斤,回家后突感头痛剧烈、头晕、呕吐,不能站立,左侧肢体活动障碍,行走不稳,诊断为内囊出血。该患者首先要解决的主要问题是( )。

A. 纠正缺氧

B. 止血

C. 降低血压

D. 纠正水、电解质平衡

E. 降低颅内压

30. 蛛网膜下腔出血最常见的病因是( )。

A. 高血压　　　B. 动脉硬化

C. 颅外因素　　D. 微栓子

E. 脑内血管畸形

31. 蛛网膜下隙出血最具有特征性的表现是( )。

A. 剧烈头痛

B. 呕吐

C. 脑膜刺激征

D. 短暂意识障碍

E. 一侧动眼神经麻痹

32. 男性,41岁,2小时前突然出现剧烈头痛,伴呕吐,四肢活动好,体温正常,克氏征阳性。诊断为( )。

A. 脑血栓形成

B. 脑出血

C. 蛛网膜下腔出血

D. 脑栓塞

E. 脑膜炎

33. 患者女性,48岁,晚餐后洗衣时突然出现剧烈头痛,恶心、喷射状呕吐,随后意识不清,被家人送到医院,急做CT,图像上呈高密度影,脑膜刺激征阳性,无肢体瘫痪,既往体健。该病的诊断是( )。

A. 脑出血

B. 脑血栓形成

C. 脑梗死

D. 蛛网膜下腔出血

E. 短暂性脑缺血发作

34. 诊断蛛网膜下腔出血的首选辅助检查是( )。

A. 头颅CT

B. MRI

C. 脑脊液检查

D. TCD

E. 脑血管造影

35. 下列关于蛛网膜下腔出血患者的治疗措施中,不正确的是( )。

A. 甘露醇降颅压

B. 保持大便通畅,避免用力

C. 脑室引流术

D. 止血药物

E. 2周后患者可床上活动

X型题

1. 以下属于脑血管疾病可干预危险因素的是( )。

A. 短暂性脑缺血发作

B. 吸烟

C. 酗酒

D. 遗传

E. 体力活动减少

2. 关于脑出血患者的抢救,对于防止加重出血,以下哪项些措施正确?( )

A. 不宜过多搬动

B. 不宜长途运送

C. 保持大便通畅

D. 控制血压在不太高的水平

E. 不宜用镇静药

3. 脑出血的治疗原则有( )。

A. 脱水降颅压

B. 调整血压

C. 加强护理

D. 促进神经功能恢复

E. 有手术适应证者,应该进行外科治疗

4. 发生颅内出血,患者常进入昏迷,紧急处理包括( )。

    A. 立即将患者头偏向一侧,保持呼吸道通畅

    B. 开放静脉,遵医给药

    C. 病情观察记录意识状态,生命体征

    D. 保持皮肤清洁,定时擦澡

    E. 保证营养,保持大便通畅

5. 以下不是蛛网膜下腔出血特征性表现的是( )。

    A. 脑膜刺激征

    B. 动眼神经麻痹

    C. 呕吐

    D. 偏瘫

    E. 剧烈头痛

6. 哪些是蛛网膜下腔出血的临床表现?( )

    A. 各年龄组均可发病

    B. 脑膜刺激征阳性

    C. 偏瘫

    D. 以突然剧烈的头痛起病

    E. 动眼神经麻痹

7. 针对蛛网膜下腔出血的治疗,以下哪些不正确?( )

    A. 不需用止血剂

    B. 安静,卧床休息

    C. 禁用脱水剂

    D. 止血主要靠手术

    E. 开始缓解后应早期活动

二、名称解释

1. 脑梗死

2. 短暂性脑缺血发作

3. 脑血栓形成

4. 脑栓塞

5. 蛛网膜下腔出血

三、简答题

1. 简述脑血管病的危险因素。

2. 简述脑血栓形成的治疗原则。

3. 简述出脑出血的治疗原则。

第十一单元 传染病

第一节 病毒性肝炎

一、选择题

1. 下列哪项关于乙肝病毒的说法是错误的？
（　）
  A. 嗜肝 DNA 病毒科
  B. 包膜有表面抗原
  C. 核心有核心抗原
  D. 抵抗力很强
  E. 一般浓度的消毒剂敏感

2. 一般不会转为慢性的一组病毒性肝炎是
（　）。
  A. 甲型和戊型
  B. 乙型和戊型
  C. 丙型和戊型
  D. 乙型和丁型
  E. 乙型和丙型

3. 乙肝的传播途径不包括（　）。
  A. 注射途径
  B. 消化道传播
  C. 母婴传播
  D. 性接触
  E. 输血和血制品

4. 甲肝病程中传染性最强的时期是（　）。
  A. 黄疸前期
  B. 2 周至血清 ALT 高峰期后 1 周
  C. 慢性期
  D. 黄疸期
  E. 恢复期

5. 病毒性肝炎中，以血液、体液为主要传播途径的是（　）。
  A. 甲型
  B. 戊型
  C. 甲型、乙型、丙型
  D. 乙型、丙型、丁型
  E. 甲型、戊型

6. 能保护人体防止乙肝感染的是（　）。
  A. 表面抗体
  B. e 抗原
  C. DNA 抗体
  D. e 抗体
  E. 核心抗体

7. 乙肝最主要的传播途径是（　）。
  A. 日常生活接触
  B. 医源性传播
  C. 粪口传播
  D. 母婴传播
  E. 血体液传播

8. 预防乙肝的主动免疫（　）。
  A. 丙种球蛋白
  B. 抗毒素
  C. 胎盘球蛋白
  D. 特异性高价免疫球蛋白
  E. 乙肝疫苗

9. 对乙肝具有免疫保护作用的抗体是（　　）。

    A. 抗 - HBe   B. 抗 - HBc

    C. 抗 - IgG   D. 抗 - IgM

    E. 抗 - HBs

10. 急性病毒性肝炎一般不会出现的表现是（　　）。

    A. 食欲减退

    B. 水肿

    C. 乏力

    D. 肝功能损害

    E. 肝大

11. 淤胆型肝炎的临床特征通常不包括（　　）。

    A. 消化道症状

    B. 皮肤瘙痒

    C. 血清 ALT 明显升高

    D. 肝大

    E. 粪便颜色变浅

12. 为阻断母婴传播，对 HBeAg 阳性的母亲分娩的新生儿最好的预防方法是（　　）。

    A. 应用乙肝疫苗加高价免疫球蛋白

    B. 应用乙肝疫苗

    C. 应用高效价乙肝免疫球蛋白

    D. 应用丙种球蛋白

    E. 应用乙肝疫苗加干扰素

13. 王先生，32 岁，体检时发现 HBsAg 阳性，其他血清标志物都为阴性。此情况已经持续 5 年，无任何自觉症状和阳性体征。目前该患者可能是（　　）。

    A. 乙肝病情稳定

    B. 对乙型肝炎病毒具有免疫力

    C. 乙肝病毒携带者

    D. 乙肝恢复期

    E. 乙肝无传染期

14. 郑女士的血清标志物检测结果显示：HBsAg（＋）、HBsAb（－）、HBeAg（＋）、HBeAb（－）、HBcAb（＋）、HBV - DNA（＋）、血清抗 - HAV - IgM（－）、HAV - IgG（＋）。提示该患者可能是（　　）。

    A. 体内有 HAV 存在

    B. 乙型肝炎有较强的传染性

    C. HBV 隐性感染者

    D. HAV 与 HBV 同时感染

    E. 无症状的 HBV 携带者，无传染性

15. 张先生，33 岁，食欲减退、乏力、黄疸进行性加深 20 余天，尿少 2 天，神志不清 8 小时。体检发现：患者呈嗜睡状，皮肤、巩膜明显黄染，全身可见大片瘀斑，扑翼样震颤阳性，肝脾未触及。此患者所患的肝炎类型是（　　）。

    A. 急性黄疸型

    B. 急性重型

    C. 亚急性重型

    D. 慢性重型

    E. 淤胆型

16. 王同学在入学体检时，发现自己 HBsAg（－）、HBeAg（－）、HBsAb（＋）无任何症状，肝功能正常。3 个月后复查结果同上。该同学可能为（　　）。

    A. 无症状的 HBsAg 携带者

    B. 可能既往感染过 HBV

    C. 急性无黄疸型乙型肝炎

    D. 慢性乙型肝炎轻度

    E. 慢性乙型肝炎中度

17. 王女士，22 岁、发病后第 7 天出现昏迷、躁动，呼气有特殊臭味。皮肤巩膜重度黄染，牙龈出血，肝脏明显缩小。血清总胆红素为 138 μmol/L，血清丙氨酸氨基转移酶为 456UL，凝血酶原时间为 56 秒。该患者的诊断是（　　）。

    A. 急性肝炎

    B. 急性重型肝炎

    C. 中毒性肝炎

    D. 慢性活动性肝炎

    E. 淤胆型肝炎

18. 张先生,45岁。有乙型肝炎病史16年,其间反复出现食欲缺乏、腹胀、肝区痛。体检发现有蜘蛛痣,肝在肋下2 cm,脾肋下触及1 cm;实验室检查血清丙氨酸氨基转移酶112 U/L,血清HBsAg、HBeAg及HBcAb均为阳性。提示该患者可能为( )。

  A. 慢性乙型肝炎活动期

  B. 乙型肝炎已发展为肝癌

  C. 慢性乙型肝炎恢复期

  D. 乙型肝炎病情严重

  E. 患者已无传染性

19. 周先生,45岁,原有慢性乙型肝炎病史5年,近1个月来出现显著乏力、食欲减退,尿黄病逐渐加深,2天前开始出现烦躁不安。体检:神志模糊,皮肤巩膜明显黄染,颈部有多个蜘蛛痣,心肺无异常,肝脾肋下未及,脾肋下2 cm,腹水征阳性,扑翼样震颤阳性。该患者所患病毒性肝炎的类型是( )。

  A. 淤胆型

  B. 急性重型

  C. 急性黄疸型

  D. 慢性重型

  E. 亚急性重型

20. 意外被乙肝患者血液污染的针头刺破皮肤后,最有效的预防措施是立即( )。

  A. 用碘伏消毒局部伤口

  B. 注射高效价乙肝免疫球蛋白

  C. 应用干扰素

  D. 注射丙种球蛋白

  E. 注射乙肝疫苗

X型题

1. 病毒性肝炎中易转为慢性肝炎的类型有( )。

  A. 甲型   B. 乙型

  C. 丙型   D. 丁型

  E. 戊型

2. 关于乙肝病毒(HBV),正确的描述是( )。

  A. 可存在于感染者的唾液、精液及阴道分泌物等各种体液中

  B. 能耐受60 ℃4小时及一般浓度的消毒剂

  C. 煮沸10分钟,65 ℃10小时可使之灭活

  D. 戊二醛、过氧乙酸、碘伏等有较好消毒效果

  E. 高压蒸汽消毒可使之灭活

3. 可在患者粪便中检出病毒颗粒的肝炎类型是( )。

  A. 甲型   B. 乙型

  C. 丙型   D. 丁型

  E. 戊型

4. 关于乙肝表面抗体(抗-HBs)阳性正确的表述是( )。

  A. 过去感染过HBV

  B. 见于无症状病毒携带者

  C. 见于预防接种乙肝疫苗后

  D. 是一种保护性抗体

  E. 产生免疫力的恢复者

5. 诱发重症肝炎的因素有( )。

  A. 劳累

  B. 营养不良

  C. 酗酒

  D. 服用损肝药物

  E. 合并感染

二、名称解释

1. 病毒性肝炎

2. 胆—酶分离

3. 慢性无症状乙肝病毒携带者

三、简答题

1. 简述乙肝抗原抗体监测的临床意义。

2. 简述 HBV 主要的传播途径。

3. 简述乙肝的主要预防措施。

四、综合分析题

刘某,男,28 岁,反复肝区不适、食欲减退 3 年,曾去医院检查发现肝功能异常,当时诊断为"慢性肝炎",并给予护肝治疗,但效果不明显。近一个月来上述症状加重而住院治疗。经查:血清 ALT 185 U/L,HBV 感染标志物:HBsAg(+),HBeAg(+),抗-HBc(+),其余均为阴性。入院后除一般治疗外,还给予干扰素抗病毒治疗。

请回答以下问题:

1. 该患者血清标志物检查结果有何临床意义?
2. 该患者的治疗方法有哪些?
3. 简述干扰素抗病毒治疗时的注意事项。

第二节 艾滋病

一、选择题

A 型题

1. 艾滋病毒侵入人体,主要侵犯哪种细胞?
(   )

    A. 中性粒细胞

    B. 辅助性 T 淋巴细胞

    C. 抑制性 T 淋巴细胞

    D. 单核细胞

    E. 巨噬细胞

2. 我国艾滋病最主要的传播途径是(   )。

    A. 性接触传播

    B. 静脉药瘾经注射器传播

    C. 输血传播

    D. 母婴传播

    E. 消化道传播

3. 艾滋病确诊的方法是(   )。

    A. 周围血淋巴细胞减少

    B. 血清抗 HIV 阳性

    C. 血培养阳性

    D. X 线胸片发现肺孢子虫肺炎

    E. 病理活检证实为卡波西肉瘤

4. 关于艾滋病的治疗下列哪项是错误的?
(   )

    A. 无特效疗法

    B. 免疫治疗

    C. 心理治疗

    D. 抗病毒药物尽量单一用药,减少副
       作用

    E. 加强营养

5. 对艾滋病患者及艾滋病毒携带者应采取
的隔离措施是(   )。

    A. 肠道隔离

    B. 呼吸道隔离

    C. 血体液隔离

    D. 接触隔离

    E. 虫媒隔离

6. 艾滋病毒对下列何种因素不敏感?
(   )

    A. 热

    B. 75%酒精

    C. 0.2%次氯酸钠

    D. 2%煤酚皂

    E. 紫外线

7. 以下哪项是艾滋病急性期表现?(   )

    A. 类似上呼吸道感染

    B. 持续性全身淋巴结肿大

    C. 持续性消耗性疾病综合征

    D. 机会性感染

    E. 卡波西肉瘤

8. 目前艾滋病的传播途径不包括(   )。

    A. 性接触

    B. 静脉滥用毒品者

    C. 输血及血制品

    D. 昆虫叮咬传播

    E. 母婴垂直传播

9. 关于艾滋病的病原体,下列哪项是错误
的?(   )

    A. 艾滋病毒是一种人类反转录病毒。

    B. 艾滋病毒仅具嗜淋巴细胞性。

    C. 广泛存在于感染者的血液、精液、阴道
       分泌物中。

    D. 艾滋病毒对外界抵抗力较弱,对热和
       化学消毒剂敏感。

    E. 对紫外线抵抗力较强。

10. 关于艾滋病的健康教育不包括（　　）。

 A. 一次性注射器

 B. 可直接接触患者体液

 C. 规范道德行为

 D. 女性患者避免妊娠

 E. 给患者以关怀、同情

11. 艾滋病患者肺部感染最多见的病原体是（　　）。

 A. 卡氏肺孢子虫

 B. 巨细胞病毒

 C. 结核菌

 D. 白色念珠菌

 E. 新型隐球菌

12. 预防艾滋病母婴传播的有效途径是（　　）。

 A. 禁止 HIV 感染者结婚

 B. 提倡自然分娩

 C. 鼓励母乳喂养

 D. 给婴儿注射疫苗

 E. 母亲在妊娠期及围生期、婴儿在出生后应用抗 HIV 药物

13. 怀疑自己感染了艾滋病毒的人群，建议做下列何种检查？（　　）

 A. 尿常规　　　　B. 血培养

 C. 病毒分离　　　D. 抗体检测

 E. 以上都不是

14. 对抗 HIV 阳性的患者采取的下列措施中，哪项不正确？（　　）

 A. 立即采取血体液隔离

 B. 马上告诉同病房所有住院患者，预防交叉感染的发生

 C. 做好患者心理干预

 D. 为患者提供良好营养，增强抗病力

 E. 对患者一般性感染予以积极治疗，以免产生严重并发症

15. HIV 感染人体后主要导致下列哪个系统损害？（　　）

 A. 消化系统　　　B. 免疫系统

 C. 循环系统　　　D. 骨骼系统

 E. 呼吸系统

16. 下列哪类人群不是艾滋病毒感染的高危人群？（　　）

 A. 医护人员　　　B. 性乱者

 C. 静脉吸毒者　　D. 同性恋者

 E. 多次输血者

17. 某男性，有同性恋史，近来感觉身体有点不适，怀疑自己可能感染了艾滋病，作为护士的你建议他做下列哪种检查？（　　）

 A. 血培养　　　　B. 尿常规

 C. 抗体检测　　　D. 病毒分离

 E. 以上都不是

18. 张先生，45 岁，无业，已婚。患者以"右下肢背部及身体多处出现紫色斑点、斑片四个月余，加重一周"为主诉收住院，患者有间断静脉注射吸毒 2 年，已戒毒 7 年，经检查后该患者确诊为艾滋病，对他采取的下列措施中，哪项不正确？（　　）

 A. 采取严密隔离

 B. 采取血体液隔离

 C. 做好心理干预

 D. 提高营养，增强抗病力

 E. 对一般性感染予以积极治疗

19. 王先生，32 岁，半年前与网友发生过一次性性关系，之后有一次急性感染症状，服药后症状好转恢复正常，近期因看新闻报道怀疑自己感染了艾滋病，自己到医院进行检测，结果为阳性，目前属于无症状感染期，针对该患者可（　　）。

 A. 卧床休息

 B. 从事正常工作和学习

 C. 协助病人做好生活护理，逐步起床活动

 D. 在家鼓励动静结合，使活动耐力逐步提高

 E. 在家里休息，但可做一些力所能及的事

20. 某护士在给一艾滋病人采血时，不慎刺破左手手指，此时首先采取的措施是（　　）。

A. 不用处理

B. 立即去检测 HIV 抗体

C. 尽量挤出损伤处的血液，然后进行伤口的清洁、消毒

D. 上报医院，等待医院处理

E. 立即检测患者的病毒载量

X 型题

1. 关于 HIV 的描述正确的是（　　）。

A. 为 DNA 病毒

B. 对外界抵抗力较强

C. 有嗜淋巴细胞性和嗜神经性的特点

D. 对脂溶剂和消毒剂敏感

E. 易发生变异

2. 易受 HIV 侵犯的细胞有（　　）。

A. $CD4^+ T$ 细胞

B. 小神经胶质细胞

C. 中性粒细胞

D. 单核巨噬细胞系统

E. 骨髓干细胞

3. 艾滋病传播途径有（　　）。

A. 性接触　　　　B. 人工授精

C. 蚊虫叮咬　　　D. 输血

E. 母婴垂直传播

4. 临床上晚期艾滋病病人可出现（　　）。

A. 极度消瘦

B. 神经系统症状

C. 各种机会性感染

D. 继发各种肿瘤

E. 卡波济肉瘤

5. 目前"鸡尾酒疗法"的抗 HIV 药物有（　　）。

A. 核苷类反转录酶抑制剂

B. 非核苷类反转录酶抑制剂

C. 博来霉素

D. 蛋白酶抑制剂

E. 喷他脒

二、名称解释

1. 艾滋病

2. 窗口期

三、简答题

1. 在治疗艾滋病毒感染者时，怎样防止自身的感染？

2. 简述 HIV 携带者的自我保健措施。

四、综合分析题

患者，男，因反复发热、疲乏、干咳、头痛 3 个月入院。入院查体：T 38.2℃，P 88 次/分，R 21 次/分，BP 100/70mmHg，神志清楚，体形消瘦，呈慢性消耗病容，听诊双肺底啰音，X 线胸片示双肺野淡薄模糊阴影，实验室检查：查 $CD4^+/CD8^+$ 为 0.18，血清 HIV 检测呈阳性。

请回答一下问题：

1. 该患者最可能的诊断是什么？

2. 该患者的治疗方法有哪些？

第四篇 操作技能

技能一 生命体征监测

一、选择题

A 型题

1. 伤寒患者发热时常见的热型是( )。
   A. 弛张热   B. 回归热
   C. 不规则热   D. 稽留热
   E. 间歇热

2. 患儿,6 岁,护士在为其测口腔温度时,患儿不慎咬破体温计,吞下体温计内汞,这时护士应立即采取何种措施?( )
   A. 口服解毒药物
   B. 催吐或洗胃
   C. 嘱患儿安静,密切观察病情
   D. 口服蛋清或牛奶
   E. 大量喝水,冲洗毒物

3. 钱先生,32 岁,因发热入院,连续 4 天体温持续超过 39 ℃,24 h 波动在 1℃以上,其热型是( )。
   A. 不规则热   B. 弛张热
   C. 稽留热   D. 间歇热
   E. 热型不明

4. 吴先生,男,20 岁,诊断为大叶性肺炎,腋温 38.5℃,这种情况属于( )。
   A. 体温正常   B. 中等度热
   C. 超高热   D. 低热
   E. 高热

5. 护士小王在测量患者生命体征时发现患者脉搏骤起骤降,急促有力,触诊时可感到急促有力的冲击,该患者最有可能的原因是( )。
   A. 主动脉瓣关闭不全
   B. 主动脉瓣狭窄
   C. 三尖瓣狭窄
   D. 甲状腺功能低下
   E. 二尖瓣关闭不全

6. 下面哪种脉搏异常是心包填塞的重要体征之一?( )
   A. 洪脉   B. 水冲脉
   C. 丝脉   D. 交替脉
   E. 奇脉

7. 糖尿病酮症酸中毒的患者可出现哪种呼吸异常?( )
   A. 点头呼吸   B. 鼾声呼吸
   C. 间断呼吸   D. 浅快呼吸
   E. 深度呼吸

8. 对脉搏短绌的患者,测量心率、脉率的正确方法是( )。
   A. 一人测心率,另一人测脉率,同时测 1 分钟
   B. 一人测心率、脉率,另一人报告医师
   C. 一人发口令,另一人测心率、脉率
   D. 先测脉率,后测心率
   E. 先测心率,后测脉率

9. 关于血压的叙述,下列哪项是正确的?
( )
    A. 一般成年男性血压略低于同龄女性
    B. 过度劳累或睡眠不佳时,血压略升高
    C. 站位血压低于坐位血压
    D. 在寒冷环境中,血压略低,在高温下,血压略高
    E. 大多数人上肢血压比下肢血压高20~40 mmHg

10. 刘女士,46岁。就诊时突感胸闷心悸,护士在为其测量脉搏时发现每隔2个正常搏动后出现1次过早搏动,此现象为( )。
    A. 细脉   B. 水冲脉
    C. 二联律   D. 三联律
    E. 速脉

11. 在使用新体温计前,应对体温计进行检查,下列关于体温计检查的方法描述错误的是
( )。
    A. 检查前将体温计的汞柱甩至35 ℃以下
    B. 同时放入40 ℃以下的温水中
    C. 3分钟后取出检查
    D. 读数相差0.3 ℃以上的体温计不能再使用
    E. 玻璃管有裂痕的体温计不能再使用

12. 属正常范围的一组生命体征测量值是
( )。
    A. T 35.8 ℃,P 50次/分钟,R 15次/分钟,BP 105/63 mmHg
    B. T 36.6 ℃,P 80次/分钟,R 18次/分钟,BP 142/97 mmHg
    C. T 36.6 ℃,P 86次/分钟,R 20次/分钟,BP 127/75 mmHg
    D. T 37.2 ℃,P 94次/分钟,R 22次/分钟,BP 120/75 mmHg
    E. T 38.3 ℃,P 106次/分钟,R 24次/分钟,BP 112/68 mmHg

13. 徐先生,52岁,主诉最近经常头晕,经就医后,测收缩压21 kPa(158 mmHg),舒张压10.7 kPa(80 mmHg),应考虑为( )。

    A. 理想血压
    B. 低血压
    C. 单纯收缩期高血压
    D. 舒张压偏低
    E. 收缩压偏低

14. 程女士,22岁。上午8:00为其测量体温为39.6 ℃,遵医嘱实行物理降温,物理降温后应隔多少时间测量体温进行观察( )。
    A. 10 min   B. 20 min
    C. 30 min   D. 40 min
    E. 50 min

15. 蝉鸣样呼吸见于( )。
    A. 昏迷患者
    B. 喉头水肿
    C. 支气管哮喘
    D. 濒死的患者
    E. 重症肺炎

16. 护士为危重患者测量呼吸时,可采用的观察方法是( )。
    A. 用少许棉花置患者鼻孔前观察
    B. 测脉率除以4为呼吸次数
    C. 耳朵贴近患者口鼻处,听其呼吸声音
    D. 将食指置于患者鼻孔前,以感觉气流
    E. 观察胸腹部起伏次数计数

17. 测量呼吸时护士的手仍置于患者脉搏部位是为了( )。
    A. 表示对患者的关心
    B. 将脉率与呼吸频率对照
    C. 转移患者的注意力保证测量的准确性
    D. 为了观察呼吸深浅
    E. 为了让患者保持体位

18. 朱先生,68岁,因高血压病收治入院。护士在为其测血压时,如果袖带缠绕过松导致血压偏高,其原因可能是( )。
    A. 需用较高压力阻断血流
    B. 未注气前血管已受压
    C. 血流阻力减少
    D. 大段血管受压
    E. 有效测量面积变窄

19. 陶女士,86 岁。病情危重,处于濒死期呼吸极不平稳,表现为呼吸与呼吸暂停交替出现。该患者的呼吸为( )。

    A. 库斯莫呼吸   B. 潮式呼吸

    C. 浅快呼吸   D. 毕奥呼吸

    E. 呼吸增快

20. 高女士,68 岁,因高血压入院,为了准确观察患者的血压,测量时应尽量做到"四定":( )。

    A. 定时间、定体位、定部位、定袖带

    B. 定时间、定体位、定部位、定听诊器

    C. 定时间、定部位、定体位、定记录格式

    D. 定时间、定部位、定血压计、定人员

    E. 定时间、定部位、定体位、定血压计

X 型题

1. 下列为高热患者采取的护理措施正确的是( )。

    A. 可选用物理降温或按医嘱药物降温

    B. 高热时需每 2 小时测量体温一次

    C. 高热患者应多饮水,以每天 3 000 mL 为宜

    D. 做好口腔及皮肤护理

    E. 加强心理护理缓解紧张焦虑情绪

2. 常女士,56 岁,护士为其测得的血压值偏低,操作时可能存在哪些不当?( )

    A. 袖带缠得太紧

    B. 读数时眼睛视线高于水银柱

    C. 袖带太窄

    D. 血压计水银不足

    E. 手臂位置高于心脏水平

3. 吴先生,65 岁,上午护士为其测量血压时,未听清结果,如需重新测量,下列做法正确的是( )。

    A. 使汞柱降至 0 点

    B. 将袖带内气体驱尽

    C. 稍等片刻后重测

    D. 连续加压直到听清为止

    E. 测量值先读收缩压,后读舒张压

4. 关于"脉搏短绌"的叙述,正确的是( )。

    A. 脉搏骤起骤降

    B. 心率快慢不一

    C. 心率极不规则

    D. 同一单位时间内脉率少于心率

    E. 心音强弱不等

5. 下列可出现三凹征的患者是( )。

    A. 阻塞性肺气肿

    B. 气管异物

    C. 昏迷

    D. 喉头水肿

    E. 哮喘

二、综合分析题

病例 王某,男,45 岁,持续发热数日,每日体温 39.7 ℃~40.3 ℃,以"发热待查",于上午 10 时入院。测量体温 40.2 ℃,脉搏 110 次/分,呼吸 26 次/分,血压 133/88 mmHg,患者神志清楚,面色潮红,口唇干裂,体形消瘦,食欲差,卧床不起,上午 10:20 给予退热剂后,体温降至 38.6 ℃,大量出汗,下午 15:00 体温升至 39.8 ℃。

问题:王某发热呈何种热型? 根据患者情况提出护理措施。

技能二 洗手和穿脱隔离衣

一、选择题

1. 洗手的目的不包括（　　）。
   A. 清除手部皮肤污垢
   B. 清除手部 90% 以上的暂居菌
   C. 避免交叉感染
   D. 防止医院感染
   E. 清除手部所有细菌

2. 关于洗手指征,错误的是（　　）。
   A. 接触患者前后
   B. 进行无菌技术操作前后
   C. 戴口罩和穿隔离衣前后
   D. 接触血液、体液和被污染的物品前后
   E. 脱手套后无须洗手

3. 洗手的用物不包括（　　）。
   A. 洗手池设备
   B. 洗手液
   C. 小毛巾
   D. 手套
   E. 干手机

4. 七步洗手法第一步是（　　）。
   A. 掌心对掌心,两手并拢并相互搓擦
   B. 手心对手背,手指交错相互搓擦并交换
   C. 掌心相对,手指交叉沿指缝相互搓擦
   D. 弯曲一手手指各关节,使其在另一手掌掌心旋转搓擦并交换
   E. 指尖并拢在另一掌心转动搓擦并交换

5. 七步洗手法清洗范围是（　　）。
   A. 双手

   B. 手腕
   C. 双手及手腕
   D. 双手、手腕及腕上 5 cm
   E. 双手、手腕及腕上 10 cm

6. 七步洗手法每次应持续（　　）。
   A. 不少于 5 秒
   B. 不少于 6 秒
   C. 不少于 8 秒
   D. 不少于 10 秒
   E. 不少于 15 秒

7. 采用七步洗手法洗手后,冲洗双手应（　　）。
   A. 自腕部向指尖进行冲洗
   B. 冲洗掌心即可
   C. 冲洗手背即可
   D. 冲洗手腕即可
   E. 冲洗指尖即可

8. 当手部有血液或其他体液等肉眼可见的污染物时,应用（　　）。
   A. 清洁剂和流动水洗手
   B. 速干免洗手消毒液擦洗双手
   C. 流动水洗净双手
   D. 漂白粉消毒双手
   E. 洗手刷刷手

9. 采用七步洗手法洗手时应避免（　　）。
   A. 掌心相互搓擦
   B. 手心对手背,手指交错相互搓擦
   C. 掌心相对,手指交叉沿指缝相互搓擦
   D. 握住手腕,旋转揉搓腕部
   E. 污染周围环境

10. 下列哪项不是控制耐药菌传播的主要措施?（　　）
   A. 严格手卫生
   B. 隔离耐药菌携带者
   C. 接触该患者应穿隔离衣
   D. 不能专用的用品如轮椅可共用,不需一用一消毒
   E. 使用无菌物品时,应一人一份,避免交叉感染

11. 下列哪种情况无须穿隔离衣?（　　）
   A. 为传染病患者吸痰
   B. 为大面积烧伤患者实施护理
   C. 为器官移植患者实施护理
   D. 接触多重耐药菌感染患者
   E. 为高血压患者测量血压

12. 穿隔离衣的目的不包括（　　）。
   A. 保护医护人员,避免受到血液污染
   B. 保护医护人员,避免受到体液污染
   C. 保护医护人员,避免受到感染性物质污染
   D. 为医护人员保暖
   E. 保护易感人群,防止病原体入侵

13. 关于隔离衣的描述,错误的是（　　）。
   A. 隔离衣分为普通隔离衣（材质为一次性无纺布类和棉布类）和连体式隔离衣
   B. 穿隔离衣前应检查隔离衣大小是否合适
   C. 若隔离衣不慎受潮,可用吹风机吹干继续使用
   D. 穿隔离衣前应检查隔离衣是否清洁
   E. 穿隔离衣前应检查隔离衣有无破损

14. 隔离衣挂置方法正确的是（　　）。
   A. 隔离衣通常挂置在污染区
   B. 隔离衣通常挂置在半污染区
   C. 隔离衣通常挂置在清洁区
   D. 隔离衣污染面朝外
   E. 隔离衣污染面完全盖过清洁面

15. 关于穿隔离衣方法的描述,正确的是（　　）。
   A. 手持衣袖将隔离衣从挂衣架上取下
   B. 取下隔离衣后,清洁面朝外,污染面朝向自己
   C. 穿隔离衣衣袖时,手可以接触污染面
   D. 系好衣领后扎袖口
   E. 折襟系腰带时,手可接触隔离衣内面

16. 穿好隔离衣后,应（　　）。
   A. 不可进入清洁区
   B. 接触清洁物品
   C. 双臂保持在腰部以下
   D. 双臂应举过肩膀
   E. 在清洁区、污染区之间来回走动

17. 脱隔离衣应在（　　）。
   A. 清洁区
   B. 半污染区
   C. 污染区
   D. 上述区域均可以
   E. 上述区域均不可以

18. 脱隔离衣,解开腰带后应（　　）。
   A. 解开袖口,在肘部将部分衣袖塞入工作服衣袖下
   B. 消毒双手
   C. 解开领口
   D. 脱衣袖
   E. 洗手

19. 如隔离衣不再使用,应（　　）。
   A. 脱下后将清洁面向外折好,放入专门的污物袋,送洗衣房进行消毒处理
   B. 脱下后将污染面向外折好,放入专门的污物袋,送洗衣房进行消毒处理
   C. 脱下后将污染面向外折好,放入生活垃圾袋,送洗衣房进行消毒处理
   D. 脱下后焚烧
   E. 以上均不正确

X 型题

1. 下列哪些情况医务人员应进行洗手或卫生手消毒( )。
    A. 接触病人前后
    B. 进行无菌操作前
    C. 摘手套后
    D. 穿脱隔离衣前后
    E. 进入或离开隔离病房前后

2. 手卫生包括( )。
    A. 洗手
    B. 卫生手消毒
    C. 外科手消毒
    D. 消毒剂泡手
    E. 戴手套

3. 关于手卫生设施的配备正确的是( )。
    A. 手卫生设施的设置应方便医务人员的使用
    B. 重点部门应当采用非手触式水龙头
    C. 应尽量使用皂液洗手,重复使用的盛装皂液的容器应每周清洁与消毒
    D. 配备干手物品或者设施,避免造成二次污染
    E. 科室内可以设公用擦手毛巾方便医务人员

4. 有关隔离衣使用指征的描述正确的是( )。
    A. 护理患者时,有可能被传染性分泌物污染时
    B. 护理患者时,有可能被传染性渗出物污染时
    C. 护理患者时,有可能被传染性排泄物污染时
    D. 进入易引起播散的感染性疾病的隔离病室时
    E. 护理免疫力低下的患者时

5. 有关隔离衣的描述正确的是( )。
    A. 穿好隔离衣后,可在任何区域活动
    B. 穿隔离衣前应准备好操作中的所有物品
    C. 系领口时,勿使衣袖触及面部、衣领及工作帽
    D. 洗手时,隔离衣不得污染洗手设备,亦不可将隔离衣溅湿
    E. 隔离衣每周更换

二、名称解释

1. 洗手

2. 卫生手消毒

3. 手卫生

4. 隔离衣

三、简答题

1. 请简述洗手的指征。

2. 请简述穿隔离衣的注意事项。

技能三　心肺复苏

一、选择题

1. 心搏骤停最常见病因是（　　）。
   - A. 电解质紊乱
   - B. 脑血管意外
   - C. 糖尿病
   - D. 外伤
   - E. 冠心病

2. 病人头颈部有损伤时候，应该采用哪种方法进行开放气道？（　　）
   - A. 仰头举颏法
   - B. 托下颌法
   - C. 双手抬颈法
   - D. 头偏向一侧法
   - E. 以上都不对

3. 心搏骤停后的临床表现以哪个系统最为明显？（　　）
   - A. 神经系统和循环系统
   - B. 神经系统和呼吸系统
   - C. 呼吸系统和循环系统
   - D. 循环系统和消化系统
   - E. 消化系统和呼吸系统

4. 心脏骤停的诊断依据主要包括下列哪一项？（　　）
   - A. 呼吸停止
   - B. 血压下降
   - C. 瞳孔散大
   - D. 意识消失，无大动脉搏动
   - E. 动脉搏动消失，呼吸停止

5. 心肺复苏时，评估循环的时间应该保持在（　　）。
   - A. 至少 5 秒钟
   - B. 至少 3 秒钟
   - C. 至少 10 秒钟
   - D. 5～10 秒钟
   - E. 10 秒以上

6. 心肺复苏过程中，中断胸外按压的时间不能超过几秒钟？（　　）
   - A. 不超过 8 秒钟
   - B. 不超过 5 秒钟
   - C. 不超过 20 秒钟
   - D. 不超过 60 分钟
   - E. 不超过 10 秒钟

7. 人工呼吸时候，每次吹气的时间应该为多长时间？（　　）
   - A. 0.5 秒以上
   - B. 0～2 秒
   - C. 1 秒以上
   - D. 0～1 秒
   - E. 0.5～1 秒

8. 成人心肺复苏时胸外按压的深度是（　　）。
   - A. 4～5 cm
   - B. 大于 5 cm
   - C. 5～6 cm
   - D. 5～8 cm
   - E. 5～10 cm

9. 下列判断心跳的正确方法是（　　）。
   - A. 触摸颈动脉时，位置为喉结旁开 2 cm
   - B. 触摸大动脉时间在 5 秒以内
   - C. 可以用任意指头触摸
   - D. 触摸颈动脉、桡动脉均可，一般以触摸桡动脉最常见
   - E. 以上都不对

10. 下列有关心肺复苏的手法，错误的是（　　）。

 A. 双手掌重叠，手指翘起

 B. 掌跟与胸壁接触，两手臂夹紧

 C. 用上半身的力量，以髋关节为支点，垂直下压

 D. 按压与放松的时间比为 2∶1

 E. 按压过程中，手掌根不离开胸壁

X 型题

1. 心肺复苏的有效指征包括（　　）。

 A. 动脉恢复搏动

 B. 意识恢复

 C. 呼吸恢复

 D. 血压恢复正常水平

 E. 面色转为红润

2. 下列关于开放气道的说法正确的是（　　）。

 A. 开放气道前先检查有无异物和义齿

 B. 最常用的开放气道的手法为仰头举颏法

 C. 开放气道后应保持耳垂与地面的连线成 60 度

 D. 怀疑颈椎有损伤的，常用双手抬颈法

 E. 开放气道主要有仰头举颏法、双手抬颈法、托下颌法

二、综合分析题

 两辆轿车相撞，一辆掉入河中，驾驶员被从水中救起后不省人事，该驾驶员可能发生了什么情况？应立即评估判断什么？应该如何施救并判断施救效果？

技能四　传染病二级防护

一、选择题

A 型题

1. 一位阑尾炎病人入院,应给予(　　　)。
   - A. 标准预防
   - B. 基于疾病传播途径的预防
   - C. 在标准预防的基础上给予基于疾病传播途径的预防
   - D. 不做预防
   - E. 严密隔离预防

2. 以下哪项不是洗手、卫生手消毒的指征?(　　　)
   - A. 无菌操作前
   - B. 无菌操作后
   - C. 直接接触病人前
   - D. 直接接触病人后
   - E. 摘手套后

3. 以下哪项不属于标准预防内容?(　　　)
   - A. 洗手及卫生手消毒
   - B. 穿戴防护用品
   - C. 接触隔离
   - D. 处置生活垃圾及医疗废物
   - E. 替代口对口人工呼吸方法

4. 护士为乙肝病人采集血标本时,不慎将血滴在病人床头柜上,此时护士对该床头柜处理方法,正确的是(　　　)。
   - A. 清水擦拭
   - B. 湿抹布擦拭
   - C. 卫生纸擦拭
   - D. 消毒液擦拭
   - E. 选 A、B、C 三项之一,再用消毒液擦拭

5. 职业暴露是指(　　　)。
   - A. 医务人员受到损害
   - B. 医务人员在医院内受到损害
   - C. 医务人员在工作中受到损害
   - D. 医务人员接触到传染病病原体受到损害
   - E. 医务人员在工作时接触到传染病病原体,有可能损害健康

6. 关于传染病职业防护概念正确的是(　　　)。
   - A. 职业防护是为了避免职业暴露
   - B. 职业防护是为了处理职业暴露
   - C. 职业防护与职业暴露无关
   - D. 各种传染病职业防护方法相同
   - E. 空气传播与飞沫传播职业防护方法相同

7. 在诊疗、护理操作过程中,有可能发生艾滋病人的血液、体液飞溅到医务人员的面部时,以下哪种做法是错误的?(　　　)
   - A. 戴无菌手套
   - B. 戴具有防渗透性能的口罩
   - C. 戴防护眼镜
   - D. 不用戴手套
   - E. 戴纱布口罩

8. 医务人员手部皮肤发生破损时,在进行可能接触病人血液、体液等诊疗、护理、卫生工作操作时,要戴(　　　)。
   - A. 无菌手套
   - B. 清洁手套
   - C. 耐热手套
   - D. 双层乳胶手套
   - E. 薄膜手套

9. 标准预防是认定病人的( )都具有传染性。

    A. 血液   B. 体液

    C. 分泌物   D. 排泄物

    E. 以上均是

10. 职业暴露的原因有( )。

    A. 针刺   B. 割伤

    C. 直接接触   D. 器械损伤

    E. 以上都对

11. 防护用品的脱卸过程中，应确保哪个防护用品最后脱卸？( )

    A. 护目镜   B. 口罩

    C. 防护服   D. 手套

    E. 鞋套

12. 二级防护主要防护用品包括( )。

    A. 医用防护口罩、一次性工作帽

    B. 护目镜或防护面屏

    C. 穿防渗隔离衣或防护服

    D. 一次性乳胶手套或丁腈手套、鞋套

    E. 以上均包括

13. 某护士在发热门诊工作，进行二级防护应穿戴哪些防护用品？( )

    A. 穿工作服、隔离衣、戴工作帽、医用外科口罩、必要时戴乳胶手套。

    B. 戴医用外科口罩、穿工作服、隔离衣和/或医用防护服、鞋套、戴手套、工作帽、戴护目镜或防护面罩。

    C. 戴医用防护口罩、穿工作服、隔离衣和/或医用防护服、鞋套、戴手套、工作帽、戴护目镜或防护面罩。

    D. 戴医用防护口罩、穿工作服、隔离衣和/或医用防护服、鞋套、戴手套、工作帽、戴护目镜或防护面罩、全面型防护面罩。

    E. 穿工作服、隔离衣、戴工作帽、医用外科口罩

14. 关于标准预防表达正确的是( )。

    A. 标准预防主要预防血源性疾病传播

    B. 标准预防强调双向防护

    C. 标准预防主要防止疾病从病人传给医务人员

    D. 标准预防主要防止疾病从医务人员传给病人

    E. 标准预防主要预防非血源性疾病传播

15. 下列哪种情况需要使用二级防护？( )

    A. 普通病房

    B. 发热门诊

    C. 传染病隔离病区

    D. 预检分诊

    E. 医疗废物转运工作

X 型题

1. 个人防护用品包括( )。

    A. 口罩   B. 手套

    C. 护目镜   D. 隔离衣

    E. 帽子

2. 下列哪些是戴医用防护口罩的注意事项？( )

    A. 不应一只手提鼻夹。

    B. 医用外科口罩只能一次性使用。

    C. 口罩受到患者血液、体液污染后，应及时更换。

    D. 每次佩戴医用防护口罩进入工作区域之前，应进行密合性检查。

    E. 医用口罩潮湿后，应及时更换。

3. 下列哪些是穿脱防护用品的注意事项？( )

    A. 医用防护口罩的效能持续应用 $6\,h\sim8\,h$，遇污染或潮湿，应及时更换。

    B. 离开隔离区前应对佩戴的眼镜进行消毒。

    C. 医务人员接触多个同类传染病患者时，防护服可连续应用。

    D. 接触疑似患者，防护服应每个患者之间进行更换。

    E. 防护服被患者血液、体液、污物污染时，应及时更换。

4. 医务人员防护分级防护原则包括( )。

A. 一般防护   B. 一级防护

C. 二级防护   D. 三级防护

E. 四级防护

5. 标准预防认定病人的( )具有传染性。

A. 血液   B. 体液

C. 分泌液   D. 排泄物

E. 汗液

二、名称解释

1. 标准预防

2. 职业防护

三、简答题

1. 医院发热门诊属于几级防护？护士应穿戴哪些个人防护用品去接待病人？

2. 医护人员在传染科如何做好职业防护？

技能五 三大常规检查

一、选择题

1. 2 个月的婴儿,检查血常规,末梢采血一般选择的部位是( )。
   A. 拇指　　　　B. 食指
   C. 中指　　　　D. 无名指
   E. 小指

2. 成人患者末梢采血一般选择的部位是( )。
   A. 拇指　　　　B. 食指
   C. 中指　　　　D. 无名指
   E. 小指

3. 静脉采血止血带结扎时间不宜超过( )。
   A. 0.5 分钟　　B. 1 分钟
   C. 2 分钟　　　D. 3 分钟
   E. 4 分钟

4. 空腹采血是指禁饮食( )。
   A. 4 小时以上　　B. 5 小时以上
   C. 6 小时以上　　D. 7 小时以上
   E. 8 小时以上

5. 检查尿 17-羟醛固酮,收集标本中需要加入的防腐剂是( )。
   A. 甲醛　　　　B. 甲苯
   C. 浓盐酸　　　D. 冰醋酸
   E. 以上均不是

6. 血培养标本采集,处理不当的是( )。
   A. 将标本注入血培养瓶
   B. 将血标本放入冰箱

   C. 采血时防止溶血
   D. 严格无菌操作
   E. 发热时采血

7. 血气分析标本采集中处理不当的选项为( )。
   A. 严格隔绝空气进入标本,无气泡
   B. 用肝素充分抗凝,无凝块
   C. 抽血后半小时内送检
   D. 吸氧患者,如病情容许停止吸氧半小时后采血,否则注明吸氧浓度和氧流量
   E. 穿刺处必须压迫止血 3～5 分钟,有凝血障碍或口服抗凝剂者,压迫止血时间延长到 15 分钟

8. 粒细胞缺乏症指中性粒细胞的绝对值低于( )。
   A. $2×10^9$/L　　B. $1.5×10^9$/L
   C. $1×10^9$/L　　D. $0.5×10^9$/L
   E. $0.2×10^9$/L

9. 中性粒细胞增多最常见的原因是( )。
   A. 急性化脓性感染
   B. 病毒感染
   C. 变态反应性疾病
   D. 皮肤病
   E. 寄生虫

10. 白细胞增多或减少,主要受下列哪种细胞的影响?( )
    A. 中性粒细胞
    B. 嗜碱性粒细胞
    C. 嗜酸性粒细胞
    D. 单核细胞
    E. 淋巴粒细胞

11. 属于原发性红细胞增多的疾病是（　　）。

A. 慢性肺源性心脏病
B. 某些肿瘤疾病如肾癌、肝癌等
C. 发绀型先天性心脏病
D. 真性红细胞增多症
E. 严重腹泻

12. 外周血形态学检查时，中性粒细胞胞质中出现棒状小体可排除下面哪种疾病？（　　）

A. 急性粒细胞白血病
B. 急性单核细胞白血病
C. 急性淋巴细胞白血病
D. 急性髓细胞白血
E. 寄生虫

13. 属于生理性红细胞增多的情况是（　　）。

A. 慢性肺源性心脏病
B. 某些肿瘤疾病如肾癌、肝癌等
C. 发绀型先天性心脏病
D. 高原居民
E. 真性红细胞增多症

14. 血小板减少是指血小板低于（　　）。
A. $<400\times10^9/L$
B. $<150\times10^9/L$
C. $<100\times10^9/L$
D. $<50\times10^9/L$
E. $<10\times10^9/L$

15. 多发性骨髓瘤患者的蛋白尿属于（　　）。

A. 肾小球性蛋白尿
B. 肾小管性蛋白尿
C. 混合性蛋白尿
D. 溢出性蛋白尿
E. 非选择性蛋白尿

16. 粪便隐血试验持续阳性常见于（　　）。
A. 消化性溃疡
B. 钩虫病
C. 胃癌

D. 食用动物血
E. 出血热

17. 支持伪膜性肠炎诊断的粪便性状为（　　）。

A. 柏油样便
B. 米泔样便
C. 白陶土样便
D. 大量稀水样便并含有膜状物
E. 黏液脓血便

18. 支持完全性胆道梗阻诊断的粪便性状为（　　）。

A. 柏油样便
B. 米泔样便
C. 白陶土样便
D. 大量稀汁样便并含有膜状物
E. 黏液脓血便

19. 霍乱患者腹泻特点为（　　）。
A. 排黏液脓血便
B. 排米泔样便
C. 排鲜血便
D. 粪便腥臭味
E. 排大量稀水样便

20. 若尿糖定性试验为阳性，血糖浓度至少应超过（　　）。

A. 10.88 mmol/L
B. 9.88 mmol/L
C. 8.88 mmol/L
D. 7.88 mmol/L
E. 6.88 mmol/L

21. 下列泌尿系统疾病中无管型尿的是（　　）。

A. 急性肾小球肾炎
B. 慢性肾小球肾炎
C. 肾病综合征
D. 急性肾盂肾炎
E. 急性膀胱炎

22. 以下对急性肾小球肾炎的诊断价值最大的是（　　）。
　　A. 透明管型
　　B. 颗粒管型
　　C. 蜡样管型
　　D. 红细胞管型
　　E. 白细胞管型

23. 患者，女，60 岁。确诊肾病综合征 3 年，检查 24 小时尿蛋白定量，标本中需要加入的防腐剂是（　　）。
　　A. 甲醛　　　　　B. 甲苯
　　C. 浓盐酸　　　　D. 冰醋酸
　　E. 以上均不是

24. 患儿，男，5 岁，诊断为支气管哮喘，支持这一诊断的实验室检查是（　　）。
　　A. 中性粒细胞增多
　　B. 嗜碱性粒细胞增多
　　C. 嗜酸性粒细胞增多
　　D. 淋巴细胞增多
　　E. 单核细胞增多

25. 患者，男，79 岁，因阻塞性肺气肿伴肺部感染入院，入院后给予吸氧、抗炎、平喘等治疗。入院后一周出现腹泻，排大量黄色浠水便，每日超过 3 000 mL，便中含有膜状物。引起腹泻最可能的病变为（　　）。
　　A. 细菌性痢疾
　　B. 溃疡性结肠炎
　　C. 伪膜性肠炎
　　D. 结肠息肉
　　E. 直肠癌

26. 血红蛋白含量显著减少，受影响的环节是（　　）。
　　A. 细胞内氧化代谢
　　B. 气体在血液中运输
　　C. 肺换气
　　D. 组织换气
　　E. 肺通气

27. 某患者检查发现血糖增高伴尿糖阳性，下列可以初步排除的疾病是（　　）。
　　A. 糖尿病
　　B. 急性心肌梗死
　　C. 肢端肥大症
　　D. 颅脑外伤
　　E. 肾病综合征

28. 女，35 岁，月经过多，面色苍白，反复出现皮肤散在出血点。查红细胞 $2 \times 10^{12}/L$，血红蛋白 50 g/L。应判断为（　　）。
　　A. 正常　　　　　B. 轻度贫血
　　C. 中度贫血　　　D. 重度贫血
　　E. 极重度贫血

29. 男，44 岁，胸闷，心前区持续性疼痛。查白细胞总数 $12 \times 10^9/L$，中性粒细胞 85%，可考虑的诊断是（　　）。
　　A. 心肌梗死
　　B. 病毒性肝炎
　　C. 伤寒
　　D. 再生障碍性贫血
　　E. 脾功能亢进

30. 女，20 岁，反复出现皮肤瘀斑，并有鼻出血，月经量增多。查血小板 $60 \times 10^9/L$，应考虑（　　）。
　　A. 过敏性紫癜
　　B. 特发性血小板减少性紫癜
　　C. 急性感染
　　D. 急性大出血
　　E. 急性溶血

31. 女，29 岁，尿频、尿急、尿痛 2 天。查右侧肾区明显叩击痛，尿液呈脓性，镜检红细胞 5 个/HP，白细胞和脓细胞满视野，正确的诊断是（　　）。
　　A. 急性肾炎
　　B. 慢性肾炎
　　C. 急性肾盂肾炎
　　D. 肾结石
　　E. 肾结核

32. 男,46 岁,患肾病 8 年,近来夜尿明显增多。查 24 小时尿量为 3 000 mL,夜尿量为 900 mL,尿比重固定在 1.010 左右,下列哪项诊断是正确的?( )

    A. 急性肾炎

    B. 慢性肾炎

    C. 急性肾盂肾炎

    D. 尿崩症

    E. 糖尿病

33. 女孩,16 岁,眼睑浮肿,尿少 1 周。尿常规检查结果尿呈洗肉水样,尿比重 1.030,尿蛋白定性(＋＋＋),镜检白细胞少许,红细胞满视野。该病人最可能患的疾病是( )。

    A. 急性肾小球肾炎

    B. 慢性肾小球肾炎

    C. 急性肾盂肾炎

    D. 肾结石

    E. 肾结核

34. 张女士,32 岁,患贫血 3 年,近来出现头昏眼花。疲乏无力。全身皮肤散在出血点。血常规检查显示红细胞 3×10^{12}/L,血红蛋白 70 g/L,白细胞 2.5×10^9/L,中性粒细胞 43%,淋巴细胞 51%。根据检查结果最支持的诊断是( )。

    A. 缺铁性贫血

    B. 再生障碍性贫血

    C. 溶血性贫血

    D. 失血性贫血

    E. 白血病

35. 尿常规检查的标本采集法不正确的是( )。

    A. 用一次性清洁干燥容器

    B. 留取尿量以 100～200 mL 为宜

    C. 检查肾脏疾病以留取清晨第一次中段尿为佳

    D. 月经期取后段尿

    E. 女病人避免阴道分泌物混入尿内

36. 判断尿液检查结果正确的是( )。

    A. 肝脏病病人可有血红蛋白尿

    B. 胆红素尿振荡后泡沫呈黄色

    C. 新鲜尿液有氨味

    D. 正常人尿比重固定

    E. 正常人尿糖定性呈阳性

37. 引起少尿的原因不应包括( )。

    A. 休克   B. 急性肾炎

    C. 慢性肾衰竭   D. 尿路梗阻

    E. 糖尿病

38. 下列哪种情况不会出现病理性蛋白尿?( )

    A. 肾小球肾炎

    B. 肾盂肾炎

    C. 糖尿病肾病

    D. 剧烈运动和发热

    E. 系统性红斑狼疮

X 型题

1. 可引起白细胞计数减少的疾病有( )。

    A. 尿毒症

    B. 再生障碍性贫血

    C. 慢性粒细胞性白血病

    D. 脾功能亢进

    E. 急性大出血

2. 血小板减少可引起( )。

    A. 出血时间延长

    B. 出血时间缩短

    C. 血块收缩不良

    D. 凝血酶原时间延长

    E. 凝血酶原时间缩短

3. 血沉增快见于( )。

    A. 良性肿瘤

    B. 大面积心肌梗死

    C. 恶性肿瘤

    D. 风湿热活动期

    E. 肺结核

4. 尿标本采集正确的是( )。

    A. 尿液常规检查可随时留取新鲜尿液

    B. 尿蛋白定性应留取 24 小时尿液

    C. 做早孕试验时以晨尿为好

    D. 尿糖定性标本应加防腐剂

    E. 细菌培养应留取中段尿或导尿于消毒容器中

二、名称解释

1. 中性粒细胞核右移

2. 中性粒细胞核左移

3. 血尿

4. 镜下血尿

5. 肉眼血尿

三、简答题

1. 举例说明病理性中性粒细胞增多的原因。

2. 网织红细胞检查的临床意义。

3. 举例说明病理性尿液外观的改变。

四、综合分析题

患者,女性,30 岁。孕 28 周,头晕、乏力 1 个月就诊。查体:神志清,精神好,贫血外貌,自述乏力,活动后加重。进行各项辅助检查,其中血常规示:血红蛋白 70 g/L,红细胞 2.8×10^{12} L,白细胞 8×10^9/L,血小板 188×10^9/L,红细胞体积 67 fl;网织红细胞 1.5%;红细胞体积分布宽度增加。结合临床表现及其他检查诊断缺铁性贫血,给予铁剂治疗和调整饮食结构。治疗一周后,复查血常规及网织红细胞,血常规无明显变化,网织红细胞 21%。请分析以下问题:

1. 诊断缺铁性贫血依据是什么?
2. 根据实验室检查结果判断治疗效果并列出依据。

技能六　人际沟通与人文关怀

一、选择题

A 型题

1. 建立良好医（护）患关系的基础是（　　）。
   - A. 工作认真
   - B. 作风顽强
   - C. 处事果断
   - D. 对患者要真诚
   - E. 满足患者各种需要

2. 医护人员在诊疗中确诊一名年轻的肺癌患者，医护人员最为妥当的做法应该是（　　）。
   - A. 对患者及家属绝对保密
   - B. 同时向患者本人及家属宣布病情危重程度
   - C. 征求家属意见，尊重患者意愿，向患者家属如实交代病情
   - D. 将诊断书直接交给患者本人
   - E. 将假诊断书交给患者，隐瞒病情和预后

3. 护士为尿潴留病人导尿时注意环境隐蔽，满足了患者的哪种需要？（　　）
   - A. 生理需要
   - B. 安全需要
   - C. 爱与归属的需要
   - D. 自尊需要
   - E. 自我实现需要

4. "王大爷，你这几天的气色真好，脸色也红润了"医务人员使用的是何种语言？（　　）
   - A. 疏导性语言
   - B. 安慰性语言
   - C. 暗示性语言
   - D. 鼓励性语言
   - E. 理解性语言

5. 医患关系要做到真诚相处，最主要的是（　　）。
   - A. 互相信任
   - B. 尽职尽责
   - C. 互相尊重
   - D. 关系和谐
   - E. 平等相待

6. 患者，男，62 岁。患肝癌晚期，已失去手术治疗价值，生命垂危。家属再三恳求医生，希望能满足病人心理上的渴求，收他入院。医生出于"人道"，将他破格地收入院。究竟该不该收治这个病人，按医院的职能和任务要求，下列哪点是不对的？（　　）
   - A. 医院担负治病救人的任务，应该收治这个病人。
   - B. 医院治病救人对所有病人都应一视同仁。
   - C. 治愈率、床位周转率是考核医院效益的指标，因而不能收治晚期癌症病人。
   - D. 病人家属已同意支付医药费，对医院经济管理无影响。
   - E. 在医院内，病人有安全感，心理状态好。

7. 陌生人、异性共处时，应避免采用的人际距离是（　　）。
   - A. 私人距离
   - B. 社交距离
   - C. 礼仪距离
   - D. 公众距离
   - E. 安全距离

8. 影响人际沟通效果的环境因素是（　　）。
   - A. 沟通者情绪烦躁
   - B. 沟通者听力障碍
   - C. 沟通双方距离较远
   - D. 沟通双方信仰不同
   - E. 沟通双方价值观不同

9. 王女士预约了医院早晨 7:20 的 B 超检查,因 B 超室为医院内部职工领来的"加塞"患者做检查,直到上午 8:30 点仍未查上,致使王女士与工作人员发生争执,引起周围患者围观。造成此事最主要的因素是(　　)。

  A. 医务人员态度不好,责任心不强

  B. 患者要求得不到满足

  C. 医院管理不善,制度不健全

  D. 患者对治疗手段和治疗效果有争议

  E. 患者无理取闹

10. 在医患交谈过程中,如果医务人员希望得到更多的、更真实的患者信息,可采用的最佳技巧为(　　)。

  A. 阐释　　　　B. 核实

  C. 重述　　　　D. 提问

  E. 沉默

11. 触摸应用于辅助疗法时,主要作用是(　　)。

  A. 镇痛　　　　B. 止咳

  C. 降低体温　　D. 促进血液循环

  E. 缓解心动过速

12. 非语言沟通的特点是(　　)。

  A. 持续性　　　B. 局限性

  C. 专业性　　　D. 生动性

  E. 多变性

13. 患者,男,23 岁。被确诊为再生障碍性贫血而住入某院。住院期间,患者拒绝一切治疗措施,甚至摔碎注射器,而医务人员始终保持积极、耐心、和蔼的态度,一方面反复开导,讲解有关知识,陈述利害关系,一方面精心治疗,获得病人信任。在病人主动配合下,通过中西医结合治疗,使病人好转出院。这个病人出院至今已生存 20余年,并建立了幸福的家庭。在这个病人的治愈过程中,以下哪点说法不够准确?(　　)

  A. 治疗中应发挥病人的主观能动性

  B. 医务人员通过教育和疏导,变病人的顽固拒医行为为积极求医行为,变病人消极悲观态度为积极乐观态度,是诊治成功的关键

  C. 打动病人心灵,改变病人态度,是医务人员的道德责任

  D. 医务人员的权威性是至高无上的

  E. 把病人的思想工作放在首位是正确的

14. 护士发现医师医嘱可能存在错误,但仍然执行错误医嘱,对病人造成严重后果,该后果的法律责任承担者是(　　)。

  A. 执行医嘱的护士

  B. 开写医嘱的医师

  C. 医师和护士共同承担

  D. 医疗机构承担

  E. 医师和护士无须承担责任

15. 在医患交谈过程中,为了给自己提供思考和观察的时间,医务人员可采用的最佳技巧为(　　)。

  A. 倾听　　　　B. 核实

  C. 鼓励　　　　D. 沉默

  E. 患者重述

16. 下列符合医务人员语言礼仪要求的是(　　)。

  A. 将病情对病人直言相告

  B. 为安慰病人而大胆承诺

  C. 为节省时间而快速陈述术后注意事项

  D. 对病人致谢或致歉应及时真诚

  E. 将病人的隐私告诉他人

17. 医务人员在与患者作评估性交谈之前,为了达到目的,医务人员应做的准备不包括(　　)。

  A. 熟悉患者资料

  B. 选择双方均方便的时间

  C. 列出交谈提纲

  D. 最好与护理活动同时

  E. 选择合适的场合

18. 属于开放式的问题是(　　)。

  A. "您昨晚睡好了没有?"

  B. "您现在头痛吗?"

  C. "您有时间进行这些锻炼吗?"

  D. "您现在有哪些不舒服?"

  E. "您吃饱了吗?"

19. 某天傍晚,医院急诊科送来一病人,无家属陪伴,且患者伴有休克。此时医护人员应采取下列哪项措施?（　　）

    A. 找到家属来院后再抢救

    B. 待查明摔伤原因后再抢救

    C. 等交足预付金后再抢救

    D. 交足一定医药费后再抢救

    E. 在仔细分析病情的同时,争分夺秒地抢救

20. 临终关怀有其独特的伦理价值,除了（　　）。

    A. 缓解了临终病人的极端痛苦

    B. 对患者及家属提供生理、心理上的护理

    C. 维护死者的尊严

    D. 帮助患者走完生命的最后一程

    E. 不惜一切代价地抢救了患者,延长了生命

21. 目前国内有些医院要求取消填写病人床头卡上的疾病名称,这是在尊重病人的（　　）权利。

    A. 人格尊重

    B. 知情同意

    C. 隐私保护

    D. 医疗资料获取

    E. 监督权

22. 陈先生因车祸受重伤后被送往医院急救,其家属身上带现金不够,医生拒绝为病人办理住院手续,当病人家属送钱过来时,已错过了最佳抢救时机,病人最终抢救无效死亡。上述医生的行为违背了病人的（　　）。

    A. 知情同意权

    B. 隐私保密权

    C. 基本的医疗权

    D. 参与治疗权

    E. 自主权

23. 现代的医学模式是（　　）。

    A. 生物—心理—社会医学模式

    B. 生物医学模式

    C. 自然哲学的医学模式

    D. 机械论的医学模式

    E. 社会医学模式

24. 共同参与型的医患关系模式适用于（　　）。

    A. 麻醉病人

    B. 急性感染病人

    C. 创伤或昏迷的病人

    D. 部分慢性疾病的病人

    E. 大多数慢性疾病的病人

25. 李女士,45岁因车祸住院,昨天刚刚做了双下肢截肢手术。早上医务人员进病房时发现她躺在床上暗暗地流泪,此时医务人员的最佳反应应该是（　　）。

    A. 佯装没看见

    B. 悄悄离开病房

    C. 询问同室病人

    D. 静静地坐在床旁陪陪她

    E. 试着让病人说出伤心的原因

26. 医疗护理工作的首要任务,也是最基本的护理审美原则是（　　）。

    A. 治疗疾病　　　　B. 促进康复

    C. 功能恢复　　　　D. 维护、抢救生命

    E. 舒适健康

27. 良好的语言能给患者带来精神上的安慰,体现了语言的（　　）。

    A. 广泛性　　　　B. 保密性

    C. 规范性　　　　D. 情感性

    E. 缜密性

28. 王女士今年58岁,因支气管哮喘发作入院治疗。医务人员向患者说明服药注意事项时,应采用的沟通距离是（　　）。

    A. 0～46 cm

    B. 50～120 cm

    C. 130～250 cm

    D. 300～400 cm

    E. 400 cm 以上

29. 马大姐,62 岁,住院直肠癌晚期进行化疗,需定期测血常规。护上再次采血时患者拒绝,并说:"我太瘦了,血都快没了,别再抽了!"此时护士最适宜的回答是( )。

    A. "您怎么这么不听话啊? 采血不是为了你好吗?"

    B. "那您找你主治医生去吧! 他若同意不化脸就行。"

    C. "不采就算了,反正您的血管也不好扎。"

    D. "采血是为了监测您的病情,必须得采!"

    E. "采血是为了更好地为您治疗,请您配合好吗?"

30. 患者,男,78 岁。因脑出血进行手术已数小时。家属焦急地问病房医务人员:"手术怎么还没有结束啊,我很担心!"此时最能安慰家属的回答是( )。

    A. "假如手术有问题,医生会通知的。"

    B. "这样的病情手术风险本来就很大,您就别催了!"

    C. "您的心情我能理解,我可以打电话了解情况后再告诉您。"

    D. "这种手术的时间就是很长,您去手术室门口等着吧。"

    E. "对不起,我不清楚手术的情况。"

31. 患者,男,18 岁,在得知自己患上白血病后情绪易怒,且拒绝治疗。此刻医务人员与他沟通时应避免的行为是( )。

    A. 倾听了解他的感受

    B. 当拒绝治疗时对他进行批评

    C. 及时满足他的合理需求

    D. 对他的不合理行为表示理解

    E. 为他提供发泄的机会

32. 患者小刘,男,30 岁。尿道损伤后出现排尿困难。医务人员遵医嘱为其留置导尿。小刘表情紧张,并询问道:"会不会很疼呀?"下列回答较妥当的是:( )。

    A. "当然会疼,谁让你受伤了呢!"

    B. "不太清楚。"

    C. "为了治好你的病,疼也得忍着!"

    D. "会有一些疼痛,我会尽量帮你减轻痛苦。"

    E. "放心吧,一点儿也不疼。"

33. 病人:"我每天只抽少量的烟,已经好多年了。"医务人员:"请您告诉我您每天抽几支烟,抽了多少年了?"请问:从上述对话中,医务人员应用的沟通技巧为( )。

    A. 总结   B. 澄清

    C. 反映   D. 阐释

    E. 重述

34. 在护理实践中,医务人员有权拒绝执行医嘱的情形是( )。

    A. 护理程序太烦琐

    B. 医嘱中需要监测的生理指标太多

    C. 需要额外的劳动和支出

    D. 医嘱有错误

    E. 费用太昂贵

35. 刘女士,29 岁,因"不孕症"收治入院。入院后,在进行妇科检查时,发现患者伴有尖锐湿疣。医务人员便将此信息告知了科室的其他医务人员,并告知了同病房的其他患者。该医务人员的行为属于( )。

    A. 渎职行为

    B. 侵犯患者的隐私权

    C. 侵犯患者的同意权

    D. 侵犯患者的生命健康权

    E. 侵犯患者知情权

36. 按照沟通的层次进行分类,沟通双方信任程度与参与程度最高的( )。

    A. 事务性沟通

    B. 分享性沟通

    C. 情感性沟通

    D. 共鸣性沟通

    E. 一般性沟通

37. 关于语言沟通和非语言沟通,下列说法错误的是( )。
　　A. 语言沟通可以澄清非语言沟通的含义
　　B. 非语言信息往往比语言信息更可靠
　　C. 人际沟通中的信息大多数情况下都是以语言文字形式传递的
　　D. 非语言信息可以强化语言信息的含义
　　E. 语言沟通和非语言沟通是相互关联,相互影响的

38. 医务人员与患者沟通时,适宜的方式是( )。
　　A. 回避目光
　　B. 多用自我表露
　　C. 加快语速
　　D. 多用术语
　　E. 注意倾听

39. 护士从患者的角度,通过倾听和提问,与患者交流,理解患者的感受。护士采用的交谈策略是( )。
　　A. 沉默　　　　B. 移情
　　C. 核对　　　　D. 阐述
　　E. 反应

40. 在医患交谈中,医务人员移情是指( )。
　　A. 设身处地分享病人情感
　　B. 同情病人
　　C. 怜悯病人
　　D. 鼓励病人
　　E. 表达自我情感

41. 下列选项中不利于医患双方进行有效沟通的行为是( )。
　　A. 及时反馈
　　B. 观察病人反应
　　C. 不中途打断谈话
　　D. 环境舒适,利于保护隐私
　　E. 及时更正病人不正确的观念

42. 对医患关系描述,错误的是( )。
　　A. 医患关系是一种工作关系

　　B. 医患关系的主要责任人是医生
　　C. 医患关系的根本任务是满足患者的需要
　　D. 在医患关系中患者是完全被动的
　　E. 好的医患关系本身就有治疗作用

43. 关于沟通的层次,下列哪种说法是错误的?( )
　　A. 五个层次的区别是一个人希望把他真正的感觉与别人分享的程度
　　B. 共鸣性沟通是参与程度和信任程度最高的沟通
　　C. 事务性沟通对于医务人员了解患者是十分重要的
　　D. 为尽快建立良好的医患关系,医务人员应选择较高层次与患者进行沟通
　　E. 情感性沟通只有在建立了信任感和安全感后才比较容易做到

44. 下列哪项不是治疗性会谈的计划和准备阶段的内容?( )
　　A. 全面了解患者的情况
　　B. 向患者介绍自己
　　C. 选择合适的会谈时间
　　D. 确定会谈的内容
　　E. 准备好会谈的环境

45. 患儿,女,3岁,因急性淋巴细胞白血病入院。在与患儿沟通时,护士始终采用半蹲姿势与其交谈。这种做法主要是采用了沟通技巧的( )。
　　A. 目光沟通　　　B. 倾听
　　C. 触摸　　　　　D. 沉默
　　E. 语言沟通

46. 王先生,男,55岁,因胃溃疡入院保守治疗,护士为病人进行健康教育时,主要使用的是( )。
　　A. 一般距离　　　B. 个人距离
　　C. 亲密距离　　　D. 公众距离
　　E. 社会距离

47. 王女士,50岁,工人,高中文化,有听力障碍。护士在病室与其沟通时,不妥的方式是( )。

    A. 核实信息

    B. 倾听时身体位置与患者同高

    C. 提高讲话声音与其交流

    D. 用手势和表情加强信息传递

    E. 可适当使用文字交流

48. 李大爷,80岁,因心力衰竭入院。目前吸氧、药物治疗。老人听力略有下降,牙齿完全脱落,语言清晰度下降。与老人沟通时不适当的做法是( )。

    A. 将病人关键的话予以复述

    B. 护士对自己的话语适当地重复

    C. 尽量用开放式问题进行提问

    D. 注意目光交流

    E. 运用手势、触摸给病人反馈

49. 孙女士,32岁,得知自己被确诊为乳腺癌早期,患者情绪很低落,常为一些小事伤心哭泣。当患者因沮丧而哭泣时,护士不恰当的沟通行为是( )。

    A. 坐在她身边,轻轻递给她纸巾

    B. 阻止她哭泣,告诉她要坚强面对

    C. 轻轻地握住她的手,默默陪伴她

    D. 在她停止哭泣时,鼓励她说出悲伤的原因

    E. 当她表示想独自一人安静一会时,为她提供一个适当的环境

50. 林女士,46岁,因双侧扁桃体反复感染伴化脓、发热,到某医院就诊,医生考虑病情给他开了价格昂贵的新型抗生素,患者根据经济状况要求改用平时常用的较便宜而有效的清凉解毒的中药或青霉素,对此案的分析,正确的是( )。

    A. 医生决定如何用药,患者的要求是无道理的

    B. 医生有用药自主权,患者必须接受新型抗生素

    C. 医生应向患者解释如何使用新型抗生素,若患者不同意应考虑患者的要求

    D. 在治疗中当医生的权力与患者权力发生冲突时,必须绝对服从患者的权力

    E. 在医疗过程中,患者有拒绝治疗权,医生应当给患者换药

X 型题

1. 非语言性沟通的表现形式有( )。

    A. 面部表情   B. 仪表

    C. 手势   D. 沉默

    E. 倾听

2. 可能引起护患沟通障碍的不良沟通方式有( )。

    A. 突然改变话题

    B. 急于做出结论

    C. 虚假的保证

    D. 使用说教式语言

    E. 调查式提问

3. 主动—被动型医患关系模式适用于( )。

    A. 昏迷病人   B. 慢性病病人

    C. 休克病人   D. 精神病人

    E. 急性病人

4. 与信息发送者有关的沟通障碍包括( )。

    A. 对信息不感兴趣

    B. 信息超载

    C. 缺乏接受信息的能力

    D. 缺乏沟通技能

    E. 不注重信息反馈

5. 医患关系中非技术性关系包括( )。

    A. 道德关系   B. 利益关系

    C. 法律关系   D. 指导关系

    E. 文化关系

6. 促进护患关系的方法有( )。

    A. 建立信任感

    B. 沉默

    C. 事务性沟通

    D. 为病人树立角色榜样

    E. 尊重病人

7. 护士采血时穿刺静脉失败,患者说:"你这水平是要你拿我试手吗?"此时护士不能采取的行为是( )。

    A. 患者表达歉意并争取谅解

    B. 直接离开让其他医护人员处理

    C. 保证第二次一定成功

    D. 强调穿刺失败是因为血管太细

    E. 责怪患者没有配合

8. 李大爷,82 岁,慢性支气管炎住院,老人听力下降语言表达不佳,医护人员应该怎样与他沟通是正确的?( )

    A. 注意与患者目光交流

    B. 复述患者关键语句

    C. 当重复话语

    D. 运用手势进行反馈

    E. 带上纸笔关键词写下给患者

9. 护士为一位便秘病人灌肠时,需要考虑到病人的需要有( )。

    A. 生理的需要

    B. 安全的需要

    C. 爱与归属的需要

    D. 自尊的需要

    E. 自我实现的需要

10. 人际沟通的特征有( )。

    A. 双向性   B. 情景性

    C. 统一性   D. 整体性

    E. 客观性

江苏省普通高校"专转本"选拔考试
医护专业大类专业综合基础理论模拟考试 1

一、单选题(40×2 分＝80 分)

1. 对颈椎的描述,错误的是(   )。
   A. 所有颈椎横突有横突孔
   B. 颈椎棘突均分叉
   C. 第 1 颈椎无椎体
   D. 第 7 颈椎棘突最长,在体表易扪及

2. 以下关于膀胱的描述,正确的是(   )。
   A. 属于腹膜内位器官
   B. 空虚的膀胱全部位于盆腔内
   C. 在女性,后邻直肠
   D. 在男性,膀胱体与前列腺相邻

3. 右淋巴导管(   )。
   A. 由右颈干和右锁骨下干汇合而成
   B. 由右颈干、右锁骨下干和右支气管纵隔干汇合而成
   C. 由右颈干和右支气管纵隔干汇合而成
   D. 收纳右侧半身的淋巴

4. 支配咀嚼肌的神经是(   )。
   A. 三叉神经　　　　B. 舌咽神经　　　　C. 面神经　　　　D. 迷走神经

5. 以下关于胆囊的描述,准确的是(   )。
   A. 位于肝下面,右纵沟后半的胆囊窝内
   B. 呈梨形,可分泌胆汁
   C. 胆囊底可突出肝下缘
   D. 胆囊底与体分界明显

6. 输精管结扎的部位,通常位于(   )。
   A. 睾丸部　　　　B. 精索部　　　　C. 腹股沟管部　　　　D. 盆部

7. 汇入肝门静脉的血管是(   )。
   A. 肝静脉　　　　B. 直肠下静脉　　　　C. 大隐静脉　　　　D. 脾静脉

8. 受肌皮神经支配的肌是( )。

    A. 三角肌   B. 肱二头肌   C. 肱三头肌   D. 肱桡肌

9. 瘫痪时出现"翼状肩"畸形的肌( )。

    A. 胸大肌   B. 背阔肌   C. 三角肌   D. 前锯肌

10. 听觉感受器是( )。

    A. 椭圆囊斑   B. 壶腹嵴   C. 螺旋器   D. 球囊斑

11. 锥体交叉位于( )。

    A. 脊髓   B. 中脑   C. 小脑   D. 延髓

12. 具有屈光作用的结构是( )。

    A. 睫状体   B. 瞳孔   C. 房水   D. 视神经盘

13. 被乙型肝炎病人血液污染的针头刺破皮肤后,主要宜采取( )。

    A. 碘酒消毒   B. 注射高价乙肝免疫球蛋白

    C. 立即注射乙肝疫苗   D. 注射丙种球蛋白

14. 蛛网膜下腔出血最常见的病因是( )。

    A. 高血压   B. 动脉硬化   C. 脑内血管畸形   D. 微栓子

15. 二度房室传导阻滞Ⅰ型与Ⅱ型的区别在于后者( )。

    A. P-R 间期固定   B. P-R 间期逐渐延长

    C. P-R 间期逐渐缩短   D. 可见 QRS 脱漏

16. 我国肝硬化最常见的病因是( )。

    A. 慢性酒精中毒   B. 非酒精性脂肪性肝炎

    C. 病毒性肝炎   D. 胆汁淤积

17. 急性肾小球肾炎最典型的临床表现是( )。

    A. 大量蛋白尿   B. 水肿   C. 血尿   D. 高血压

18. 有关急性型特发性血小板减少性紫癜的叙述,不正确的是( )。

    A. 好发于 40 岁以下的女性   B. 多在发病前 1~3 周有感染史

    C. 起病突然   D. 出血严重

19. 阻塞性肺气肿的主要症状是( )。

    A. 端坐呼吸,双肺底有水泡音

    B. 呼气性呼吸困难,两肺有散在干、湿啰音

    C. 吸气性呼吸困难,呼吸音减弱

    D. 进行性加重的呼吸困难,活动后加剧

20. 引起尿路感染的最常见病原微生物是( )。

    A. 肠球菌   B. 大肠埃希菌   C. 变形杆菌   D. 克雷白杆菌

21. 患者女性,30 岁。春暖花开季节哮喘发作,昨天看电影时银幕上出现满园春色的画面,张女士突然哮喘发作。首要的措施应是( )。

    A. 休息   B. 湿化呼吸道   C. 氧气吸入   D. 心理护理

22. 系统性红斑狼疮最易累及的器官是(　　)。

    A. 肺　　　　　　　B. 心脏　　　　　　　C. 神经系统　　　　　　　D. 肾脏

23. 甲亢患者消化系统一般不出现的身体状况为(　　)。

    A. 易饥多食　　　　B. 肝脏肿大　　　　　C. 体重减轻　　　　　　　D. 便秘

24. 嘌呤含量较低的食物是(　　)。

    A. 海产品　　　　　B. 豆制品　　　　　　C. 肝脏　　　　　　　　　D. 蔬菜

25. 消化性溃疡最常见的并发症是(　　)。

    A. 出血　　　　　　B. 癌变　　　　　　　C. 穿孔　　　　　　　　　D. 幽门梗阻

26. 下列指标中原发性肝癌最敏感的是(　　)。

    A. 丙氨酸氨基转氨酶　　　　　　　　　B. 天门冬氨酸氨基转氨酶

    C. 碱性磷酸酶　　　　　　　　　　　　D. 甲胎蛋白

27. 下列哪一项不符合典型心绞痛的疼痛特点?(　　)

    A. 情绪激动时易发生　　　　　　　　　B. 疼痛位于胸骨后

    C. 疼痛性质如刀割样　　　　　　　　　D. 疼痛可放射到左肩

28. 男性,45 岁,上腹隐痛,大便潜血阳性,钡餐见胃窦小弯侧黏膜纹理紊乱,胃壁僵直,为确诊疾病,下列检查哪种诊断手段最可靠?(　　)

    A. CT　　　　　　　B. 磁共振　　　　　　C. 腹腔镜　　　　　　　　D. 胃镜+病理活检

29. 成年人 24 小时尿量不足 100 mL,为(　　)。

    A. 多尿　　　　　　B. 少尿　　　　　　　C. 无尿　　　　　　　　　D. 正常

30. 下列生理过程中,属于负反馈调节的是(　　)。

    A. 排尿反射　　　　B. 排便反射　　　　　C. 血液凝固　　　　　　　D. 减压反射

31. 某人的红细胞与 B 型血的血清凝集,而其血清与 B 型血的红细胞不凝,此人的血型为(　　)。

    A. A 型　　　　　　B. B 型　　　　　　　C. AB 型　　　　　　　　D. O 型

32. 关于蛋白质的吸收,错误的是(　　)。

    A. 吸收的主要形式是氨基酸

    B. 吸收机制是继发性主动转运

    C. 其分解产物氨基酸也可以通过淋巴途径吸收

    D. 少量的二肽、三肽也能被小肠吸收

33. 胚胎期—出生后 3 个月幼儿缺乏甲状腺激素会有(　　)。

    A. 呆小症　　　　　B. 侏儒症　　　　　　C. 肢端肥大症　　　　　　D. 黏液性水肿

34. 各段肾小管,重吸收物质量最大的是(　　)。

    A. 集合管　　　　　B. 远曲小管　　　　　C. 髓袢　　　　　　　　　D. 近端小管

35. 终板电位(　　)。

    A. 有去极化的,也有超极化的　　　　　B. 幅度与 ACh 释放量有关

    C. 是终板膜 Ca^{2+} 内流引起的　　　　D. 可沿细胞膜不衰减地扩布

36. 以下关于可兴奋细胞动作电位的描述,正确的是(   )。
    A. 动作电位是细胞受刺激时出现的快速而不可逆的电位变化
    B. 在动作电位的去极相,膜电位由内正外负变为内负外正
    C. 动作电位复极相与 K^+ 通道开放有关,与 Na^+ 离子通道无关
    D. 动作电位的大小不随刺激强度和传导距离而改变

37. 肾炎出现蛋白尿的原因是(   )。
    A. 血浆蛋白浓度升高   B. 肾小球滤过率增高
    C. 滤过膜表面的糖蛋白减少或消失   D. 肾小球毛细血管血压升高

38. 在反射弧中,最易出现疲劳的部位是(   )。
    A. 感受器   B. 效应器
    C. 反射中枢中的突触   D. 传入神经

39. 下列哪项属于继发性主动转运?(   )
    A. 肾小管重吸收尿素   B. 肾小管重吸收钠离子
    C. 血液中的葡萄糖进入组织细胞   D. 肾小管重吸收氨基酸

40. 血浆 pH 的正常值范围是(   )。
    A. 7.15~7.25   B. 7.25~7.35   C. 7.35~7.45   D. 7.45~7.55

二、多选题(5×2 分＝10 分)

41. 注入右心房的血管包括(   )。
    A. 上腔静脉   B. 下腔静脉   C. 冠状窦   D. 心前静脉

42. 开口于中鼻道的是(   )。
    A. 上颌窦   B. 额窦   C. 筛窦前、中小房   D. 筛窦后小房

43. 脑出血的治疗原则有(   )。
    A. 脱水降颅压   B. 调整血压
    C. 加强护理   D. 促进神经功能恢复

44. 以下关于呕吐的描述正确的是(   )。
    A. 喷射状呕吐多为颅内高压性疾病
    B. 呕吐物常有粪臭味多见于高位小肠梗阻
    C. 餐后 1 小时以上呕吐称延迟性呕吐,提示胃张力下降或胃排空延迟
    D. 餐后较久或数餐后呕吐,呕吐物可有隔夜宿食,见于幽门梗阻

45. 导致中心静脉压增高的有(   )。
    A. 外周静脉血压降低   B. 心脏射血能力减弱
    C. 静脉血管容量增大   D. 静脉回心血量增加

三、名词解释(4×4分=16分)

46. 胸导管

47. COPD

48. 缺铁性贫血

49. 条件反射

四、简答题(4×6分=24分)

50. 肱骨外科颈、肱骨干、肱骨内上髁骨折时易损伤什么神经,会导致何种异常表现或手形?

51. 简述肾病综合征的典型临床表现。

52. 简述糖尿病的分型。

53. 简述评价心脏泵血功能的2个指标及生理意义。

五、案例分析题(2×10 分＝20 分)

54. 男性,45 岁,反复黑便三周,呕血一天。患者三周前,自觉上腹部不适,偶有嗳气,反酸,口服西咪替丁有好转,但发现大便色黑,次数大致同前,1～2 次/天,仍成形,未予注意,一天前,进食辣椒后,觉上腹不适,伴恶心,并呕鲜血约 500 mL,当即晕倒,家人急送我院,按照"上消化道出血"收治入院进一步诊治。

请以此病例资料回答下列问题:
(1) 上、下消化道的分界是什么?
(2) 呕血与咯血的鉴别要点有哪些?
(3) 引起上消化道出血的常见病因有哪些?

55. 男性,57 岁,有心绞痛病史 7 年、4 小时前无明显原因突然出现心前区疼痛,连续含服 3 片硝酸甘油疼痛仍不缓解,并伴有恶心呕吐,因疼痛难以忍受且持续不缓解而入院、查体示:BP 90/60 mmHg,HR 110/分,有室早每分钟 2 次,心尖部第一心音减弱、心电图示 V1－5 导联 Q 波宽而深,ST 段弓背向上抬高、既往史有十二指肠溃疡 14 年,近日时发作。

请以此病例资料回答下列问题:
(1) 该患者的病情可能发生了何种变化?
(2) 简述该患者的治疗原则和方法。

江苏省普通高校"专转本"选拔考试
医护专业大类专业综合操作技能模拟考试 1

一、单选题(40×1 分＝40 分)

1. 蒋先生,35 岁。持续高热 5 天,精神萎靡,每晨 8 点测得口腔温度 39.2 ℃左右,下午 4 点测得口腔温度 39.8 ℃左右。此热型称为(　　)。

    A. 稽留热   B. 弛张热   C. 间歇热   D. 不规则热

2. 郭女士,57 岁。因上呼吸道感染,剧烈咳嗽,持续发热而就诊。测体温 104.2 ℉,相当于摄氏温度(　　)。

    A. 40.1   B. 38.6   C. 39.1   D. 39.6

3. 庾先生,45 岁,失血性休克。患者的脉搏特征是(　　)。

    A. 强大有力   B. 细弱无力

    C. 动脉管壁变硬,失去弹性   D. 脉率少于心率

4. 鲍先生,30 岁。因"风心病、房颤"入院,主诉心悸、头晕、胸闷、四肢乏力,为其切脉时发现脉搏细速、不规则,同一单位时间内心率大于脉率,听诊心率快慢不一,心律完全不规则,心音强弱不等。此脉搏称为(　　)。

    A. 缓脉   B. 间歇脉   C. 绌脉   D. 洪脉

5. 护士丁某,在给患者做关于呼吸的健康教育,以下描述正确的是(　　)。

    A. 呼吸与脉搏的比例为 1∶4

    B. 小儿、男性呼吸较快

    C. 男性及儿童以胸式呼吸为主,女性以腹式呼吸为主

    D. 情绪激动,低温环境可使呼吸增快

6. 患者林某,男,65 岁,因过量服用巴比妥类药物而中毒,患者出现潮式呼吸。潮式呼吸的特点是(　　)。

    A. 呼吸暂停,呼吸减弱,呼吸增强反复出现

    B. 呼吸减弱,呼吸增强,呼吸暂停反复出现

    C. 呼吸浅慢,逐渐加快加深再变浅慢,呼吸暂停后,周而复始

    D. 呼吸深快,呼吸暂停,呼吸浅慢,三者交替出现

7. 护士小李,为高血压患者进行健康教育,在有关血压生理变化的叙述中不妥的是(　　)。

    A. 坐位血压低于卧位血压   B. 寒冷环境血压上升

    C. 睡眠不佳时血压可稍升高   D. 上肢血压低于下肢血压

8. 董女士,39岁。测量血压,血压值为 132/88 mmHg 属于(　　)。

    A. 收缩压偏高,舒张压偏低   B. 收缩压偏低,舒张压偏高

    C. 正常高值   D. 正常血压

9. 洪女士,43岁,因"反复呕吐、腹泻2天"拟诊为"细菌性痢疾"收住入院。护士接触患者后脱下隔离衣的正确步骤是(　　)。

    A. 消毒手,解袖扣,解领扣,脱衣袖,解腰带,脱去隔离衣

    B. 解袖扣,消毒手,解领扣,脱衣袖,解腰带,脱去隔离衣

    C. 解袖扣,消毒手,解领扣,解腰带,脱衣袖,脱去隔离衣

    D. 解腰带,解袖扣,消毒手,解领扣,脱衣袖,脱去隔离衣

10. 李先生,27岁,因气急、咳嗽、咳痰1年半,痰中带血1周,时有胸闷,晚间盗汗,胸片示锁骨下片状、絮状阴影,边缘模糊。拟诊为"肺结核"。护士为该患者吸痰,穿脱防护服的正确操作是(　　)。

    A. 防护服只能在规定区域内穿脱

    B. 穿分体式防护服的顺序是:穿上衣→戴帽子→拉拉链→穿下衣

    C. 脱连体防护服:先脱帽子再拉开拉链,最后由上向下脱衣服

    D. 脱分体防护服:先拉开拉链再脱帽子,脱下衣后再脱上衣

11. 下列关于体温计矫正方法的描述,错误的是(　　)。

    A. 所有体温计的汞柱甩至 35 ℃ 以下

    B. 读数相差 0.4 ℃ 以上的体温计不能再使用

    C. 汞柱有裂隙的体温计不能再使用

    D. 同时放入 40 ℃ 温水中

12. 吴女士,82岁。病情危重,处于濒死期呼吸极不平稳,表现为呼吸与呼吸暂停交替出现。该患者的呼吸为(　　)。

    A. 潮式呼吸   B. 库斯莫呼吸   C. 浅快呼吸   D. 毕奥呼吸

13. 对脉搏生理性变化的叙述,错误的是(　　)。

    A. 同龄男性比女性快   B. 休息睡眠时减慢

    C. 幼儿比成人快   D. 情绪激动时增快

14. 患者,女,45岁,因心肌炎收治入院。护士为其数脉搏发现每隔两个正常的搏动后出次过早搏动。此脉搏是(　　)。

    A. 二联律   B. 三联律   C. 间歇脉   D. 脉搏短绌

15. 控制医院感染最简单、最有效、最方便经济的方法是(　　)。

    A. 合理使用抗菌药   B. 洗手

    C. 环境消毒   D. 隔离传染患者

16. 某患者,诊断为肺炎。T 39.5 ℃,P 106 次/分,R 26 次/分,服用退热药后,患者出现脉细速,四肢湿冷、出汗,你认为患者可能发生了(　　)。

    A. 大出血   B. 心肌缺血   C. 虚脱   D. 活动无耐力

17. 关于大动脉有无搏动的判断下列说法正确的是(　　)。

    A. 最常触摸的是股动脉,触摸时间为 5～10 秒

    B. 最常触摸的是颈动脉,触摸时间为 5～10 秒

    C. 最常触摸的是桡动脉,触摸时间为 5～10 秒

    D. 最常触摸的是颈动脉,触摸时间小于 5 秒

18. 怀疑颈椎损伤的患者应该采用哪种开放气道的方法?(　　)

    A. 仰头举颏法   B. 双手托下颌法

    C. 仰头抬颈法   D. 仰头托下颌法

19. 男孩落水后被救出,呼之不应,胸部无起伏,抢救该患者首要的步骤是(　　)。

    A. 倒水处理   B. 通畅气道   C. 人工呼吸   D. 心脏按压

20. 关于心肺复苏的操作,下列说法正确的是(　　)。

    A. 成人心脏按压与人工呼吸比例,无论双人操作还是单人操作,均是 30：2

    B. 成人心脏按压与人工呼吸比例,无论双人操作还是单人操作,均是 15：2

    C. 儿童心脏按压与人工呼吸比例,无论双人操作还是单人操作,均是 30：2

    D. 儿童心脏按压与人工呼吸比例,无论双人操作还是单人操作,均是 15：2

21. 判断心肺复苏是否有效的指标,不正确的一项是(　　)。

    A. 大动脉出现搏动   B. 瞳孔缩小

    C. 有呼吸动作   D. 血压恢复正常

22. 口对口人工呼吸应该持续多长时间(　　)。

    A. 1 秒以上   B. 5～10 秒   C. 5 秒以上   D. 1～5 秒

23. 在诊疗、护理操作过程中,有可能发生艾滋病人的血液、体液飞溅到医务人员的面部时,以下哪种做法是错误的?(　　)

    A. 戴无菌手套   B. 戴具有防渗透性能的口罩

    C. 戴防护眼镜   D. 不用戴手套

24. 一位阑尾炎病人入院,应给予(　　)。

    A. 标准预防

    B. 基于疾病传播途径的预防

    C. 在标准预防的基础上给予基于疾病传播途径的预防

    D. 严密隔离预防

25. 关于传染病职业防护概念正确的是(　　)。

    A. 职业防护是为了避免职业暴露

    B. 职业防护是为了处理职业暴露

    C. 职业防护与职业暴露无关

    D. 空气传播与飞沫传播职业防护方法相同

26. 某发热门诊工作人员,进行二级防护应穿戴哪些防护用品?(　　)
   A. 穿工作服、隔离衣、戴工作帽、医用外科口罩、必要时戴乳胶手套
   B. 戴医用外科口罩、穿工作服、隔离衣和/或医用防护服、鞋套、戴手套、工作帽、戴护目镜或防护面罩
   C. 戴医用防护口罩、穿工作服、隔离衣和/或医用防护服、鞋套、戴手套、工作帽、戴护目镜或防护面罩
   D. 戴医用防护口罩、穿工作服、隔离衣和/或医用防护服、鞋套、戴手套、工作帽、戴护目镜或防护面罩、全面型防护面罩

27. 白细胞增多或减少,主要受下列哪种细胞的影响?(　　)
   A. 中性粒细胞
   B. 嗜碱性粒细胞
   C. 嗜酸性粒细胞
   D. 单核细胞

28. 粪便隐血试验持续阳性常见于(　　)。
   A. 消化性溃疡
   B. 钩虫病
   C. 胃癌
   D. 食用动物血

29. 若尿糖定性试验为阳性,血糖浓度至少应超过(　　)。
   A. 10.88 mmol/L
   B. 9.88 mmol/L
   C. 8.88 mmol/L
   D. 7.88 mmol/L

30. 血小板减少是指血小板低于(　　)。
   A. $<400 \times 10^9/L$
   B. $<150 \times 10^9/L$
   C. $<100 \times 10^9/L$
   D. $<50 \times 10^9/L$

31. 中性粒细胞增多最常见的原因是(　　)。
   A. 急性化脓性感染
   B. 病毒感染
   C. 变态反应性疾病
   D. 寄生虫

32. 患儿,男,5岁,诊断为支气管哮喘,支持这一诊断的实验室检查是(　　)。
   A. 中性粒细胞增多
   B. 嗜碱性粒细胞增多
   C. 嗜酸性粒细胞增多
   D. 淋巴细胞增多

33. 护理昏迷病人时的护患关系应采用哪种模式?(　　)
   A. 指导—合作型
   B. 共同参与型
   C. 主动—被动型
   D. 护士权威型

34. 符合护士语言礼仪要求的是(　　)。
   A. 将病情对病人直言相告
   B. 为安慰病人而事实承诺
   C. 病人不愿意说的事应设法弄清
   D. 对病人致谢或致歉应及时真诚

35. 护士对出院病人的送别语言不妥的是(　　)。
   A. 请多保重
   B. 注意休息
   C. 欢迎再次光临
   D. 记得定期复查

36. 某医护人员在诊治中确诊一名年轻的肝癌患者,医护人员最妥当的做法应该是(　　)。
   A. 对患者及家属绝对保密
   B. 同时向患者本人及家属宣布病情危重程度
   C. 征求家属意见,尊重患者意愿,向患者家属如实交代病情
   D. 将假诊断书交给患者,隐瞒病情和预后

37. 陌生人、异性共处时，应避免采用的人际距离是（　　）。

    A. 私人距离　　　　　B. 社交距离　　　　　C. 礼仪距离　　　　　D. 公众距离

38. 影响人际沟通效果的环境因素是（　　）。

    A. 沟通者情绪烦躁　　　　　　　　　B. 沟通者听力障碍

    C. 沟通双方距离较远　　　　　　　　D. 沟通双方信仰不同

39. 一位预约在早晨七点三十分做B超检查的患者，因B超室为医院内部职工领来的"加塞"患者做检查，直到上午九点仍未查上，致使该患者与护理人员发生争执，引起周围患者围观。造成此事最主要的因素是（　　）。

    A. 医院管理不善，制度不健全

    B. 患者要求得不到满足

    C. 医务人员态度不好，责任心不强

    D. 患者对治疗手段和治疗效果有争议

40. 病人对护士说："我伤口疼，是不是感染了？"属于（　　）。

    A. 礼节性沟通　　　　B. 陈述性沟通　　　　C. 分享性沟通　　　　D. 情感性沟通

二、多选题（10×2分＝20分）

41. 可直肠测温的患者是（　　）。

    A. 婴幼儿　　　　　　　　　　　　　B. 腹泻患者

    C. 热坐浴后40分钟的患者　　　　　　D. 精神疾病患者

42. 脉压减小常见于（　　）。

    A. 缩窄性心包炎　　　　　　　　　　B. 主动脉关闭不全

    C. 心包积液　　　　　　　　　　　　D. 心肌炎

43. 隔离衣的使用，正确的做法是（　　）。

    A. 不被污染、未潮湿的情况下可每周更换1次

    B. 保持领口内外面清洁

    C. 隔离衣挂在走廊内应内面向外

    D. 必须全部盖住工作服

44. 在传染病病区，医护人员穿隔离衣后可以进入的区域是（　　）。

    A. 病区走廊　　　　B. 严密隔离病室　　　　C. 患者浴室　　　　D. 配膳室

45. 下列关于心脏按压的说法正确的包括哪几项？（　　）

    A. 按压部位为胸骨中上1/3处

    B. 按压频率为100～120次/分

    C. 双手掌根重叠，手臂夹紧，垂直于胸壁，利用上半身力量按压

    D. 按压后，手应放松，让胸廓充分回弹，但掌根不离开胸壁，按压与放松时间比为1∶1

46. 个人防护用品包括（　　）。

    A. 口罩　　　　　　B. 手套　　　　　　C. 护目镜　　　　　　D. 帽子

47. 可引起白细胞计数减少的疾病有（　　）。
    A. 尿毒症　　　　　　　　　　　　　　B. 再生障碍性贫血
    C. 慢性粒细胞性白血病　　　　　　　　D. 脾功能亢进

48. 非语言性沟通的表现形式有（　　）。
    A. 面部表情　　　　B. 仪表　　　　　　C. 手势　　　　　D. 沉默

49. 影响病人角色适应的因素有（　　）。
    A. 疾病的性质和严重程度　　　　　　　B. 症状的可见性
    C. 医院规则　　　　　　　　　　　　　D. 治疗费用

50. 主动—被动型医患关系模式适用于（　　）。
    A. 昏迷病人　　　　B. 慢性病病人　　　C. 休克病人　　　D. 精神病人

三、案例分析(2×10 分＝20 分)

51. 患者,男性,23 岁,因淋雨持续高烧 36 小时收住院,入院时测得患者 T 39.9 ℃。患者目前已送血常规等进行检查。当地目前正是禽流感高发时段,患者自述无密切接触史。
    问：
    (1) 以口腔温度为标准,根据体温水平,体温过高如何分度?
    (2) 检查结果出来前,如何对该患者进行处理?

52. 某病房,中午时间,小王护士和小张护士值班,小王护士开始巡视病房,小张护士正在护士站书写护理病历。小王在巡视病房时发现 2 床病人呼之不应,面色发绀,请简要回答下列问题：
    (1) 病人可能发生了什么情况?
    (2) 如果你是小王护士,你该怎么做?
    (3) 如果你是小张护士,你知道了,该怎么做?

江苏省普通高校"专转本"选拔考试
医护专业大类专业综合基础理论模拟考试 2

一、单选题(40×2分=80分)

1. 既能屈髋又能屈膝的肌是(　　)。
   A. 股直肌 　　　　B. 阔筋膜张肌 　　　　C. 缝匠肌 　　　　D. 股二头肌

2. 对卵巢的描述,错误的是(　　)。
   A. 卵巢位于卵巢窝内 　　　　　　　　B. 属于腹膜内位器官
   C. 后缘有系膜连于子宫阔韧带内 　　　D. 上端连卵巢悬韧带

3. 体循环起自(　　)。
   A. 右心室 　　　　B. 左心室 　　　　C. 左心房 　　　　D. 右心房

4. 喉腔中最狭窄的部位是(　　)。
   A. 前庭裂 　　　　B. 喉前庭 　　　　C. 喉室 　　　　D. 声门裂

5. 用以描述前臂内侧的方位术语也可称为(　　)。
   A. 胫侧 　　　　B. 近侧 　　　　C. 桡侧 　　　　D. 尺侧

6. 下列不属于主动脉分部的是(　　)。
   A. 升主动脉 　　　　B. 头臂干 　　　　C. 主动脉弓 　　　　D. 胸主动脉

7. 经过内囊的纤维束是(　　)。
   A. 皮质脊髓束 　　　　B. 内侧丘系 　　　　C. 薄束 　　　　D. 脊髓丘脑束

8. 骨折手术时需尽量保护好,以免发生骨的坏死和延迟骨愈合的结构是(　　)。
   A. 骨质 　　　　B. 骨髓 　　　　C. 骨膜 　　　　D. 骺软骨

9. 关于垂体,错误的描述是(　　)。
   A. 为不成对的椭圆形器官 　　　　B. 仅由腺细胞构成
   C. 上借漏斗连于下丘脑 　　　　　D. 分腺垂体和神经垂体两部

10. 小脑扁桃体前方的结构是(　　)。
    A. 脊髓 　　　　B. 中脑 　　　　C. 间脑 　　　　D. 延髓

11. 甲状腺切除术后患者声音嘶哑,可能损伤了(　　)。
    A. 舌咽神经 　　　　B. 舌下神经 　　　　C. 面神经 　　　　D. 喉返神经

12. 不属于骨骼肌的辅助结构为（　　）。

    A. 肌腱　　　　　　　B. 筋膜　　　　　　　C. 滑膜囊　　　　　　D. 腱鞘

13. 患者女性,49岁,乏力、盗汗、咳嗽2个月入院。痰涂片抗酸杆菌（＋）,治疗过程中患者出现视物不清,视力减退,应立即停用下列哪种药物？（　　）

    A. 利福平　　　　　　B. 异烟肼　　　　　　C. 乙胺丁醇　　　　　D. 链霉素

14. 女患者于受凉淋雨后突发寒颤、高热、胸痛、咳嗽、气急,咳铁锈色痰,体检左下肺有实变体征及湿啰音,治疗用药应首选（　　）。

    A. 安乃近　　　　　　B. 地塞米松　　　　　C. 青霉素　　　　　　D. 氨基糖苷类

15. 高热上指体温在（　　）。

    A. 37.3 ℃～38 ℃　　B. 38.1 ℃～39 ℃　　C. 39.1 ℃～41 ℃　　D. 41 ℃以上

16. 患者男,58岁。糖尿病病史30余年。目前使用胰岛素治疗,但血糖未规律检测。近3个月出现眼睑及下肢浮肿来诊。尿常规检查:尿糖＋＋,WBC 0～4/HP,尿蛋白＋＋＋。应优先考虑的是（　　）。

    A. 糖尿病肾病　　　　B. 肾动脉硬化　　　　C. 肾盂肾炎　　　　　D. 急性肾炎

17. 某患者,男性,65岁,有糖尿病病史5年,高血压病史10年,今日测血压为170/100 mmHg,其危险分层属于（　　）。

    A. 低危　　　　　　　B. 中危　　　　　　　C. 高危　　　　　　　D. 极高危

18. 下列说法错误的是（　　）。

    A. 周围型肺癌早期往往无任何症状

    B. 刺激性咳嗽是肺癌早期最常见症状

    C. 肺癌早期容易出现大咯血

    D. 痰中带血是肺癌早期的表现之一

19. HIV感染主要导致下述哪种损害而并发严重的机会性感染和肿瘤？（　　）

    A. 细胞免疫　　　　　B. 体液免疫　　　　　C. 非特异性免疫　　　D. 特异性免疫

20. 确诊慢性胃炎的主要依据是（　　）。

    A. 胃液分析　　　　　B. 胃镜检查　　　　　C. 活组织检查　　　　D. 胃肠钡餐检查

21. 苏某,女,49岁,诊断为"肝炎后肝硬化失代偿期"的是（　　）。

    A. 食欲下降　　　　　B. 肝区疼痛　　　　　C. 腹水　　　　　　　D. 乏力

22. 患者,女性,35岁。胸闷、心悸2月余来院就诊,医嘱予以心电图检查。心电图显示心律不规则,P波有脱落,宽大畸形的QRS波提早出现。判断为（　　）。

    A. 房性期前收缩　　　　　　　　　　B. 交界性期前收缩

    C. 室性期前收缩　　　　　　　　　　D. 阵发性室上性心动过速

23. 下列哪种情况下,心力衰竭患者适合选用β受体阻滞剂？（　　）

    A. 支气管哮喘　　　　　　　　　　　B. 心动过缓

    C. Ⅱ度房室传导阻滞　　　　　　　　D. 高血压

24. 短暂性脑缺血发作指(　　)。
    A. 持续时间不超过1 h
    B. 持续时间不超过24 h
    C. 持续时间不超过2天
    D. 持续时间不超过1周

25. 急性白血病引起的贫血最主要的原因是(　　)。
    A. 正常红细胞生成受抑制
    B. 红细胞寿命缩短
    C. 造血原料不足
    D. 骨髓造血功能衰竭

26. 急性心肌梗死患者,血压80/50 mmHg,中心静脉压4厘米水柱,尿少,可能的诊断是(　　)。
    A. 心源性休克
    B. 肾功能衰竭
    C. 有效循环血量不足
    D. 急性左心衰

27. 65岁男性患者,反复咳嗽、咳痰,痰中带血三周。体温38.6℃,WBC 11.2×10^9/L,胸片右肺门肿块影,伴远端大片状阴影,抗炎治疗阴影不吸收。能尽快明确诊断的检查,首选(　　)。
    A. CT
    B. 磁共振
    C. 胸腔镜
    D. 纤支镜

28. 严重的酸中毒产生的深长呼吸称为(　　)。
    A. Cheyne - Stokes 呼吸
    B. Biots 呼吸
    C. 抑制性呼吸
    D. Kussmaul 呼吸

29. 兴奋性突触后电位的产生,主要是因为突触后膜对(　　)。
    A. Cl^- 通透性增大
    B. Na^+ 通透性增大
    C. Ca^{2+} 通透性降低
    D. K^+ 通透性增大

30. 脚踩铁钉后,同侧下肢屈曲,属于(　　)。
    A. 神经调节
    B. 体液调节
    C. 神经—体液调节
    D. 自身调节

31. 氧解离曲线通常表示(　　)。
    A. Hb 氧容量与 PO_2 关系的曲线
    B. Hb 氧含量与 PO_2 关系的曲线
    C. Hb 氧饱和度与 PO_2 关系的曲线
    D. O_2 在血液中溶解的量与 PO_2 关系的曲线

32. 对小肠液的叙述,错误的是(　　)。
    A. 由十二指肠腺和小肠腺分泌
    B. 分泌量变动范围较大
    C. 小肠液中含有肠致活酶、肠淀粉酶、肠肽酶及双糖酶
    D. 小肠液稀释消化产物,使其渗透压降低,有利于吸收

33. 血液中 CO_2 运输至肺泡的主要形式是(　　)。
    A. 碳酸氢盐
    B. 磷酸氢盐
    C. 氨基甲酸血红蛋白
    D. 二氧化碳血红蛋白

34. 对牵张反射的叙述,下列哪一项是错误的?(　　)
    A. 感受器是肌梭
    B. 基本中枢在脊髓
    C. 是维持姿势的基本反射
    D. 横断脊髓后永远消失

35. 肾小球滤过率是指(　　)。
    A. 一侧肾脏每分钟生成的超滤液量
    B. 两侧肾脏每分钟生成的超滤液量
    C. 两侧肾脏每分钟生成的尿量
    D. 一侧肾脏每分钟生成的尿量

36. 泵的本质是( )。

  A. ATP   B. ATP 酶   C. 膜蛋白   D. Na^+-K^+-ATP 酶

37. 锋电位由顶点向静息电位水平方向变化的过程叫做( )。

  A. 去极化   B. 超极化   C. 复极化   D. 反极化

38. 眼球的前后径过长致视物不清,称为( )。

  A. 远视   B. 散光   C. 近视   D. 老视

39. 心肌不会产生强直收缩,其原因是( )。

  A. 心肌是功能上的合胞体   B. 心肌肌浆网不发达,Ca^{2+}贮存少

  C. 心肌的有效不应期特别长   D. 心肌呈"全或无"收缩

40. 下丘脑视上核主要合成( )。

  A. 催乳素   B. 生长素   C. 抗利尿激素   D. 促卵泡激素

二、多选题(5×2 分＝10 分)

41. 参与大脑动脉环组成的是( )。

  A. 颈内动脉   B. 大脑前动脉   C. 前、后交通动脉 D. 大脑后动脉

42. 关于肱二头肌描述正确的是( )。

  A. 长头起自肩胛骨关节盂的上方   B. 短头起自肩胛骨喙突

  C. 止于尺骨粗隆   D. 能伸肘关节

43. 关于系统性红斑狼疮的描述,正确的是( )。

  A. 青年女性多见,尤以育龄女性为多

  B. 临床表现可有典型面部蝶形红斑

  C. 反复发作,常迁延不愈

  D. 受累脏器只有肾脏,约半数病人有狼疮性肾炎

44. 人群出现下列情况 2 项或 2 项以上者,应考虑艾滋病的可能,下列描述正确的是( )。

  A. 体重下降 10% 以上   B. 慢性咳嗽或腹泻一个月

  C. 间歇或持续发热一个月以上   D. 反复出现带状疱疹

45. 对于激素的描述,正确的是( )。

  A. 都是由内分泌腺分泌的   B. 它们的化学本质均为蛋白质

  C. 不能为细胞活动提供能量   D. 只能调节细胞固有的生理生化反应

三、名词解释(4×4 分＝16 分)

46. 胸膜腔

47. 血脂异常

48. 早期胃癌

49. 体温

四、简答题(4×6分＝24分)

50. 简述椎间盘的定义、构造及功能。

51. 简述脑血管病的危险因素。

52. 简述门静脉高压的临床表现。

53. 简述胃酸的主要成分及其作用。

五、案例分析(2×10分＝20分)

54. 患者,男,53岁。肝病史20年,腹胀、呕血1天来院就诊。入院检查:慢性病容,皮肤巩膜黄染,体温37.1℃,脉搏90次/分,腹部移动浊音(＋)。B检查提示肝硬化。

临床诊断:肝硬化、肝门静脉高压。请问:

(1)肝门静脉的形成、收集范围、结构特点分别是什么?

(2)该患者引起呕血的原因是什么?

55. 女性,35岁。反复发生皮肤瘀点、瘀斑和牙龈出血多年,月经量明显增多,为此感到焦虑不安。血红蛋白 90 g/L,红细胞 3.0×10^{12}/L,血小板 60×10^9/L。临床诊断为"特发性血小板减少性紫癜"。请问:

(1) 何为紫癜?

(2) 针对该患者,健康教育内容包括哪些?

江苏省普通高校"专转本"选拔考试
医护专业大类专业综合操作技能模拟考试 2

一、单选题(40×1分＝40分)

1. 提示高热病人退热期可能发生虚脱的表现是(　　)。
   A. 脉搏、呼吸渐慢,无汗　　　　　　　　B. 皮肤苍白、寒颤,出汗
   C. 脉细速,四肢湿冷、出汗　　　　　　　D. 头晕,恶心,无汗

2. 患者,张某,38岁,为其测体温时,护士选择测肛温,操作时肛表插入肛门的深度为(　　)。
   A. 1～2 cm　　　B. 2～3 cm　　　C. 3～4 cm　　　D. 4～5 cm

3. 患者,69岁,持续高热3天,每隔4小时一次体温,都在39.1℃以上,最高达40℃,经检查诊断为"伤寒"。护理该患者,正确的措施是(　　)。
   A. 鼓励患者多饮水多运动
   B. 如患者有寒颤,应注意保暖
   C. 每日测体温4次
   D. 体温超过39.2℃,给予乙醇拭浴

4. 某男因病去医院体检时发现脉压增大,常见于下列哪项疾病?(　　)
   A. 主动脉瓣关闭不全　　　　　　　　　B. 主动脉狭窄
   C. 低血压　　　　　　　　　　　　　　D. 心包积液

5. 下列关于脉搏的描述,不正确的是(　　)。
   A. 交替脉见于室性期前收缩　　　　　　B. 脉搏短绌见于心房颤动
   C. 水冲脉见于甲状腺功能亢进　　　　　D. 奇脉见于心包积液

6. 患者女性,30岁。因"冠心病,心房纤颤"入院,护理体检时,体温37.2℃,心率120次/分,脉率90次/分,呼吸20次/分,血压100/70 mmHg。患者脉搏为(　　)。
   A. 绌脉　　　B. 水冲脉　　　C. 奇脉　　　D. 间歇脉

7. 属于节律异常的呼吸是(　　)。
   A. 潮式呼吸　　　B. 浮浅性呼吸　　　C. 深度呼吸　　　D. 鼾声呼吸

8. 患者,79岁,脑出血并行气管切开术后,患者并发肺部感染,气道分泌物较多,呼气时发出粗糙的鼾音。称为(　　)。
   A. 间断呼吸　　　B. 深慢呼吸　　　C. 浅快呼吸　　　D. 鼾声呼吸

9. 当危重病人呼吸微弱,不易观察时,测量呼吸频率的正确方法是( )。

   A. 置少许棉絮于病人鼻孔前计数其被吹动次数

   B. 测得的脉率乘以 1/4,以推测呼吸次数

   C. 手置患者鼻孔前,以感觉气流通过并计数

   D. 手按胸腹部,根据胸腹部起伏次数计算呼吸频率

10. 下列有关血压的叙述,错误的选项是( )。

    A. 血压在傍晚时较清晨时低　　　　　B. 下肢收缩压一般比上肢收缩压高

    C. 右上肢血压高于左上肢血压　　　　D. 运动、恐惧时血压升高

11. 方女士,66 岁,诊断心房纤维颤动。护士为其测血压,动脉搏动微弱而不易辨清,需重复测量,下述何项做法错误?( )

    A. 稍等片刻后重测　　　　　　　　　B. 连续加压直到听清为止

    C. 将袖带内气体驱尽　　　　　　　　D. 测量值先读收缩压,后读舒张压

12. 夏先生,62 岁。主诉头晕,测血压为 155/93 mmHg。护士在为其测量血压时,以下会导致测得的血压值偏低的是( )。

    A. 测量时放气速度太慢　　　　　　　B. 袖带缠绕过松所致

    C. 被测者在进餐后立即测量血压　　　D. 血压计袖带过宽

13. 接触传染病人后刷洗双手,正确的顺序是( )。

    A. 手掌、腕部、手指、前臂、指甲、指缝、手背

    B. 腕部、前臂、手掌、手背、手指、指甲、指缝

    C. 前臂、腕部、手掌、手背、手指、指甲、指缝

    D. 前臂、腕部、指甲、指缝、手指、手背、手掌

14. 穿脱隔离衣时,下列错误的是( )。

    A. 隔离衣被患者呕吐物污染时,应立即更换

    B. 隔离衣里面及领部应避免污染

    C. 隔离衣潮湿时,应立即更换

    D. 脱下的隔离衣送消毒时,清洁面应向内折叠

15. 医院感染的感染源当中最重要的感染源是( )。

    A. 带菌者　　　　B. 已感染的病人　　　　C. 环境储源　　　　D. 动物感染源

16. 控制医院感染最简单、最有效、最方便经济的方法是( )。

    A. 合理使用抗菌药　　　　　　　　　B. 洗手

    C. 环境消毒　　　　　　　　　　　　D. 隔离传染患者

17. 早期判断心跳、呼吸骤停的方法是( )。

    A. 呼吸停止　　　　　　　　　　　　B. 心电图呈一直线

    C. 瞳孔反射消失　　　　　　　　　　D. 意识丧失伴大动脉搏动

18. 心脏骤停患者的心电图表现,下列说法正确的是(   )。

    A. 心电图必为一条直线

    B. 心电图表现最常见的是心室颤动

    C. 心电图表现最常见的是心电图呈一条直线

    D. 可为一条直线或者心室颤动

19. 心脏按压的部位是哪里?(   )

    A. 胸骨中上 1/3 处   B. 两个乳头连线中点

    C. 心尖部   D. 心底部

20. 患儿,男,13 岁。游泳时不幸发生淹溺,救起后,急救人员应给予该患儿的首要救治措施是(   )。

    A. 保持呼吸道通畅   B. 建立静脉通道

    C. 口对口人工呼吸   D. 胸外心脏按压

21. 关于心肺复苏按压说法错误的是(   )。

    A. 双人复苏时候,按压操作者尽量每 2 分钟再轮换,减少中断

    B. 按压过程中,中断按压时间不能太长,5 个循环中按压中断的时间要控制在 10 秒以内

    C. 手臂与胸壁垂直,利用上半身力量

    D. 每次按压后,要让胸壁完全回弹;放松时,掌根要离开胸壁

22. 有关开放气道的说法,正确的是(   )。

    A. 开放气道前首先检查有无口腔异物,有无假牙

    B. 开放气道后,下颌角与耳垂的连线与地面呈 $80°\sim90°$

    C. 仰头举颏法是指用一只手压于前额部,另外一只手抬起颈部,使头后仰

    D. 托下颌法是指一个手掌置于病人前额,另一手食指中指放于病人下颌骨处向上抬起

23. 二级防护主要防护用品包括(   )。

    A. 医用防护口罩、一次性工作帽

    B. 护目镜或防护面屏、穿防渗隔离衣或防护服

    C. 一次性乳胶手套或丁腈手套、鞋套

    D. 以上均包括

24. 防护用品的脱卸过程中,应确保哪个防护用品最后脱卸?(   )

    A. 护目镜   B. 口罩   C. 防护服   D. 手套

25. 以下哪项不是洗手、卫生手消毒的指征?(   )

    A. 无菌操作前   B. 无菌操作后   C. 直接接触病人前   D. 直接接触病人后

26. 医务人员手部皮肤发生破损时,在进行可能接触病人血液、体液等诊疗、护理、卫生工作操作时,要戴(   )。

    A. 无菌手套   B. 清洁手套   C. 耐热手套   D. 双层乳胶手套

27. 空腹采血是指禁饮食(   )。

    A. 5 小时以上   B. 6 小时以上   C. 7 小时以上   D. 8 小时以上

28. 属于生理性红细胞增多的情况是( )。

    A. 慢性肺源性心脏病   B. 某些肿瘤疾病如肾癌、肝癌等

    C. 发绀型先天性心脏病   D. 高原居民

29. 引起少尿的原因一般不包括( )。

    A. 糖尿病   B. 急性肾炎   C. 慢性肾衰竭   D. 尿路梗阻

30. 霍乱患者腹泻特点为( )。

    A. 排黏液脓血便   B. 排米泔样便

    C. 排鲜血便   D. 粪便腥臭味

31. 丝虫病患者的尿液可为( )。

    A. 浓茶色   B. 红色   C. 黄色   D. 乳糜尿

32. 女,35岁,月经过多,面色苍白,反复出现皮肤散在出血点。查红细胞 $2 \times 10^{12}/L$,血红蛋白 50 g/L。应判断为( )。

    A. 正常   B. 轻度贫血   C. 中度贫血   D. 重度贫血

33. 七步洗手法中,洗手的范围为手、手腕及腕上( )。

    A. 5 cm   B. 10 cm   C. 15 cm   D. 20 cm

34. 建立良好护患关系的基础是( )。

    A. 工作认真   B. 作风顽强   C. 处事果断   D. 对患者要真诚

35. 护理工作中安排床位时避开"13",是尊重不同文化的( )。

    A. 观念差异   B. 礼节习俗   C. 避讳   D. 审美习俗

36. 护士在与患者作评估性交谈之前,为了达到目的,工作者应做的准备不包括( )。

    A. 熟悉患者资料   B. 选择双方均方便的时间

    C. 列出交谈提纲   D. 最好与医疗护理活动同时

37. 属于开放式的问题是:( )

    A. 您昨晚睡好了没有?   B. 您现在头痛吗?

    C. 您有时间进行这些锻炼吗?   D. 您现在有哪些不舒服?

38. 护士长因陈护士经常因为孩子请假,影响工作而不满;陈护士则认为护士长对她不体谅,缺乏人情味,为此两人关系一直比较紧张、影响她们关系的主要原因是( )。

    A. 期望值差异   B. 角色压力过重   C. 经济压力过重   D. 角色责任模糊

39. 在护患交谈过程中,如果护士希望得到更多的、更真实的患者信息,可采用的最佳技巧为( )。

    A. 阐释   B. 核实   C. 重述   D. 提问

40. 关于大便隐血试验,错误的是( )。

    A. 有助于鉴别溃疡和肿瘤   B. 可筛查消化道恶性肿瘤

    C. 消化道大出血都呈阳性   D. 阴性可排除消化道肿瘤

二、多选题(10×2 分＝20 分)

41. 赵先生,37 岁。因发热、右上腹疼痛、巩膜黄染、食欲减退伴恶心呕吐 3 日就诊,初步诊断为病毒性肝炎,收入传染病病区。护士为其进行静脉输液,护士使用过的隔离衣,清洁处应为(   )。

    A. 衣服肩部   B. 衣服内面   C. 两侧腰部   D. 衣领

42. 护士在为患者测血压时,发现肱动脉搏动音微弱不易辨清,须重复测量,正确的做法是(   )。

    A. 将袖带内气体驱尽   B. 使汞柱降至"0"点

    C. 稍等片刻后再行第二次测量   D. 一般连续测 2～3 次

43. 影响体温生理性波动的因素有(   )。

    A. 年龄性别   B. 昼夜时间   C. 精神情绪   D. 环境温度

44. 吸气性呼吸困难见于(   )。

    A. 喉头水肿   B. 尿毒症   C. 颅内病变   D. 气管异物

45. 下列关于人工呼吸的说法正确的包括哪几项?(   )

    A. 包括口对口、口对鼻、口对口鼻几种方式

    B. 吹入的气体越大越好

    C. 一定要在开放气道后进行人工呼吸

    D. 最常采用的开放气道的方法是仰头举颏法,怀疑颈椎损伤的患者采用双手抬颈法。

46. 医务人员防护分级防护原则包括(   )。

    A. 一般防护   B. 一级防护   C. 二级防护   D. 三级防护

47. 血小板减少可引起(   )。

    A. 出血时间延长   B. 出血时间缩短

    C. 血块收缩不良   D. 凝血酶原时间延长

48. 与信息发送者有关的沟通障碍包括(   )。

    A. 不注重信息反馈   B. 信息超载

    C. 缺乏接受信息的能力   D. 缺乏沟通技能

49. 促进护患关系的方法有(   )。

    A. 建立信任感   B. 尊重病人

    C. 事务性沟通   D. 为病人树立角色榜样

50. 可能引起护患沟通障碍的不良沟通方式有(   )。

    A. 突然改变话题   B. 急于做出结论

    C. 虚假的保证   D. 使用说教式语言

三、案例分析(2×10 分＝20 分)

51. 钱女士,58 岁。主诉头痛、头晕、失眠、注意力不集中 1 个月余,劳累或精神紧张后加重。查体:体温 36.8 ℃,脉搏 84 次/分,呼吸 18 次/分,血压 152/92 mmHg。患者有高血压家族史。

(1) 根据患者的临床表现评估其血压的类别。

(2) 为该患者测量血压时注意哪些事项?

52. 患者,女性,50 岁。面色苍白、乏力 2 个月,加重伴皮肤出血点 3 天。

查体:面色苍白,双下肢散在瘀斑,浅表淋巴结未及肿大,胸骨无压痛,HR 98 次/min,心肺听诊未见明显异常,肝脾肋下未触及。

实验室检查:红细胞 2.2×10^{12}/L,血红蛋白 70 g/L,白细胞 1.2×10^9/L,血小板 20×10^9/L,外周血白细胞分类:淋巴细胞比例 80%,网织红细胞百分比 0.23%。试问:

(1) 该患者有哪些异常实验室检查,及异常指标对应的症状和体征?

(2) 为明确诊断,你认为最重要的检查是什么?